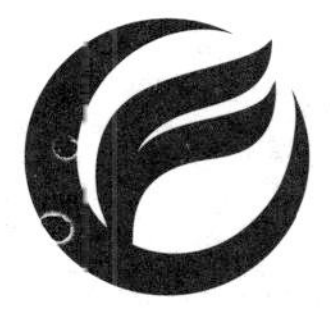

全国高等卫生职业教育技能紧缺型
人才培养“十二五”规划教材

适合护理、助产、临床医学等专业使用

医用化学

主　编　于　辉　刘晓瀛
副主编　盛文文　左　丽　董玉红
编　者　(以姓氏笔画为序)

于　辉　承德护理职业学院
左　丽　铁岭卫生职业学院
刘晓瀛　铁岭卫生职业学院
闫　芳　铁岭卫生职业学院
陈　超　承德护理职业学院
卑占宇　漯河医学高等专科学校
周恩红　皖西卫生职业学院
盛文文　皖西卫生职业学院
董玉红　承德护理职业学院

華中科技大學出版社
http://www.hustp.com
中国·武汉

内 容 简 介

本书是全国高等卫生职业教育技能紧缺型人才培养"十二五"规划教材。

全书共分13章理论内容，由无机化学、有机化学中与医学关系较为密切的基础理论、基本知识、基本技能组合而成，主要内容有溶液，电解质溶液，配位化合物，各类有机化合物的结构特征、重要的理化性质及应用等。此外，还包括9个实验内容供选做。

本书主要供护理、助产、临床医学等专业使用。

图书在版编目(CIP)数据

医用化学/于辉，刘晓瀛主编. —武汉：华中科技大学出版社，2014.5（2019.8重印）
ISBN 978-7-5680-0086-4

Ⅰ.①医… Ⅱ.①于… ②刘… Ⅲ.①医用化学-高等职业教育-教材 Ⅳ.①R313

中国版本图书馆CIP数据核字(2014)第100161号

医用化学 于　辉　刘晓瀛　主编

策划编辑：荣　静
责任编辑：程　芳
封面设计：范翠璇
责任校对：封力煊
责任监印：周治超
出版发行：华中科技大学出版社(中国·武汉)
武昌喻家山　　邮编：430074　　电话：(027)81321915
录　　排：华中科技大学惠友文印中心
印　　刷：武汉华工鑫宏印务有限公司
开　　本：880mm×1230mm　1/16
印　　张：11.25
字　　数：360千字
版　　次：2019年8月第1版第4次印刷
定　　价：29.80元

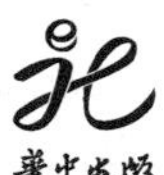

本书若有印装质量问题，请向出版社营销中心调换
全国免费服务热线：400-6679-118　竭诚为您服务
版权所有　侵权必究

全国高等卫生职业教育技能紧缺型
人才培养“十二五”规划教材编委会

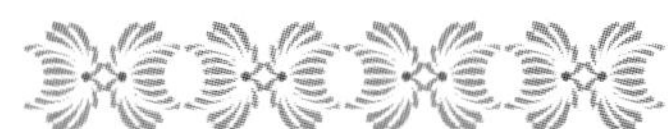

总顾问　文历阳　沈　彬

主任委员

徐江荣　江西医学高等专科学校

罗　杰　湖北医药学院附属太和医院

王承明　荆楚理工学院医学院

委员（按姓氏笔画排序）

朱宗明　湖北医药学院附属太和医院

许晓飞　清远职业技术学院

李文忠　荆楚理工学院医学院

钟　平　铜陵市人民医院

唐吉斌　铜陵市人民医院

袁　静　辽宁卫生职业技术学院

黄拥军　清远职业技术学院

章晓红　江西医学高等专科学校

韩丽华　铁岭卫生职业学院

总 序

随着我国经济的持续发展和教育体系、结构的重大调整，职业教育办学思想、培养目标随之发生了重大变化，人们对职业教育的认识也发生了本质性的转变。我国已将发展职业教育作为重要的国家战略之一，高等职业教育成为高等教育的重要组成部分。作为高等职业教育重要组成部分的高等卫生职业教育也取得了长足的发展，为国家输送了大批高素质技能型、应用型医疗卫生人才。

我国的护理教育有着百余年的历史，积累了丰富的经验，为培养护理人才作出了历史性的贡献，但在当今的新形势下也暴露出一些问题，急需符合中国国情又具有先进水平的护理人才体系。为了更好地服务于医学职业教育，《“十二五”期间深化医药卫生体制改革规划暨实施方案》中强调：加大护士、养老护理员、药师、儿科医师，以及精神卫生、院前急救、卫生应急、卫生监督、医院和医保管理人员等急需紧缺专门人才和高层次人才的培养。护理专业被教育部、卫生部等六部委列入国家紧缺人才专业，予以重点扶持。根据卫生部的统计，到 2015 年我国的护士数量将增加到 232.3 万人，平均年净增加 11.5 万人，这为护理专业的毕业生提供了广阔的就业空间，也对卫生职业教育如何进行高素质技能型护理人才的培养提出了新的要求。

为了顺应高等卫生职业教育教学改革的新形势和新要求，在认真、细致调研的基础上，在全国卫生职业教育教学指导委员会副主任委员文历阳教授及沈彬教授等专家的指导下，在部分示范院校的引领下，我们组织了全国 20 多所高等卫生职业院校的 200 多位老师编写了符合各院校教学特色的全国高等卫生职业教育技能紧缺型人才培养“十二五”规划教材，并得到参编院校的大力支持。

本套教材充分体现新一轮教学计划的特色，强调以就业为导向，以能力为本位，紧密围绕现代护理岗位人才培养目标，根据整体性、综合性原则，以及护理专业的特点将原有的课程进行有机重组，使之成为具有 21 世纪职业技术人才培养特色，并与护理专业相适应的课程体系。本套教材着重突出以下特点。

1. 突出技能，引导就业　以就业为导向，注重实用性，核心课程围绕技能紧缺型人才的培养目标，设计“基本执业能力＋特色特长”的人才培养模式。构建以护理技术应用能力为主线、相对独立的实践教学体系。

2. 紧扣大纲，直通护考　紧扣教育部制定的高等卫生职业教育教学大纲和护士执业资格考试大纲，按照我国现行护理操作技术规范，辅以系统流程图、必要的解剖图谱和关键操作要点。

3. 创新模式，理念先进　创新教材编写体例和内容编写模式，参照职业资格标准，体现“工学结合”特色。教材的编写突出课程的综合性，淡化学科界限，同时结合各学科特点，适当增加人文科学相关知识，强化专业与人文科学的有机融合。

教材是体现教学内容和教学方法的知识载体，是把教学理念、宗旨等转化为具体教学现实的媒介，是实现专业培养目标和培养模式的重要工具，也是教学改革成果的结晶。本套教材在编写安排上，坚持以“必需、够用”为度，坚持体现教材的思想性、科学性、先进性、启发性和适用性原则，坚持以培养技术应用能力为主线设计教材的结构和内容。在医学基础课程的设置中，重视专业岗位对相关知识、技能的需求，淡化传统的学科体系，以多学科的综合为主，强调整体性和综合性，对不同学科的相关内容进行了融合与精简，使医学基础课程真正成为专业课程学习的先导。在专业课程的设置中，以培养解决临床问题的思路与技能为重点，教学内容力求体现先进性和前瞻性，并充分反映专业领域的新知识、新技术、新方法。在文字的表达上，避免教材的学术著作化倾向，注重循序渐进、深入浅出、图文并茂，以利于学生的学习和发展，使之既与我国的国情相适应，又逐步与国际医学教育相接轨。我们衷心希望这套教材能在相关课程的教学中发挥积极作用，并深受读者的喜爱。我们也相信这套教材在使用过程中，通过教学实践的检验和实际问题的解决，能不断得到改进、完善和提高。

全国高等卫生职业教育技能紧缺型人才培养
“十二五”规划教材编写委员会

前言

本书是全国高等卫生职业教育技能紧缺型人才培养“十二五”规划教材。本书围绕技能紧缺型人才的培养目标，以教育部制定的高等卫生职业教育的教学计划和教学大纲为依据，树立以全面素质教育为基础、以能力为本位的指导思想，突出技能，引导就业，注重实用性。教材注重教学内容的提炼，编写模式的创新，强化知识的实践运用和专业能力的训练。

教材突出了高等卫生职业教育的特点，精选医学专业学生必须掌握的化学基本理论、基本知识和基本技能。在编写过程中对基本知识的描述力求做到深入浅出，语言简练，通俗易懂。重视内容的基础性、科学性、先进性、启发性和实用性。坚持“必需、够用”的原则，注重化学与医学的融合，强调化学在医学上的应用。通过“知识链接”反映学科最新信息、最新成果和最新技术，化学与医学的联系及应用，以拓宽学生的知识面。为了引导学生有目的地学习，章首设有“学习目标”，章末设有“目标检测”，便于学生进行自我检测。

全书共编写了13章理论内容和9个实验内容。理论内容由无机化学、有机化学中与医学关系较为密切的基础理论、基本知识、基本技能组合而成，主要内容有溶液，电解质溶液，配位化合物，各类有机化合物的结构特征、重要的理化性质及其应用等。总共72学时，其中理论课54学时，实验课18学时。在使用过程中各校可根据学时情况安排教学内容。

本书在编写过程中，参考了部分高等卫生职业教育相关教材，在此对原作者表示感谢。此外，编写工作得到了各编者所在单位领导的关心和支持，在此一并表示衷心的感谢。

由于编者水平和编写时间所限，错误和缺点在所难免，敬请同行、专家和广大师生批评指正。

于　辉

目 录

第一章 绪论 /1

第二章 溶液 /3

第一节 胶体溶液和高分子溶液 /3
第二节 物质的量 /6
第三节 溶液的浓度 /8
第四节 溶液的渗透压 /11

第三章 电解质溶液 /17

第一节 弱电解质的电离平衡 /17
第二节 酸碱质子理论 /20
第三节 水溶液的酸碱性和 pH 值 /21
第四节 离子反应 /23
第五节 盐的水解 /24
第六节 缓冲溶液 /26

第四章 配位化合物 /31

第一节 化学键 /31
第二节 配位化合物 /34

第五章 有机化合物概述 /40

第一节 有机化合物概述 /40
第二节 有机化合物的结构 /41
第三节 有机化合物的分类 /43

第六章 烃 /47

第一节 饱和链烃(烷烃) /47
第二节 不饱和链烃 /51
第三节 环烃 /55

第七章 醇、酚、醚 /64

第一节 醇 /64
第二节 酚 /71
第三节 醚 /75

第八章 醛和酮 /80

第九章　羧酸和取代羧酸 /91

第一节　羧酸 /91
第二节　羟基酸 /97
第三节　酮酸和酮体 /98

第十章　酯类 /103

第一节　酯 /103
第二节　油脂 /104

第十一章　含氮有机化合物 /112

第一节　胺 /112
第二节　酰胺 /116
第三节　含氮杂环化合物 /118

第十二章　糖类 /122

第一节　单糖 /122
第二节　双糖 /126
第三节　多糖 /127

第十三章　氨基酸和蛋白质 /131

第一节　氨基酸 /131
第二节　蛋白质 /135

实验部分 /147

化学实验须知 /147
实验一　化学实验基本操作技术 /148
实验二　溶液的配制与稀释 /154
实验三　电解质溶液 /156
实验四　醇和酚的性质 /157
实验五　醛和酮的性质 /158
实验六　羧酸的性质 /159
实验七　胺和酰胺的性质 /160
实验八　糖的性质 /161
实验九　氨基酸蛋白质的性质 /162

目标检测选择题参考答案 /163

教学大纲 /164

主要参考文献 /169

元素周期表 /170

第一章 绪论

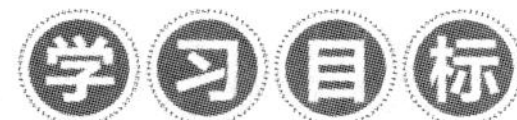

1. 了解化学研究的对象和范畴。
2. 熟悉化学与医学的关系。
3. 掌握学习化学的基本方法。

一、化学研究的对象和范畴

世界是物质的，物质是人类赖以生存的基础。自然界中的物质有两种基本的形态，即实物和场。二者的区别在于实物(包括宏观物质和微观粒子)有静止的质量，而场(磁场、电场等)没有静止的质量，我们习惯上把实物称为物质。化学是以实物为研究对象，在原子、分子层次上研究物质的组成、结构、性质、变化、合成及其应用的一门自然科学。

化学是众多的科学门类中重要的基础学科之一。化学研究的范围非常广泛，依照所研究的对象、方法、手段、目的和任务不同，可以分成许多分支学科。其中最重要的是以下基础学科。

无机化学:研究所有元素的单质及其化合物(有机物除外)的化学。

有机化学:研究碳氢化合物及其衍生物的化学。

分析化学:研究物质的组成、含量、结构和形态等化学信息的分析方法和理论。

物理化学:研究反应机制、反应中的能量变化和反应速率理论及物质结构的化学。

化学是一门历史悠久而又充满活力的学科。化学学科的飞速发展，在推动其他学科发展的同时，也与相关学科产生相互交叉、相互渗透、相互融合，形成许多新的边缘学科和应用学科，如医用化学、生物化学、药物化学、食品化学、环境化学、农业化学、结构化学、材料化学、分子生物学、基因工程学等。化学已经深入到了人类生活的各个领域，并发挥着巨大的作用。特别是当今人类正在进行着新的科学技术革命，化学科学进入了一个新的飞速发展阶段。化学的发展必将对诸如生命科学、环境保护、能源开发、新材料的合成与利用等重大课题的研究起重要作用。因此，21 世纪，化学已被公认为一门中心科学。

二、化学与医学及护理学的关系

化学与医学自古至今就有着不解之缘，二者相互促进，共同发展。早在 16 世纪，欧洲化学家就提出要为医治疾病制造药物。1800 年，英国化学家 Davy 发现了一氧化二氮的麻醉作用。后来乙醚、氯仿相继被用作全身麻醉(全麻)剂，使得外科手术和牙科手术能够在无痛情况下实施。19 世纪末又发明了局部麻醉剂如普鲁卡因等，克服了全麻手续繁杂、副作用多的不足。麻醉剂的发现和使用，对外科学的发展起到了决定性的作用。1932 德国科学家 Domagk 发现了一种偶氮磺胺染料可治愈细菌性败血症。后来，化学家制备了许多新型的磺胺类药物，并开创了抗生素领域的新篇章。由此可见，化学与医学的发展是密切相关的。

现代医学与化学的关系更加密切。医学研究的主要对象是人体，而人体各种组织都是由蛋白质、脂肪、糖类、水和无机盐等化学物质构成的。人体内许多生理现象和病理现象，如消化、吸收、呼吸、排泄等都包含着复杂的化学变化。医学的主要任务是研究人体正常的生理现象和病理现象，寻求防病、治病的方法，保障人类健康。在疾病的诊断和治疗过程中，常常对血液、尿液、胃液、粪便等进行化学检验，以帮助做出正确的诊断；治疗疾病离不开药物，药物的合成制备和中草药有效成分的提取和鉴定以及新药物的研制等，也需要有丰富的化学知识；输液是护士的一项重要的治疗工作，而输液原则涉及溶液的浓度、渗透压等方面的化学知识；了解微量元素与人体健康和疾病的关系，能够有效地预防及对病人进行科学的饮食护理和治疗，缩短病人的康复周期；医学科学日新月异，人造器官、人造血管、人造皮肤、人造血浆等应用于临床，放射性同位素在医学上的广泛应用，更加密切了化学与医学的关系。随着医学科学的发展，对遗传、变异、疾病、死亡等生命过程的探索，越来越显示出化学对医学的重要性。所以，化学是学习医学及护理学不可缺少的基础课程之一。

三、医用化学的内容和学习方法

医学化学以中学化学等前序课程为基础，以生物化学、病理生理学、药理学等临床基础课程为后续课程，是医学专业的一门专业基础课。医用化学融合了医学和化学两门学科的知识，既有化学学科的内容又不乏医学的特点。医用化学是一门重要的医学基础课，其任务是使学生掌握与医学相关的化学基本理论、基本知识和基本技能，培养化学思维方式，为学习后续课程奠定基础。

医用化学的内容是根据医学专业的特点和需要而精心选定的，内容包括无机化学、有机化学和化学实验三部分。无机化学部分主要介绍与医学、护理学密切相关的化学的基本理论和基本原理，包括：溶液、电解质溶液、配位化合物；有机化学部分主要介绍烃和烃的衍生物的基本知识及其在医学上的应用；化学实验部分介绍了医用化学实验的基本知识，并精心编制了包括无机化学和有机化学实验内容，包括常用实验仪器的正确使用、溶液的配制、化合物的性质及制备等基本操作的实验。通过理论和实验教学，提高学生的观察、思考和综合归纳能力、逻辑思维能力、分析问题和解决问题的能力。

医用化学是在大一学生入学第一学期授课，由于学习及生活环境的改变，课程设置、学习方法和中学有所不同，中学是精讲多练，对教学内容通过各种题型不断强化，大学课程内容多，信息量大，课时少，精简有度。大一学生应尽快调整心态，适应大学的教学规律，在掌握化学基础知识和基本技能的同时，养成良好的学习习惯，变被动学习为主动学习。

医用化学具有概念抽象、理论性强等特点，要学好这门课程，应准确、牢固地掌握化学的基本概念、基本理论、基本知识和基本技能。首先做到课前预习，先提出问题，带着问题听课，紧跟老师讲课的思路，在老师的讲解中寻找到问题的答案，并领悟提出问题、解决问题的方法和途径；课后及时复习巩固、归纳总结并认真完成作业。其次，对教学内容进行分析、比较、归纳和综合，从中找出知识上的共性、差异和联系，并在理解的基础上加强记忆，在记忆的基础上加深理解，将知识融会贯通，灵活运用。再次，学会自主学习，努力培养自学能力，增强运用所学到的理论知识去分析问题和解决问题的能力。最后，要重视实验课的学习，化学是一门以实验为基础的学科，化学实验是医用化学的重要组成部分。通过实验加深对所学理论知识的理解和记忆，并提高动手操作、观察、记录、分析及总结能力，培养学生严谨求实的科学态度、科学的思维方法和独立工作的能力。

（于　辉）

第二章 溶液

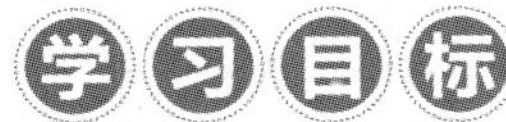

1. 掌握胶本的基本概念和溶胶的基本性质；了解高分子溶液的基本特性。
2. 掌握物质的量、摩尔质量、物质的量浓度、质量浓度、质量分数、体积分数等名词的含义和定义式。
3. 熟练地进行有关溶液浓度的计算和溶液的配制与稀释。
4. 掌握渗透压的基本概念，学会渗透浓度的计算和渗透压大小的比较。
5. 理解渗透压在医学上意义。

溶液在日常生活、化工生产和科学实验中都有广泛的应用，许多化学反应需要在溶液中进行，许多食物需经过消化形成溶液后才容易被人体吸收，临床上常将一些药物配制成具有一定浓度的溶液使用。溶液在人类的生活、生产和生命过程中具有十分重要的意义。

第一节 胶体溶液和高分子溶液

一、分散系

（一）分散系的概念

一种或几种物质分散在另一种物质中所形成的体系称为分散系。其中，被分散的物质称为分散相（或分散质），容纳分散相的物质称为分散剂（或分散介质）。例如，生理盐水是氯化钠分散在水中形成的分散系，氯化钠为分散质，水为分散介质。

（二）分散系的分类

根据分散相粒子的大小不同，将分散系分为以下三类（表 2-1）。

1. 分子或离子分散系 分散相粒子直径小于 1 nm 的分散系称为分子或离子分散系。在此类分散系中，分散相粒子实际上是单个的分子或离子，在分散相和分散介质之间不存在界面，也不会阻止光线通过，所以这类分散系的主要特征是均匀、透明、稳定，分散相粒子能透过滤纸和半透膜。

分子或离子分散系通常又叫作真溶液，简称为溶液。在真溶液中，分散相又称为溶质，分散介质又称为溶剂。

2. 胶体分散系 分散相粒子直径在 1～100 nm 的分散系称为胶体分散系，简称胶体溶液。此类分散系的分散相粒子是由许多分子聚集而成的，比分子或离子分散系粒子大。在分散相和分散介质之间有界面，属不均匀体系，但仍能让部分光线通过。所以胶体分散系的主要特征是不均匀、相对稳定、外观上透明，分散相粒子能透过滤纸，但不能透过半透膜。

3. 粗分散系 分散相粒子直径大于 100 nm 的分散系称为粗分散系。此类分散系的分散相粒子是大量分子的聚集体，比胶体粒子更大。分散相与分散介质之间有明显的界面，能阻止光线通过，也容易受重力作用而沉降。所以粗分散系的主要特征是很不均匀，也很不稳定，整个分散系是浑浊而不透明的，分散相粒子不能透过滤纸和半透膜。悬浊液和乳浊液属于粗分散系。悬浊液是指不溶性的固体小颗粒分散在液体中形成的粗分散系，例如，泥浆水、外用皮肤杀菌药硫黄合剂等。乳浊液是指一种液体以液珠的形式分散在与它不相混溶的另一种液体中而形成的粗分散系，如牛奶、医药上用的松节油搽剂等。

乳浊液在医药上又称乳剂。乳剂一般都不稳定。要使乳剂稳定，必须加入另一种能使其稳定的物质，这种物质称为乳化剂。乳化剂的作用是在分散相的小液珠上形成一层乳化剂薄膜，使小液滴间不易相互聚集。常见的乳化剂有肥皂、合成洗涤剂以及人体内的胆汁酸盐等。乳化剂使乳剂稳定的作用称为乳化作用。乳化作用对脂肪的消化和吸收有着重要的意义。

表 2-1　分散系的分类

<table>
<tr><th colspan="2">类　　型</th><th>分散质粒子</th><th>粒子直径</th><th>特　　征</th></tr>
<tr><td colspan="2">分子或离子分散系</td><td>分子、离子</td><td><1 nm</td><td>稳定、透明，能透过滤纸和半透膜，分散质粒子扩散快</td></tr>
<tr><td rowspan="2">胶体分散系</td><td>溶胶</td><td>胶粒</td><td rowspan="2">1～100 nm</td><td>相对稳定，分散质粒子扩散慢，能透过滤纸，不能透过半透膜</td></tr>
<tr><td>高分子溶液</td><td>单个高分子</td><td>稳定、透明，分散质粒子扩散慢，能透过滤纸，不能透过半透膜</td></tr>
<tr><td rowspan="2">粗分散系</td><td>悬浊液</td><td>固体小颗粒</td><td rowspan="2">>100 nm</td><td rowspan="2">不稳定、不透明，分散相粒子无扩散能力，不能透过滤纸和半透膜</td></tr>
<tr><td>乳浊液</td><td>液体小珠滴</td></tr>
</table>

二、胶体溶液

胶体分散系包括溶胶和高分子化合物溶液。固态分散相分散在液态分散介质中形成的胶体分散系称为胶体溶液，简称溶胶。

（一）溶胶的性质

1. 丁铎尔效应　当光波投射到粒子上时，如果粒子大小大于波长，则光波以一定的角度从粒子表面反射出来。如果粒子大小远小于光波的波长，则光波绕过粒子前进，不受阻碍。当粒子的大小和光波波长接近或稍小时，光波产生散射。溶胶粒子的大小在 1～100 nm 之间，略小于可见光的波长（400～760 nm），因此有一定强度的散射现象。丁铎尔现象即当一束强光投射到溶胶上，在暗室中或黑暗背景下，从光束的垂直方向观察，可以清楚地观察到一条光带（图 2-1），这是胶体溶液的特点，也是溶胶区别于真溶液的一个基本特征。

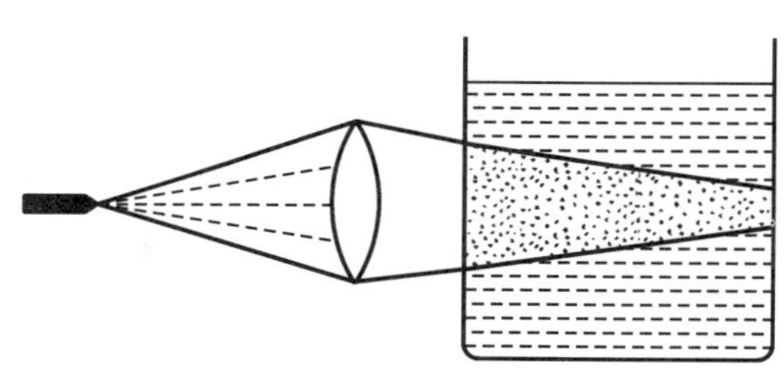

图 2-1　丁铎尔效应

2. 布朗运动　1827 年，英国植物学家布朗在显微镜下观察悬浮的花粉时，发现花粉颗粒在介质中不停地作无规则运动。此后又发现溶胶的胶粒在介质中也做这种不定向的、无规则的运动，因此将这种运动称为布朗运动（图 2-2）。布朗运动是由分散剂的分子无规则地从各个方向撞击分散相的颗粒而引起的。分散介质的分子由于热运动不断地从各个方向同时冲击胶粒，由于胶粒很小，在某一瞬间，它所受冲击力不会相互抵消，因而使它在不同时刻以不同速度、不同方向作不规则的运动。胶粒质量愈小，温度愈高，布朗运动愈激烈。

3. 电泳　在外电场的作用下，溶胶粒子在介质中定向移动的现象称为电泳（图 2-3）。例如在 U 形管中，加入红棕色的氢氧化铁溶胶，然后插上电极并通直流电，阴极附近颜色逐渐变深，表明氢氧化铁胶体粒子则向阴极移动。如果在 U 形管中换上黄色的硫化砷溶胶并通电，胶体粒子则向阳极移动。

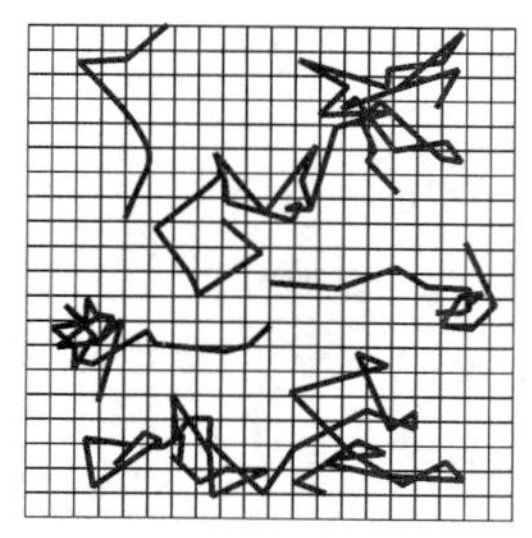

图 2-2　胶粒布朗运动

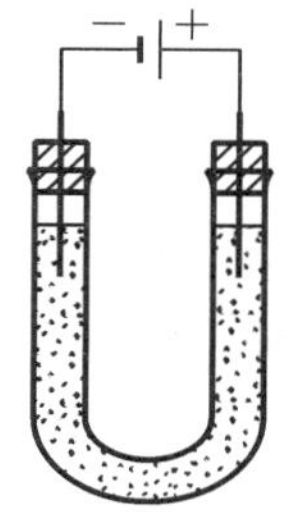

图 2-3　电泳现象

电泳实验证明胶粒带电，由电泳的方向可以判断胶粒所带电荷的性质。大多数金属氢氧化物溶胶的胶粒带正电，称为正溶胶；大多数金属硫化物、非金属氧化物、硅胶、金、银等溶胶的胶粒带负电，称为负溶胶。电泳现象在蛋白质、多肽、氨基酸和核酸等物质的分离和鉴定方面有着广泛的应用，例如，在临床检验中，常用电泳法分离血清中的各种蛋白质。

（二）溶胶的稳定性和聚沉

1. 溶胶的稳定性　溶胶能够在相对较长时间内稳定存在的性质称为溶胶的稳定性。溶胶之所以具有相对稳定性，除了胶粒作布朗运动克服重力下沉起到部分作用外，主要还有以下两个原因。

(1) 胶粒带电。一种溶胶的各个胶粒都带有相同的电荷。同性电荷相斥，阻止了胶粒的靠近而不易聚沉。

(2) 胶粒表面水化膜的保护作用。由于胶粒表面带电，对溶剂分子具有吸引力，因此在胶粒的外面有一层水化膜，它阻止了胶粒互相碰撞而使胶粒合并变大，水化膜越厚，溶胶越稳定。

2. 溶胶的聚沉　消除或削弱使溶胶稳定的因素，胶粒就会聚集成较大颗粒从分散介质中沉淀析出，这种现象称为聚沉。使溶胶聚沉可以采用以下方法。

(1) 加入电解质。电解质离子与胶粒带相反电荷，中和了胶粒所带的一部分电荷，使胶粒电荷量减少，溶剂化层变薄，胶粒容易聚结而发生聚沉。例如，在 $Fe(OH)_3$ 溶胶中加入少量 Na_2SO_4 溶液，SO_4^{2-} 就可以中和 $Fe(OH)_3$ 胶粒所带电荷，促使 $Fe(OH)_3$ 胶粒聚合，从而析出 $Fe(OH)_3$ 沉淀。电解质不同，聚沉能力也不同，同价离子聚沉能力几乎相等，而反离子的价态越高，电解质对溶胶的聚沉能力越强。

(2) 加入带相反电荷的溶胶。将正溶胶和负溶胶互相混合，也能发生相互聚沉作用。它与电解质聚沉溶胶不同之处在于，只有当正溶胶的胶粒所带总正电荷量恰好等于负溶胶的胶粒所带总负电荷量时，才会完全相互聚沉，否则只能发生部分聚沉，甚至不聚沉。例如，天然水中常含有 SiO_2 负溶胶，若加入明矾 [$KAl(SO_4)_2 \cdot 12H_2O$]，明矾水解后形成 $Al(OH)_3$ 正溶胶，二者相互中和，以达到净水的目的。

(3) 加热。加热能使溶胶聚沉。这是因为加热提高了胶粒的运动速度和碰撞机会，削弱了胶粒的吸附能力，使溶胶的稳定性下降，进而发生聚沉。

三、高分子化合物溶液

（一）高分子化合物的概念

高分子化合物又称大分子化合物，其相对分子质量在 1 万以上，甚至上百万，如生物体中的蛋白质、核酸、糖原、淀粉、纤维等都是高分子化合物。

（二）高分子化合物溶液的特性

高分子化合物溶液中，分散相的粒子是单个高分子，溶质和溶剂有较强的亲和力，两者之间没有明显界面，属于均相分散系，具有真溶液的性质。由于在高分子溶液中，分散质粒子已进入胶体范围（1～100 nm），因此，高分子化合物溶液也被列入胶体体系，它还具有胶体体系的某些性质，如扩散速度小、分散质粒子不能透过半透膜等，因此高分子化合物溶液具有自己的特征。

1. 稳定性　高分子化合物溶液属均相分散系，在无菌、溶剂不蒸发的条件下可长期放置而不沉淀。在稳定性方面与真溶液相似。另外，由于高分子化合物具有许多亲水基团（如—OH、—COOH、—NH_2

等），当其溶解在水中时，其亲水基团与水分子结合，在高分子化合物表面形成了一层水化膜，增加了体系的稳定性，这也是高分子化合物溶液具有稳定性的主要原因。

对于溶胶来说，加入少量电解质就可使它发生聚沉。而对于高分子化合物溶液，要使分散相粒子从溶液中沉淀出来，必须加入大量电解质。加入大量电解质使高分子化合物从溶液中沉淀出来的作用，称为盐析。盐析时，电解质的离子从高分子周围夺取水分子，破坏了水化膜，使高分子化合物溶液失去稳定因素，分子之间相互碰撞而聚集，从而导致高分子化合物从溶液中析出。例如，向蛋白质溶液中加入大量电解质如硫酸铵等，就可以使蛋白质在水中的溶解度降低而析出。注意，盐析并不破坏蛋白质的结构，不会引起蛋白质的变性，加溶剂稀释后，蛋白质可以重新溶解。

2. 黏度大 液体的一部分流过其他一部分所受到的阻力称为黏度。高分子化合物溶液的黏度比一般溶液或溶胶大得多，高分子化合物溶液的高黏度与它的特殊结构有关。

（三）高分子溶液对溶胶的保护作用

在溶胶中加入适量高分子化合物溶液，可以显著地增加溶胶的稳定性，这种现象称为高分子溶液对溶胶的保护作用。高分子化合物保护作用的机理是，高分子化合物的大分子被溶胶胶粒所吸附，并在胶粒表面形成保护膜，因而大大削弱了胶粒聚结的可能性，同时由于高分子化合物含有亲水基团，在它的外面又形成一层水化膜，进一步提高了溶胶的稳定性。

高分子溶液对溶胶的保护作用在人体的生理过程中很重要。例如，血液中碳酸钙、磷酸钙等难溶性的无机盐都是以溶胶的形式存在的，由于血液中的蛋白质对这些盐类溶胶起保护作用，所以它们分散在血液中的浓度虽然比溶解在水中的浓度大，但仍然能稳定存在而不聚沉。当发生某些疾病使血液中的蛋白质减少时，就减弱了对这些盐类溶胶的保护作用，则难溶性盐类就可能沉积在肾、胆囊等器官中，这就是形成各种结石的原因之一。医药上使用的防腐剂胶体银（如蛋白银），就是利用蛋白质的保护作用制成银的胶态制剂，使银稳定地分散在水中。用于胃肠道造影的硫酸钡合剂，也含有高分子化合物阿拉伯胶，对硫酸钡溶胶起着保护作用。

第二节　物质的量

一、物质的量及其单位

（一）物质的量

物质的量与长度、质量、温度和时间等一样，是国际单位制（SI）的 7 个基本物理量之一。物质的量是表示以一特定数目的基本单元粒子为集体的、与基本单元粒子数成正比的物理量，用符号“n”表示。书写物质的量 n 时，应在 n 的右下角或用括号的形式表明微粒的基本单元。例如：

氢原子的物质的量　记为 n_H 或 $n(H)$

水分子的物质的量　记为 n_{H_2O} 或 $n(H_2O)$

钠离子的物质的量　记为 n_{Na^+} 或 $n(Na^+)$

硫酸的物质的量　记为 $n_{H_2SO_4}$ 或 $n(H_2SO_4)$

泛指时，微粒 B 的物质的量记为 n_B 或 $n(B)$。

（二）物质的量的单位

1971 年第十四届国际计量大会（CGPM）通过决议，规定物质的量的单位是“摩尔”，符号为 mol。定义为摩尔是一系统的物理量，该系统中所包含的基本单元数与 0.012 kg ^{12}C 的原子数相等。在使用摩尔时，应指明基本单元。基本单元可以是原子、分子、离子、电子或其他粒子，或是这些粒子的任意组合。在临床医学工作中，还常常还采用毫摩尔（mmol）、微摩尔（μmol）等单位。

$$1\ mol=1000\ mmol \qquad 1\ mmol=1000\ \mu mol$$

实验测定，0.012 kg ^{12}C 所含的碳原子数约为 6.02×10^{23} 个碳原子，这个数值最初是由意大利化学家阿伏伽德罗所提出的，故称为阿伏伽德罗常数，用符号 N_A 表示，即 $N_A = 6.02 \times 10^{23}$。所以，1 mol 任何物质都含有 6.02×10^{23} 个基本单元。例如：

1 mol H 含有 6.02×10^{23} 个氢原子。

1 mol H_2O 含有 6.02×10^{23} 个水分子。

1 mol Mg^{2+} 含有 6.02×10^{23} 个镁离子。

1 mol $\frac{1}{2}H_2SO_4$ 含有 6.02×10^{23} 个 $\frac{1}{2}H_2SO_4$ 基本单元，或 3.01×10^{23} 个 H_2SO_4 分子。

物质的量相等的任何物质，它们所包含的粒子数一定相同，所以要比较几种物质所含的粒子数多少，只要比较它们的物质的量 n 的大小即可。物质的量 n 与基本单元数 N、阿伏伽德罗常数 N_A 之间的关系如下：

$$n = \frac{N}{N_A} \tag{2-1}$$

或

$$N = nN_A \tag{2-2}$$

二、摩尔质量

（一）摩尔质量

摩尔质量就是 1 mol 物质所具有的质量，符号为 M，单位为 $kg \cdot mol^{-1}$，化学、医学上常用 $g \cdot mol^{-1}$，中文符号为“克·摩$^{-1}$”。

$$M = \frac{m}{n} \tag{2-3}$$

书写摩尔质量(M)时，要在右下角或用括号形式标明物质的基本单元。

例如：水的摩尔质量记为　M_{H_2O}　或　$M(H_2O)$

　　氯化钠的摩尔质量记为　M_{NaCl}　或　$M(NaCl)$

1 mol C 的质量是 12 g，记为 $M_C = 12\ g \cdot mol^{-1}$ 或 $M(C) = 12\ g \cdot mol^{-1}$

1 mol H 的质量是 1 g，记为 $M_H = 1\ g \cdot mol^{-1}$ 或 $M(H) = 1\ g \cdot mol^{-1}$

1 mol O 的质量是 16 g，记为 $M_O = 16\ g \cdot mol^{-1}$ 或 $M(O) = 16\ g \cdot mol^{-1}$

由此，可以得出任何原子的摩尔质量 M 如果以 $g \cdot mol^{-1}$ 为单位，其数值就等于该元素的相对原子质量。同理，任何分子或离子的摩尔质量如果以 $g \cdot mol^{-1}$ 为单位，其数值就等于该物质的相对化学式量。例如：

1 mol H_2O 的质量是 18 g，记为 $M_{H_2O} = 18\ g \cdot mol^{-1}$ 或 $M(H_2O) = 18\ g \cdot mol^{-1}$

1 mol H_2SO_4 的质量是 98 g，记为 $M_{H_2SO_4} = 98\ g \cdot mol^{-1}$ 或 $M(H_2SO_4) = 98\ g \cdot mol^{-1}$

1 mol SO_4^{2-} 的质量是 96 g，记为 $M_{SO_4^{2-}} = 96\ g \cdot mol^{-1}$ 或 $M(SO_4^{2-}) = 96\ g \cdot mol^{-1}$

由式(2-3)可知，物质的量 n、质量 m 和 M 之间，只要已知其中的任意两个量，就可以求出第三个量。即

$$n = \frac{m}{M} \tag{2-4}$$

或

$$m = nM \tag{2-5}$$

将式(2-4)代入式(2-1)，即得

$$N = \frac{m}{M}N_A \tag{2-6}$$

此式表明，只要已知质量 m，即可算出其中所含粒子数 N。

通过物质的量 n 能把肉眼看不见的微观粒子数 N 与可以称量的物质质量 m 联系起来，使化学科学的描述和表达更加科学、系统、简明，给实际工作和科研带来了极大的方便。

（二）有关物质的量的计算

例 2-1 49 g H_2SO_4的物质的量是多少？

解：已知 $M_{H_2SO_4}=98\ g\cdot mol^{-1}$，$m=49\ g$。

$$n_{H_2SO_4}=\frac{m}{M_{H_2SO_4}}=\frac{49\ g}{98\ g\cdot mol^{-1}}=0.5\ mol$$

答：49 g H_2SO_4的物质的量是 0.5 mol。

例 2-2 1.5 mol Ca^{2+}的质量是多少？

解：已知 $M_{Ca^{2+}}=40\ g\cdot mol^{-1}$，$n=1.5\ mol$。

$$m=n_{Ca^{2+}}M_{Ca^{2+}}=1.5\ mol\times 40\ g\cdot mol^{-1}=60\ g$$

答：1.5 mol Ca^{2+}的质量是 60 g。

例 2-3 求 90 g 葡萄糖 $C_6H_{12}O_6$ 中含有多少个葡萄糖分子？多少个氧原子？

解：已知 $M_{C_6H_{12}O_6}=180\ g\cdot mol^{-1}$，$m=90\ g$。

$$n_{C_6H_{12}O_6}=\frac{m}{M_{C_6H_{12}O_6}}=\frac{90\ g}{180\ g\cdot mol^{-1}}=0.5\ mol$$

$$N_{C_6H_{12}O_6}=n_{C_6H_{12}O_6}N_A=0.5\ mol\times 6.02\times 10^{23}=3.01\times 10^{23}$$

$$N_O=6N_{C_6H_{12}O_6}=6\times 3.01\times 10^{23}=18.06\times 10^{24}$$

答：90 g 葡萄糖（$C_6H_{12}O_6$）中含有 3.01×10^{23} 个葡萄糖分子，18.06×10^{24} 个氧原子。

第三节　溶液的浓度

溶液的浓度是指一定量溶剂或溶液中所含溶质的量。

一、溶液浓度的表示方法

（一）物质的量浓度

溶液中溶质 B 的物质的量除以溶液的体积，称为溶质 B 的物质的量浓度，简称 B 浓度，用符号 c_B 或 $c(B)$ 表示，即

$$c_B=\frac{n_B}{V} \tag{2-7}$$

国际单位（SI 单位）为 $mol\cdot m^{-3}$；化学和医学上常用的单位是 $mol\cdot L^{-1}$、$mmol\cdot L^{-1}$ 和 $\mu mol\cdot L^{-1}$。

例 2-4 临床上纠正酸中毒时，常用乳酸钠（$NaC_3H_5O_3$）注射液。其规格是每支 20 mL 注射液中含乳酸钠 2.24 g，该注射液的物质的量浓度是多少？

解：已知 $m_{NaC_3H_5O_3}=2.24\ g$，$M_{NaC_3H_5O_3}=112\ g\cdot mol^{-1}$。

$$n=\frac{m}{M}$$

$$n_{NaC_3H_5O_3}=\frac{m_{NaC_3H_5O_3}}{M_{NaC_3H_5O_3}}=\frac{2.24\ g}{112\ g\cdot mol^{-1}}=0.02\ mol$$

$$c_B=\frac{n_B}{V}$$

$$c_{NaC_3H_5O_3}=\frac{n_{NaC_3H_5O_3}}{V}=\frac{0.02\ mol}{0.02\ L}=1\ mol\cdot L^{-1}$$

答：该乳酸钠注射液的物质的量浓度是 $1\ mol\cdot L^{-1}$。

（二）质量浓度

溶液中溶质 B 的质量除以溶液的体积，称为溶质 B 的质量浓度，用符号 ρ_B 表示，即

$$\rho_B = \frac{m_B}{V} \tag{2-8}$$

质量浓度的国际单位(SI 单位)是 $kg \cdot m^{-3}$,常用单位是 $g \cdot L^{-1}$、$mg \cdot L^{-1}$和 $\mu g \cdot L^{-1}$。医学上常用质量浓度表示相对分子质量未知的物质在液体中的含量。应用时注意需质量浓度与密度的区别。

例 2-5 我国药典规定,生理盐水的规格是 500 mL 生理盐水中含有 4.5 g NaCl,计算生理盐水的质量浓度。

解:已知 $m_{NaCl}=4.5$ g,$V=500$ mL$=0.5$ L。

$$\rho_{NaCl} = \frac{m_{NaCl}}{V} = \frac{4.5\ g}{0.5\ L} = 9\ g \cdot L^{-1}$$

答:生理盐水的质量浓度为 $9\ g \cdot L^{-1}$。

(三) 质量分数

质量分数是指溶质与溶液的质量之比,用符号 w_B表示,定义式为

$$w_B = \frac{m_B}{m} \tag{2-9}$$

质量分数可用小数或百分数表示,例如市售浓硫酸的质量分数 $w_B=0.98$ 或 $w_B=98\%$。

例 2-6 将 10 g KCl 溶于水配成溶液 100 g,计算此溶液中 KCl 的质量分数。

解:已知 $m_{KCl}=10$ g,$m=100$ g。

$$w_{KCl} = \frac{m_{KCl}}{m} = \frac{10\ g}{100\ g} = 0.1$$

答:此溶液中 KCl 的质量分数为 0.1。

(四) 体积分数

体积分数是指溶质与溶液的体积之比,用符号 φ_B表示,定义式为

$$\varphi_B = \frac{V_B}{V} \tag{2-10}$$

体积分数可用小数或百分数表示。例如,消毒用的酒精的体积分数为 $\varphi_B=0.75$ 或 $\varphi_B=75\%$。

例 2-7 配制 500 mL 消毒用的酒精溶液($\varphi_B=0.75$)需纯酒精多少毫升?

解:已知 $V=500$ mL,$\varphi_B=0.75$。

$$V_B = V\varphi_B = 500\ mL \times 0.75 = 375\ mL$$

答:需纯酒精 375 mL。

二、溶液浓度的换算

溶液浓度的换算是浓度表示方法的改变,是单位的换算,溶液的溶质和溶剂并没有发生变化。这里主要介绍下面两种溶液浓度之间的换算。

(一) 物质的量浓度 c_B与质量浓度 ρ_B之间的换算

根据式(2-7)、式(2-8)和 $n_B=\frac{m_B}{M_B}$,可推导出它们之间的换算关系,公式如下:

$$c_B = \frac{\rho_B}{M_B} \quad 或 \quad \rho_B = c_B M_B \tag{2-11}$$

(二) 物质的量浓度 c_B与质量分数 w_B之间的换算

根据式(2-7)、式(2-9)、$n_B=\frac{m_B}{M_B}$和密度公式 $\rho=\frac{m}{V}$,可推导出它们之间的换算关系,公式如下:

$$c_B = \frac{\rho w_B}{M_B} \quad 或 \quad w_B = \frac{c_B M_B}{\rho} \tag{2-12}$$

例 2-8 280 $mmol \cdot L^{-1}$的葡萄糖($C_6H_{12}O_6$)静脉注射液,其质量浓度是多少?

解：已知 $c_{C_6H_{12}O_6}=280\ \text{mmol}\cdot L^{-1}=0.28\ \text{mol}\cdot L^{-1}$，$M_{C_6H_{12}O_6}=180\ g\cdot \text{mol}^{-1}$。

则
$$c_B=\frac{n_B}{V_B}=\frac{\frac{m_B}{M_B}}{V_B}=\frac{\rho_B}{M_B}$$

$$\rho_{C_6H_{12}O_6}=c_{C_6H_{12}O_6}M_{C_6H_{12}O_6}=0.28\ \text{mol}\cdot L^{-1}\times 180\ g\cdot \text{mol}^{-1}=50.4\ g\cdot L^{-1}$$

答：其质量浓度为 $50.4\ g\cdot L^{-1}$。

例 2-9 市售浓硫酸 $w_{H_2SO_4}$ 为 0.98，密度(ρ)为 $1.84\ kg\cdot L^{-1}$，它的物质的量浓度 $c_{H_2SO_4}$ 是多少？

解：已知 $M_{H_2SO_4}=98\ g\cdot \text{mol}^{-1}$，$\rho=1.84\ kg\cdot L^{-1}=1840\ g\cdot L^{-1}$，$w_{H_2SO_4}=0.98$。

$$c_{H_2SO_4}=\frac{\rho w_{H_2SO_4}}{M_{H_2SO_4}}=\frac{0.98\times 1840\ g\cdot L^{-1}}{98\ g\cdot \text{mol}^{-1}}=18.4\ \text{mol}\cdot L^{-1}$$

答：物质的量浓度为 $18.4\ \text{mol}\cdot L^{-1}$。

三、溶液的稀释与配制

（一）溶液的稀释

在实际工作中，常需要将浓溶液制备成稀溶液。溶液的稀释是指在原溶液中加入溶剂，使原溶液的浓度降低的过程。溶液稀释的特点是稀释后溶液的体积变大了，而稀释前后溶质的量不变。

稀释前溶质的量＝稀释后溶质的量

用公式表示为

$$c_{B_1}V_1=c_{B_2}V_2$$
$$\rho_{B_1}V_1=\rho_{B_2}V_2$$
$$\varphi_{B_1}V_1=\varphi_{B_2}V_2$$
$$\omega_{B_1}m_1=\omega_{B_2}m_2$$

公式中下标“1”和“2”分别代表溶液在稀释前后的两种状态。

例 2-10 欲配制质量浓度为 $2\ g\cdot L^{-1}$ 的过氧乙酸溶液 1000 mL，需 $20\ g\cdot L^{-1}$ 的过氧乙酸溶液多少毫升？

解：已知 $\rho_{B_2}=2\ g\cdot L^{-1}$，$V_2=1000\ mL$，$\rho_{B_1}=20\ g\cdot L^{-1}$。

$$\rho_{B_1}V_1=\rho_{B_2}V_2$$

$$V_1=\frac{\rho_{B_2}V_2}{\rho_{B_1}}=\frac{2\ g\cdot L^{-1}\times 1000\ mL}{20\ g\cdot L^{-1}}=100\ mL$$

答：需 $20\ g\cdot L^{-1}$ 的过氧乙酸溶液 100 mL。

（二）溶液的配制

配制溶液时，首先要了解所配制溶液的体积、浓度单位、溶质的纯度和摩尔质量。通过计算得出所需溶质的量，再称取或量取到容器中，加水溶解到一定体积，摇匀即可。

例如：如何配制 500 mL $0.5\ \text{mol}\cdot L^{-1}$ NaCl 溶液？

1. 计算 $m_{NaCl}=c_{NaCl}VM_{NaCl}=0.5\ \text{mol}\cdot L^{-1}\times 0.5\ L\times 58.5\ g\cdot \text{mol}^{-1}=14.6\ g$。

2. 称量 用电子天平或托盘天平准确称取 14.6 g NaCl。

3. 溶解 把称取的 NaCl 置于小烧杯中，加适量蒸馏水搅拌至溶解，冷却到室温。

4. 转移 将上述溶液转移到 500 mL 容量瓶中，再用少量蒸馏水冲洗小烧杯 2～3 次，冲洗液一并转移至容量瓶中。

5. 定容 缓慢地将蒸馏水注入容量瓶中，当液面接近容量瓶刻度线 1～2 cm 处时，改用胶头滴管滴加蒸馏水至刻度线。

6. 储存备用 将容量瓶玻璃塞塞好，摇匀，转移到干燥的试剂瓶中，贴好标签(标签标明试剂名称、浓度及配制日期等)，保存、备用。

第四节　溶液的渗透压

一、渗透现象和渗透压

在一杯纯水中滴入一滴红墨水，过一会整杯水都会变成红色，成为一个均匀体系，这种现象称为扩散。扩散是一种双向运动，是溶质分子和溶剂分子相互运动的结果。两种不同浓度的溶液相互接触，都会发生扩散现象。

如果不让溶液与水直接接触，用一种只允许溶剂分子通过，而溶质分子不能通过的半透膜把它们隔开，情况就不一样了。

半透膜是一种只允许某些物质透过而不允许另一些物质透过的多孔性薄膜。例如，细胞膜、膀胱膜、毛细血管壁等生物膜都具有半透膜的性质。人工制造的火棉胶膜、玻璃纸等也具有半透膜的性质。

如果将盐溶液与水用半透膜（只允许水分子透过而不允许溶质分子或离子透过）隔开（图 2-1(a)），使膜内和膜外液面相平，静置一段时间后，可以看到膜内溶液的液面不断上升（图 2-1(b)），说明水分子不断地透过半透膜进入溶液中。这种溶剂分子通过半透膜由纯溶剂进入溶液（或由稀溶液进入浓溶液）的自发过程称为渗透现象。不同浓度的两种溶液被半透膜隔开时都有渗透现象发生。上述渗透现象产生的原因是溶质不能透过半透膜，而水分子却可以自由通过半透膜。由于膜两侧单位体积内水分子数目不等，水分子在单位时间内从纯水（或稀溶液）进入盐溶液的数目，要比盐溶液中水分子在同一时间内进入纯水（或稀溶液）的数目多，因而产生了渗透现象。渗透现象的产生必须具备两个条件：一是有半透膜存在，二是半透膜两侧必须是两种不同浓度的溶液。

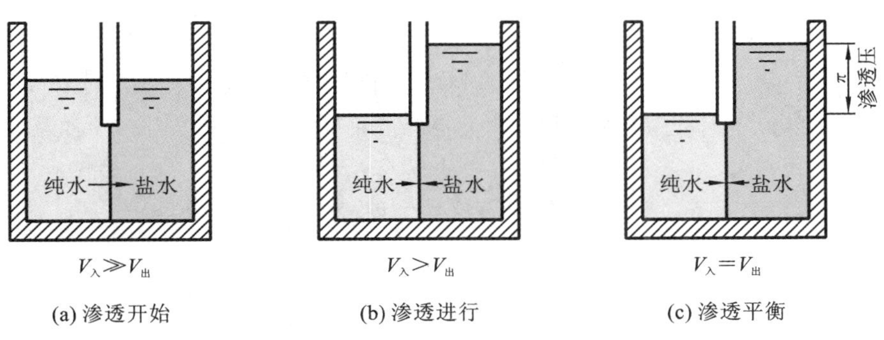

(a) 渗透开始　(b) 渗透进行　(c) 渗透平衡

图 2-4　渗透过程示意图

图 2-4 是渗透过程的示意图，图中 $V_{入}$ 表示水分子进入半透膜内的速度，$V_{出}$ 表示膜内水分子透出到膜外的速度。图 2-1(a)表示渗透刚开始，图 2-1(b)表示渗透不断进行，管内液面不断上升。但是液面的上升不是无止境的，而是达到某一高度时便不再上升（图 2-1(c)），此时，$V_{入} = V_{出}$，渗透达到平衡状态即渗透平衡。在一定温度下，将溶液与纯溶剂用半透膜隔开，恰能阻止渗透现象发生而在溶液液面上所施加的额外压力称为该溶液在这个温度下的渗透压。用符号 π 表示，其单位是帕斯卡(Pa)或千帕(kPa)。

需要指出的是，如果被半透膜隔开的是两种不同浓度的溶液，所产生的静水压，既不是浓溶液的渗透压，也不是稀溶液的渗透压，而是这两种溶液渗透压之差。渗透压是溶液的一个重要性质，凡是溶液都有渗透压。

二、渗透压与浓度、温度的关系

1886 年荷兰化学家范特荷夫根据实验数据得出一条规律：对于难挥发非电解质稀溶液来说，渗透压与溶液的浓度和热力学温度的乘积成正比，这条规律称为范特荷夫定律。用方程式表示如下：

$$\pi V = nRT \quad 或 \quad \pi = cRT \tag{2-13}$$

此方程也称为范特荷夫公式。式中：π 为稀溶液的渗透压；V 为溶液的体积；c 为非电解质溶液的物质的量浓度；R 为摩尔气体常数（$R=8.314\ \text{kPa}\cdot\text{L}\cdot\text{mol}^{-1}\cdot\text{K}^{-1}$）；$n$ 为溶质的物质的量；T 为热力学温度（$T=273.15+t$）。

范特荷夫公式表示，在一定温度下，稀溶液的渗透压与单位体积溶液中所含溶质的粒子数（分子数或离子数）成正比，而与溶质的本性无关。

范特荷夫公式适用于非电解质稀溶液渗透压的计算。对于相同物质的量浓度的非电解质溶液，在一定温度下，因为单位体积溶液中所含溶质的粒子（分子）数目相等，所以渗透压是相同的。例如 $0.3\ \text{mol}\cdot\text{L}^{-1}$ 葡萄糖溶液与 $0.3\ \text{mol}\cdot\text{L}^{-1}$ 蔗糖溶液的渗透压相同。

对于电解质溶液，由于溶质在溶液中发生电离，单位体积溶液中溶质的粒子数目要比相同物质的量浓度的非电解质溶液多，所以渗透压也大。因此，在计算电解质溶液的渗透压时必须引入一个校正系数 i，即

$$\pi = icRT \tag{2-14}$$

式中：i 表示一个电解质分子在溶液中电离的粒子数。对于电解质 A_aB_b 发生如下电离：

$$A_aB_b = aA^+ + bB^-$$

则

$$i = a + b$$

$0.3\ \text{mol}\cdot\text{L}^{-1}$ NaCl 溶液的渗透压约为 $0.3\ \text{mol}\cdot\text{L}^{-1}$ 葡萄糖溶液渗透压的 2 倍。这是由于在 NaCl 溶液中，每个 NaCl 粒子可以电离成 1 个 Na^+ 和 1 个 Cl^-，即 $i=2$；而葡萄糖溶液是非电解质溶液，所以 $0.3\ \text{mol}\cdot\text{L}^{-1}$ NaCl 溶液的渗透压为 $0.3\ \text{mol}\cdot\text{L}^{-1}$ 葡萄糖溶液的 2 倍。

三、渗透压在医学上的意义

（一）渗透浓度

人的体液中既有非电解质（如葡萄糖等），也有电解质（NaCl、$NaHCO_3$ 等）。由范特荷夫公式可知，溶液渗透压的大小取决于单位体积溶液中溶质的粒子数目，而与溶质的本性无关。所以体液的渗透压取决于单位体积体液中各种分子和离子的总数。医学上将溶液中能产生渗透作用的各种粒子（分子、离子）的总浓度称为渗透浓度，用符号 c_{OS} 表示，单位为 $\text{mol}\cdot\text{L}^{-1}$ 或 $\text{mmol}\cdot\text{L}^{-1}$。

例 2-11　分别计算 $0.278\ \text{mol}\cdot\text{L}^{-1}$ 葡萄糖溶液和生理盐水（$0.154\ \text{mol}\cdot\text{L}^{-1}$ NaCl）的渗透浓度。

解：葡萄糖溶液的渗透浓度为

$$c_{OS} = c_B = 0.278\ \text{mol}\cdot\text{L}^{-1} \times 1000 = 278\ \text{mmol}\cdot\text{L}^{-1}$$

生理盐水的渗透浓度为

$$c_{OS} = 2c_B = 0.154\ \text{mol}\cdot\text{L}^{-1} \times 2 \times 1000 = 308\ \text{mmol}\cdot\text{L}^{-1}$$

（二）等渗、低渗、高渗溶液

在同一温度下，渗透压相等的两种溶液称为等渗溶液。渗透压不同的两种溶液，把渗透压相对较高的溶液称为高渗溶液，把渗透压相对较低的溶液称为低渗溶液。在医学上，溶液的等渗、低渗或高渗是以人血浆的总渗透压为比较标准的。在 37 ℃时，正常人血浆的渗透压为 720～800 kPa，相当于血浆中能产生渗透作用的各种电解质离子和非电解质分子的总粒子浓度（渗透浓度）为 280～320 $\text{mmol}\cdot\text{L}^{-1}$ 所产生的渗透压。因此，凡渗透浓度在 280～320 $\text{mmol}\cdot\text{L}^{-1}$ 范围内的溶液，称为等渗溶液；低于 280 $\text{mmol}\cdot\text{L}^{-1}$ 的溶液为低渗溶液；高于 320 $\text{mmol}\cdot\text{L}^{-1}$ 的溶液为高渗溶液。在实际应用时，略低于或略高于此范围的溶液，也可看作是等渗溶液，如 $0.278\ \text{mol}\cdot\text{L}^{-1}$ 葡萄糖溶液也是等渗溶液。

临床上常用的等渗溶液有：$9\ \text{g}\cdot\text{L}^{-1}$（$0.154\ \text{mol}\cdot\text{L}^{-1}$）NaCl 溶液（生理盐水）；$50\ \text{g}\cdot\text{L}^{-1}$（$0.278\ \text{mol}\cdot\text{L}^{-1}$）葡萄糖溶液；$12.5\ \text{g}\cdot\text{L}^{-1}$（$0.149\ \text{mol}\cdot\text{L}^{-1}$）碳酸氢钠溶液等。

等渗溶液在护理工作中有着重要的意义。临床上大量输液时应用等渗溶液是一个基本原则。否则将会引起红细胞的变形或破坏。现以红细胞分别在三种不同溶液的 NaCl 溶液中的形态变化说明。

将红细胞放到 $0.068\ \text{mol}\cdot\text{L}^{-1}$ NaCl 溶液中，在显微镜下可以看到红细胞逐渐膨胀，最后破裂。医学

上称这种现象为溶血(图 2-5(a))。这是因为红细胞内液的渗透压大于 0.068 mol・L^{-1}NaCl 溶液的渗透压,因此水分子就要向红细胞内渗透,使红细胞膨胀,以致破裂。若将红细胞放到 0.256 mol・L^{-1}NaCl 溶液中,在显微镜下可以看到红细胞逐渐皱缩,这种现象称为胞浆分离(图 2-5(b))。因为这时红细胞内液的渗透压小于 0.256 mol・L^{-1}NaCl 溶液的渗透压,因此水分子由红细胞内向外渗透,使红细胞皱缩。若将红细胞放到生理盐水中,在显微镜下看到红细胞维持正常的容积和形态(图 2-5(c))。这是因为红细胞与生理盐水的渗透压相等,细胞内外达到渗透平衡。

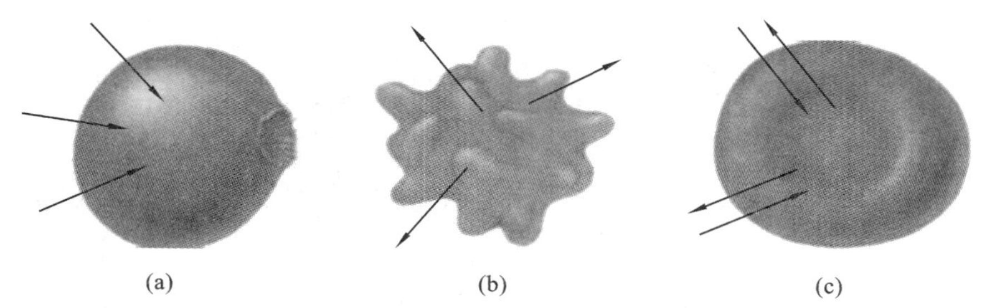

(a) (b) (c)

图 2-5 红细胞在不同浓度 NaCl 溶液中的形态

注:(a)红细胞置于 0.068 mol・L^{-1}NaCl 低渗溶液中;(b)红细胞置于 0.256 mol・L^{-1}NaCl 高渗溶液中;(c)红细胞置于 0.154 mol・L^{-1}NaCl 等渗溶液中

临床上为了治疗的需要,有时也用高渗溶液进行静脉滴注,但必须注意用量不能太大,滴注速度不能太快,缓慢注入体内,可被体液稀释成等渗溶液。

(三)晶体渗透压和胶体渗透压

血浆中含有低分子的晶体物质(如氯化钠、葡萄糖和碳酸氢钠等)和高分子的胶体物质(如蛋白质)。血浆中的渗透压是这两类物质所产生的渗透压的总和。其中,由低分子晶体物质产生的渗透压称为晶体渗透压,由高分子胶体物质产生的渗透压称为胶体渗透压。

根据人体内半透膜的通透性不同,晶体渗透压和胶体渗透压在维持体内水、盐平衡上发挥着不同的功能。晶体渗透压对维持细胞内外水分的相对平衡起着重要作用。临床上常用晶体物质的溶液来纠正某些疾病所引起的水盐失调。例如,人体由于某种原因而缺水时,细胞外液中盐的浓度将相对升高,晶体渗透压增大,于是使细胞内液的水分通过细胞膜向细胞外液渗透,造成细胞内液失水。如果大量饮水或者输入过多的葡萄糖溶液,则使细胞外液盐浓度降低,晶体渗透压减小,细胞外液中的水分向细胞内液中渗透,严重时可产生水中毒。高温作业之所以饮用盐汽水,就是为了保持细胞外液晶体渗透压的恒定。

胶体渗透压对维持毛细血管内外水、盐的平衡起着重要作用。如果由于某种原因造成血浆中蛋白质减少时,血浆的胶体渗透压就会降低,血浆中的水就通过毛细血管壁进入组织间液,致使血容量降低而组织液增多,这是形成水肿的原因之一。临床上对大面积烧伤,或者由于失血而造成血容量降低的病人进行补液时,除补以生理盐水外,同时还需要输入血浆或右旋糖酐等代血浆,以恢复血浆的胶体渗透压和增加血容量。

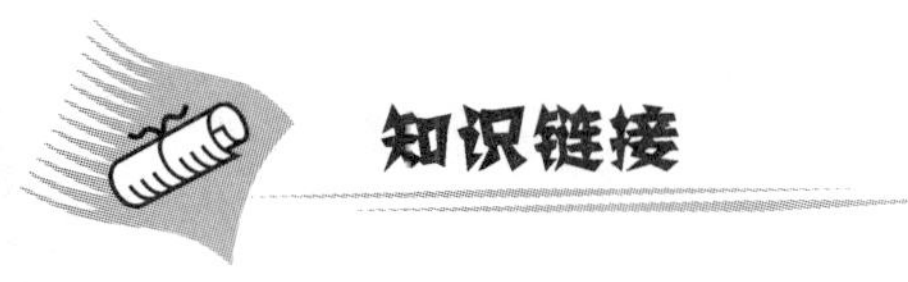

血液透析

血液透析是利用渗透原理,将病人的血液与透析液同时连续不断地引入透析器内,两者分别在透析膜(人工单透膜)两侧逆向流动,根据膜平衡渗透原理,借助于膜两侧的溶质梯度、渗透梯度和静水压,通过扩散、对流、吸附等充分进行交换,使血液中的代谢废物(如尿素、尿酸等)进入透析液中,同时透析液中的营养物质或治疗药物进入血液,清除病人血液中的代谢废物、毒素和多余电解质,通过超滤和渗透清除体内多余的水分，而蛋白质、红细胞等则不能透过透析膜，留在血液中，同时调节透析液成分，补充病人所需物质，从而达到“人工肾”的目的。血液透析疗法是一种较安全、易行、应用广泛的血液净化方法。血液透析可替代肾脏衰竭而失去的部分生理功能，维系生命，但不能替代其内分泌功能，也不能治愈尿毒症或肾功能衰竭，只是临床救治急、慢性肾功能衰竭最有效的方法之一。

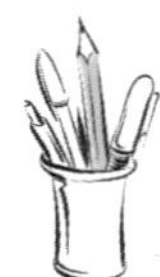

本章小结

1. 一种或几种物质分散在另一种物质中所形成的体系称为分散系。按分散相粒子大小不同，分为分子离子分散系、胶体分散系和粗分散系。

2. 溶胶具有丁铎尔效应、布朗运动、电泳等性质。使溶胶聚沉的方法有加入电解质、加入带相反电荷的溶胶、加热等。

3. 物质的量 n、质量 m、摩尔质量 M、粒子数 N 和阿佛伽德罗常数之间的关系为

$$n=\frac{m}{M}=\frac{N}{N_A}$$

4. 溶液的浓度：物质的量浓度 $c_B=\frac{n_B}{V}=\frac{m_B}{M_BV}$，质量浓度 $\rho_B=\frac{m_B}{V}$，体积分数 $\varphi_B=\frac{V_B}{V}$，质量分数 $\omega_B=\frac{m_B}{m}$。

5. 换算公式：

(1) 物质的量浓度与质量浓度的换算：$c_B=\frac{\rho_B}{M_B}$ 或 $\rho_B=c_BM_B$。

(2) 物质的量浓度与质量分数的换算：$c_B=\frac{\omega_B\rho}{M_B}$ 或 $\omega_B=\frac{c_BM_B}{\rho}$。

6. 溶液稀释定律：稀释前溶质的量＝稀释后溶质的量。

7. 恰能阻止渗透现象发生而在溶液液面上所施加的额外压力称为该溶液在这个温度下的渗透压。在一定温度下，稀溶液的渗透压与单位体积溶液中所含溶质的粒子数(分子数或离子数)成正比，而与溶质的本性无关。

8. 溶液的等渗、低渗、高渗是以血浆总渗透压为比较标准的。正常人血浆的渗透压为 720～800 kPa，渗透浓度为 280～320 mmol · L^{-1}。血浆渗透压由晶体渗透压和胶体渗透压组成。临床上大量输液以输入等渗溶液为原则。

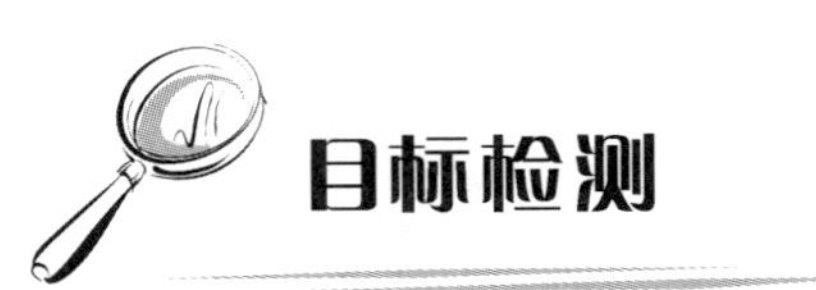

目标检测

一、填空题

1. 1 mol 任何物质都含有________个粒子，这个数值称为________。

2. 已知水的相对分子质量为 18，则 90 g 水相当于________ mol 水，含有________个水分子。

3. ________氧气和 9 g 水所含的分子数相同。

4. 溶液浓度的表示方法主要有________，定义式为________；________，定义式为________；________，定义式为________；________，定义式为________。

5. 生理盐水的质量浓度为________ g · L^{-1}，物质的量浓度为________ mol · L^{-1}，渗透浓度为

________ mmol・L^{-1}。

6. 世界卫生组织建议在医学上表示注射液的浓度时，标签上应同时标明________和________，如静脉注射用的生理盐水溶液应同时标明________、________。

7. 产生渗透的条件是________、________。

8. 医学上的等渗溶液是以________为标准确定的。37 ℃时正常人体血浆的渗透压为________ kPa，其渗透浓度为________ mmol・L^{-1}。给病人大量输液应输入________溶液。

9. 若给病人输入 4.5 g・L^{-1}的 NaCl 溶液会出现________________现象。

10. 将 4.5 g 氯化钠溶于水制成 500 mL 溶液，该溶液的质量浓度为________，物质的量浓度为________。渗透浓度为________，是________渗溶液，________给病人输入。

11. 血浆中由电解质和小分子化合物产生的渗透压称为________，由高分子化合物产生的渗透压称为________。

二、选择题

1. 胶体分散系中分散相粒子的直径范围是(　　)。

A. 大于 100 nm　　B. 1～100 nm　　C. 小于 1 nm　　D. 等于 200 nm

2. 胶体溶液稳定，主要原因是(　　)。

A. 布朗运动　　B. 胶粒不能透过半透膜

C. 胶粒带电　　D. 溶剂化膜作用

3. 下列关于摩尔的认识，正确的是(　　)。

A. 摩尔是物质数量的单位　　B. 摩尔是物质质量的单位

C. 摩尔是物质的量的单位　　D. 摩尔是物质摩尔质量的单位

4. SO_4^{2-} 的摩尔质量是(　　)。

A. 96 g　　B. 96 g・L^{-1}　　C. 96 g・mol^{-1}　　D. 98 g・mol^{-1}

5. 将血红细胞置于 18 g・L^{-1}的 NaCl 水溶液中，红细胞发生的变化是(　　)。

A. 沉淀　　B. 溶血　　C. 萎缩　　D. 先萎缩后溶血

6. 配制 3 g・L^{-1}的硫酸锌滴眼液 1 L，需硫酸锌多少克？(　　)

A. 1.5　　B. 3.0　　C. 3.3　　D. 30

7. 下列溶液中与 250 mL 0.2 mol・L^{-1}NaOH 溶液所含溶质质量相等的是(　　)。

A. 50 mL 1 mol・L^{-1}NaOH 溶液

B. 100 mL 0.5 mol・L^{-1}NaOH 溶液

C. 20 mL 2.5 mol・L^{-1}NaOH 溶液

D. 以上溶液所含溶质质量均与 250 mL 0.2 mol・L^{-1}NaOH 溶液相等

8. 需配制 200 mL $\varphi_B=0.75$ 的药用消毒酒精，需加 $\varphi_B=0.95$ 的酒精的体积约为(　　)。

A. 200 mL　　B. 158 mL　　C. 250 mL　　D. 150 mL

9. 溶剂透过半透膜进入溶液的现象称为(　　)。

A. 扩散　　B. 渗透　　C. 溶解　　D. 混合

10. 临床上使用的 1 mol・L^{-1}的乳酸钠($NaC_3H_5O_3$)注射液的质量浓度是(　　)。

A. 11.2 g・L^{-1}　　B. 112 g・L^{-1}　　C. 224 g・L^{-1}　　D. 22.4 g・L^{-1}

11. 下列各组溶液属于等渗溶液的是(　　)。

A. 9 g・L^{-1}葡萄糖和 9 g・L^{-1}氯化钠溶液

B. 50 g・L^{-1}葡萄糖和 50 g・L^{-1}蔗糖

C. 50 g・L^{-1}葡萄糖和 50 g・L^{-1}氯化钠

D. 0.278 mol・L^{-1}葡萄糖和 0.154 mol・L^{-1}氯化钠

12. 用半透膜将两种溶液隔开，如下所示：

左 | 右

0.5 mol·L^{-1} Na_2SO_4溶液 | 0.5 mol·L^{-1}NaCl溶液

则水分子透过的主要方向是(　　)。

A. 从左向右　　B. 从右向左　　C. 形成渗透平衡　　D. 不发生渗透

三、简答题

1. 如何配制500 mL生理盐水?
2. 简述渗透现象发生的条件。
3. 血细胞在3 mol·L^{-1}的盐水中会逐渐萎缩,试分析原因。

四、计算题

1. 将4.5 g氯化钠溶于水,配成500 mL溶液。试求:

(1) 质量浓度。

(2) 物质的量浓度。

(3) 渗透浓度。

(4) 能否给病人输入,为什么?

2. 配制0.1 mol·L^{-1}乳酸钠($NaC_3H_5O_3$)溶液250 mL,需要112 g·L^{-1}乳酸钠溶液的体积是多少?

3. 欲配制950 mL φ_B=0.75的消毒酒精,需φ_B=0.95的医用酒精多少毫升?

(闫　芳)

第三章 电解质溶液

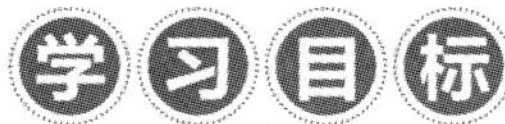

1. 掌握电解质、强电解质、弱电解质的概念及弱电解质的电离平衡。
2. 掌握缓冲溶液的概念、组成、缓冲作用原理及盐类水解的类型。
3. 熟悉水的质子自递平衡及溶液的酸碱性。
4. 了解盐类的水解的应用和缓冲溶液在医学上的应用。

在水溶液中或熔融状态下能够导电的化合物称为电解质，如盐酸、氢氧化钠氯化钠等酸、碱、盐都是电解质，而酒精、蔗糖等是非电解质。电解质在水溶液里或在熔融状态下能产生自由移动的阴、阳离子，这个过程称为电离。

在人的体液中含有多种电解质离子，如 Na^+、K^+、Ca^{2+}、Mg^{2+}、HCO_3^-、HPO_4^{2-} 等。这些离子在体液中的存在状态和浓度对维持体液的渗透平衡、酸碱平衡等起着非常巨大的作用，同时也影响着人体的许多生理现象和病理现象，因此学习和掌握电解质溶液的基本理论和基础知识具有重要意义。

第一节 弱电解质的电离平衡

一、强电解质和弱电解质

我们已经知道酸、碱、盐是电解质，电解质之所以能够导电，是因为溶液里有自由移动的离子存在，但不同电解质在溶液中的导电能力是不一样的，这是因为不同的电解质在水溶液中的电离程度不同，因此相同浓度的电解质溶液中离子的浓度不同，导电能力自然不同。根据电解质在水溶液中的电离程度不同，将其分为强电解质和弱电解质。

（一）强电解质

在水溶液里几乎完全电离成离子的电解质称为强电解质。这些电解质在水溶液中几乎完全电离，电离过程是不可逆的，其电离方程式常用"$=\!=\!=$"或"$\longrightarrow$"表示。例如：

$$HCl = H^+ + Cl^- \quad 或 \quad HCl \longrightarrow H^+ + Cl^-$$

$$KOH = K^+ + OH^- \quad 或 \quad KOH \longrightarrow K^+ + OH^-$$

$$Na_2SO_4 = 2Na^+ + SO_4^{2-} \quad 或 \quad Na_2SO_4 \longrightarrow 2Na^+ + SO_4^{2-}$$

强酸、强碱和绝大多数的盐都是强电解质。

（二）弱电解质

在水溶液中只有部分电离的电解质称为弱电解质。弱电解质在水溶液中只有少部分电离，大部分是没有电离的分子。在弱电解质溶液中，弱电解质分子电离成离子的同时，这些离子又可以相互结合成分子，也就是说弱电解质的电离过程是可逆的，书写其电离方程式时常用"$\rightleftharpoons$"来表示其可逆性。例如：

$$NH_3 \cdot H_2O \rightleftharpoons NH_4^+ + OH^-$$

$$CH_3COOH \rightleftharpoons CH_3COO^- + H^+$$

弱酸、弱碱都是弱电解质。

多元弱酸电离的时候是分步进行的。例如氢硫酸的电离：

$$H_2S \rightleftharpoons H^+ + HS^- \qquad \text{第一步电离}$$

$$HS^- \rightleftharpoons H^+ + S^{2-} \qquad \text{第二步电离}$$

多元弱酸的电离以第一步电离的程度最大，第二步电离的程度减小，并依次递减。

二、弱电解质的电离平衡

（一）电离平衡

在弱电解质的水溶液中，存在着弱电解质分子电离成离子和离子重新结合成分子两个过程。在一定温度下，当分子电离成离子的速度和离子重新结合成电解质分子的速度相等时的状态称为电离平衡。例如在 $NH_3 \cdot H_2O$ 中，一方面部分 $NH_3 \cdot H_2O$ 分子电离成 NH_4^+ 和 OH^-，另一方面部分 NH_4^+ 和 OH^- 又相互吸引、碰撞，重新结合成 $NH_3 \cdot H_2O$ 分子。其电离平衡可表示如下：

$$NH_3 \cdot H_2O \rightleftharpoons NH_4^+ + OH^-$$

开始电离时，主要是氨分子的电离正过程（电离）速度较大，随着氨分子的电离，溶液中离子的浓度不断增大，因而正过程速度逐渐减慢，离子结合成分子的逆过程逐渐加快，当正过程和逆过程的速度相等时，溶液里氨分子、铵根离子和氢氧根离子的浓度不再改变，弱电解质溶液达到了电离平衡状态。

（二）电离平衡常数

电离平衡是化学平衡的一种形式，它符合化学平衡的一般规律。例如，醋酸的电离平衡中：

$$CH_3COOH \rightleftharpoons CH_3COO^- + H^+$$

$$K_i = \frac{[CH_3COO^-][H^+]}{[CH_3COOH]}$$

式中：K_i 称为电离平衡常数，简称电离常数，它表示在一定条件下，弱电解质达到电离平衡时，溶液中电离所生成的各种离子浓度的乘积与溶液中未电离的分子浓度的比值是一个常数。K_i 可以表示弱电解质在水溶液中电离成离子的程度，K_i 越大，则电离程度越大，对应的酸或碱就越强；K_i 越小，则电离程度越小，对应的酸或碱就越弱。

一般弱酸的电离常数用 K_a 表示；弱碱的电离常数用 K_b 表示。根据化学平衡原理，电离平衡常数受弱电解质的本性及温度影响，而与弱电解质溶液的浓度无关。一些常见弱酸和弱碱的电离常数如表 3-1 所示。

表 3-1　常见弱电解质的解离常数(298K)

弱电解质		电离方程式	电离常数 K_i
弱酸	醋酸	$HAc \rightleftharpoons H^+ + Ac^-$	$K_a = 1.76 \times 10^{-5}$
	氢氰酸	$HCN \rightleftharpoons H^+ + CN^-$	$K_a = 6.2 \times 10^{-10}$
	碳酸	$H_2CO_3 \rightleftharpoons H^+ + HCO_3^-$ $HCO_3^- \rightleftharpoons H^+ + CO_3^{2-}$	$K_{a_1} = 4.30 \times 10^{-7}$ $K_{a_2} = 5.61 \times 10^{-11}$
	氢硫酸	$H_2S \rightleftharpoons H^+ + HS^-$ $HS^- \rightleftharpoons H^+ + S^{2-}$	$K_{a_1} = 9.1 \times 10^{-8}$ $K_{a_2} = 1.1 \times 10^{-12}$
	亚硫酸	$H_2SO_3 \rightleftharpoons H^+ + HSO_3^-$ $HSO_3^- \rightleftharpoons H^+ + SO_3^{2-}$	$K_{a_1} = 1.54 \times 10^{-2}$ $K_{a_2} = 6.3 \times 10^{-7}$
	磷酸	$H_3PO_4 \rightleftharpoons H^+ + H_2PO_4^-$ $H_2PO_4^- \rightleftharpoons H + HPO_4^{2-}$ $HPO_4^{2-} \rightleftharpoons H^+ + PO_4^{3-}$	$K_{a_1} = 7.52 \times 10^{-3}$ $K_{a_2} = 6.23 \times 10^{-8}$ $K_{a_3} = 2.2 \times 10^{-13}$
弱碱	氨水	$NH_3 \cdot H_2O \rightleftharpoons OH^- + NH_4^+$	$K_b = 1.76 \times 10^{-5}$

注：K_{a_1}、K_{a_2}、K_{a_3} 分别表示多元弱酸的一级电离常数、二级电离常数和三级电离常数。

（三）电离度

电离度是弱电解质电离程度的另一种表示方法。电离度是指在一定的温度下，当弱电解质在水溶液里达到电离平衡时，溶液中已电离的电解质分子数与弱电解质分子总数（包括已电离的和未电离的）的比率，用符号 α 表示：

$$\alpha=\frac{\text{已电离的电解质分子数}}{\text{电解质分子总数}}\times 100\%$$

例如，温度为 25 ℃时，0.1 mol·L^{-1}醋酸的电离度 α=1.32%，表示在此醋酸溶液中每 10000 个醋酸分子中有 132 个分子电离成离子。

在相同条件下，不同电解质的电离程度不同。电解质越弱，它的电离程度就越小，其电离度也就越小。因此电离度可以定量地表示弱电解质的相对强弱。

电解质的本性是影响弱电解质电离度大小的主要因素，同时弱电解质的浓度、温度，以及加入其他试剂也会影响它的电离度。弱电解质的浓度越小其电离度就越大。这是因为弱电解质溶液的浓度越小，单位体积溶液里的离子数就越少，则离子相互吸引、碰撞，重新又结合成分子的机会就很少，因而电离度就越大。弱电解质的电离度随着温度的升高而变大。由于弱电解质的电离过程是吸热过程，因此温度升高，电离平衡将向电离成离子的方向移动，弱电解质的电离程度将增大，电离度变大。因此在应用电离度时，必须指出溶液的浓度和温度。（表 3-2）

表 3-2　几种弱电解质的电离度(25 ℃,0.1 mol·L^{-1})

名　称	化　学　式	α/(%)	名　称	化　学　式	α/(%)
醋酸	CH_3COOH	1.32	碳酸	H_2CO_3	0.17
蚁酸	$HCOOH$	4.42	氢硫酸	H_2S	0.07
氢氰酸	HCN	0.01	氨水	$NH_3\cdot H_2O$	1.33

（四）电离平衡的移动

电离平衡和化学平衡一样，也是有条件的、暂时的、相对的，当外界条件改变时，平衡将被破坏。例如，在氨水中存在下列平衡：

$$NH_3\cdot H_2O \rightleftharpoons NH_4^+ + OH^-$$

在处于电离平衡状态下的氨水溶液中加入盐酸后，盐酸中的 H^+ 能与溶液中的 OH^- 结合成 H_2O，使电离平衡向右移动；加入氢氧化钠后增大了溶液中 OH^- 的浓度，使电离平衡向左移动。直到在新的条件下建立新的平衡。这种由于条件的改变，弱电解质由原来的电离平衡达到新的电离平衡的过程，称为电离平衡的移动。

（五）同离子效应和盐效应

1. 同离子效应　在弱电解质溶液中加入一种与该弱电解质具有相同离子的强电解质，从而使弱电解质的电离度降低，这种现象称为同离子效应。例如，醋酸在溶液中存在如下电离平衡：

$$CH_3COOH \rightleftharpoons CH_3COO^- + H^+$$

如果在醋酸溶液中加入一定量的醋酸钠固体，醋酸钠是易溶的强电解质，在溶液中完全电离成 CH_3COO^- 和 H^+，使溶液中的 CH_3COO^- 浓度增大，醋酸的电离平衡逆向移动，从而使醋酸的电离度降低。例如，向 0.1 mol·L^{-1} CH_3COOH 溶液中加入 CH_3COONa，使其浓度也为 0.1 mol·L^{-1}，则醋酸的电离度由原来的 1.33%下降至 0.018%。可见同离子效应的作用是显著的。

2. 盐效应　在弱电解质溶液中加入不含相同离子的强电解质，从而使弱电解质的电离度增大的现象称为盐效应。如向 0.1 mol·L^{-1} CH_3COOH 溶液中加入加固体 KCl，使其浓度也为 0.1 mol·L^{-1}，则醋酸的电离度由原来的 1.33%增大到 1.68%。

当在醋酸溶液中加入强电解质 KCl 时，氯化钾电离出来的离子，对弱电解质电离出来的离子产生了静电作用，使弱电解质离子的活动性减小，相互结合成分子的机会减小，从而促进了弱电解质的电离平衡向右进行，导致其电离度略有增加。

事实上，发生同离子效应的同时，必然会伴随着盐效应，而且这两种效应对弱电解质电离的影响正好相反。可是同离子效应对弱电解质电离度的影响远远超过了盐效应，所以，当电解质溶液浓度不大时，通常忽略盐效应的影响。

第二节　酸碱质子理论

酸和碱是两类重要的物质，人们对它的认识是逐步深化的。起初人们根据物质所表现出来的性质来区分酸与碱。例如，酸有酸味，能使蓝色石蕊变红；而碱有涩味，能去油污，使红色石蕊变蓝。随着人们对酸碱的不断研究，提出了酸碱电离理论、酸碱质子理论、酸碱电子理论等多种酸碱理论。每种新的酸碱理论都是对前一种酸碱理论的补充与完善，各理论之间并不矛盾，只是适用范围不断扩大而已。

我们在中学学习的酸碱理论就是 19 世纪末瑞典科学家阿仑尼乌斯首先提出的酸碱电离理论。酸碱电离理论认为：在水溶液中电离出的阳离子全部是 H^+ 的化合物是酸；电离出的阴离子全部是 OH^- 的化合物是碱；酸碱中和反应的实质是 H^+ 和 OH^- 反应生成 H_2O。酸碱电离理论把酸碱局限在水溶液中，而碱也只能是氢氧化物，它无法解释非水介质中的酸碱反应，因而有一定的局限性。例如，酸碱电离理论无法解释在液氨中 NH_4Cl 和 $NaNH_2$ 所发生的反应也是酸碱中和反应。针对这些情况，1923 年丹麦化学家布朗斯特和英国化学家劳莱分别提出了酸碱质子理论；同年，美国物理学家路易斯则提出了酸碱电子理论。它们都克服了酸碱电离理论的局限性。本节主要介绍酸碱质子理论。

一、酸碱的定义

酸碱质子理论认为：凡是能给出质子(H^+)的物质都是酸，凡是能接受质子的物质都是碱。即酸是质子的给予体，碱是质子的接受体。当一种酸给出了一个质子后，它就变成了碱；而当碱得到一个质子后，它就变成了酸。因此，酸碱不是独立存在的，而是相互关联的。酸和碱之间的这种关系可以表示为

$$\text{酸} \rightleftharpoons H^+ + \text{碱}$$

$$HAc \rightleftharpoons H^+ + Ac^-$$

$$HCl \rightleftharpoons H^+ + Cl^-$$

$$H_2CO_3 \rightleftharpoons H^+ + HCO_3^-$$

$$H_2PO_4^- \rightleftharpoons H^+ + HPO_4^{2-}$$

$$NH_4^+ \rightleftharpoons H^+ + NH_3$$

$$H_2O \rightleftharpoons H^+ + OH^-$$

酸和碱的这种相互依存、相互转化的对应关系称为共轭关系。我们把仅相差一个质子的一对酸碱称为共轭酸碱对。酸失去一个质子后所生成的碱，称为该酸的共轭碱(如 Cl^- 是 HCl 的共轭碱)；而碱结合质子后所生成的酸，称为该碱的共轭酸(如 HAc 是 Ac^- 的共轭酸)。酸越强，它的共轭碱就越弱；碱越强，它的共轭酸就越弱。由此可见，共轭酸碱对间的强弱也是相互对应的。

二、酸碱反应的实质

质子 H^+ 是不能单独存在的，由酸给出的质子必须为另一碱所接受，而碱也只能从其他酸获得质子。有些物质(如 HCO_3^-、H_2O、$H_2PO_4^-$ 等)既可以给出质子，又可以接受质子，称为两性物质。酸碱质子理论只有酸和碱的概念，而没有盐的概念。酸失去质子转化为它的共轭碱，碱得到质子转化为它的共轭酸。例如：

$$\underset{\text{酸}_1}{HCl} + \underset{\text{碱}_2}{NH_3} \rightleftharpoons \underset{\text{酸}_2}{NH_4^+} + \underset{\text{碱}_1}{Cl^-}$$

从上述反应我们看到：根据酸碱质子理论，一种酸(酸$_1$)与一种碱(碱$_2$)的反应，总是又生成另一种新的酸(酸$_2$)和一种新的碱(碱$_1$)。并且，酸$_1$与碱$_1$是一对共轭酸碱对，酸$_2$和碱$_2$是一对共轭酸碱对。因此，酸碱反应其实质是两对共轭酸碱对之间的质子传递反应。酸碱反应总是由较强的酸与较强的碱相互作用，

向着生成较弱的酸与较弱的碱的方向进行。

三、酸碱的强度

酸碱强弱的判断是酸碱理论中的一个重要内容。在酸碱质子理论中，判断酸碱强弱主要根据酸碱在溶剂中给出或接受质子能力的大小。酸碱给出或接受质子的能力除了和其自身性质有关之外，还和溶剂的性质密切相关。例如 HCl 和 HNO_3 在水溶液中是同等强度的强酸，但在冰醋酸中，HNO_3 的强度就不如 HCl。

因此，酸碱的强弱是相对的。在酸中酸的强度将减弱；在碱中碱的强度将减弱。在不同的溶剂的作用下，不仅酸和碱的强弱可以发生转变，而且酸碱本身也是可以转变的。酸可以变成碱，碱也可以变成酸。所以如果我们要比较酸碱的强弱，就必须在同一溶剂中进行。

第三节　水溶液的酸碱性和 pH 值

一、水的质子自递反应

根据酸碱质子理论可知：水是两性物质，它既可以给出质子，又可以接受质子。因此，两个水分子之间也可以发生质子的传递，这种发生在同种分子之间的质子传递反应称为质子自递反应，也称为水的电离反应，其离子方程式为

$$H_2O + H_2O \rightleftharpoons H_3O^+ + OH^-$$

也可以简写成

$$H^+ + OH^- \rightleftharpoons H_2O$$

在一定的温度下，水的质子自递反应达到平衡，其平衡常数可表示为

$$K_i = \frac{[H^+][OH^-]}{[H_2O]^2}$$

由于纯水中只有极少量的水分子间发生了质子自递反应，因此$[H_2O]$可以认为是常数。令 $K_i \cdot [H_2O]^2 = K_w$，则

$$K_w = [H^+][OH^-]$$

由上式可知，在一定的温度下，纯水中的$[H^+]=[OH^-]=1.0\times10^{-7}\ mol\cdot L^{-1}$，而其乘积为一常数，$K_w$称为水的质子自递常数，又称为水的离子积。在 25 ℃时，由实验测得纯水的 K_w，$K_w=[H^+][OH^-]=1.0\times10^{-14}$。

水的电离过程是吸热过程，温度升高，水的电离反应将向右移动，电离程度将增大，导致水的离子积增大。常温下 K_w变化不大，常用 $K_w=1.00\times10^{-14}$进行有关计算。

二、溶液的酸碱性和 pH 值

（一）溶液的酸碱性与 H^+ 浓度的关系

常温时，纯水中的$[H^+]$和$[OH^-]$相等，即$[H^+]=[OH^-]=1.0\times10^{-7}\ mol\cdot L^{-1}$的，所以纯水呈中性。

如果向溶液中加酸，则溶液中$[H^+]$增大，$[OH^-]$相应降低，则有$[H^+]>[OH^-]$，溶液呈酸性。如果向溶液中加碱，则溶液中$[OH^-]$增大，$[H^+]$相应降低，则有$[H^+]<[OH^-]$，溶液呈碱性。

因此常温时溶液的酸碱性与溶液中的$[H^+]$与$[OH^-]$的关系可以表示为

$[H^+]=1.0\times10^{-7}\ mol\cdot L^{-1}=[OH^-]$　　中性溶液

$[H^+]>1.0\times10^{-7}\ mol\cdot L^{-1}>[OH^-]$　　酸性溶液

$[H^+]<1.0\times10^{-7}\ mol\cdot L^{-1}<[OH^-]$　　碱性溶液

由此可见，由于存在水的电离平衡，因此不论是中性溶液、酸性溶液还是碱性溶液中，都同时含有 H^+

与 OH^-，只是两种离子浓度的相对大小不同而已。当$[H^+]>[OH^-]$时溶液显酸性，且$[H^+]$越大，其酸性越强；当$[OH^-]>[H^+]$时溶液显碱性，且$[OH^-]$越大，其碱性越强。所以溶液的酸碱性可以用$[H^+]$或$[OH^-]$来表示。

（二）pH 值

溶液的酸碱性常用$[H^+]$来表示，两者之间可通过 $K_w=[H^+][OH^-]$公式相互换算。可是当溶液中的 H^+的浓度很小时，用$[H^+]$来表示溶液的酸碱度就很不方便。为此，化学上采用 pH 值来表示溶液的酸碱性。所谓 pH 值就是溶液中氢离子浓度的负对数，即

$$pH=-\lg[H^+]$$

例如：若$[H^+]=1.0\times10^{-7}\ mol\cdot L^{-1}$，$pH=-\lg(1.0\times10^{-7})$，pH=7

若$[H^+]=1.0\times10^{-2}\ mol\cdot L^{-1}$，$pH=-\lg(1.0\times10^{-2})$，pH=2

若$[OH^-]=1.0\times10^{-2}\ mol\cdot L^{-1}$，则

$$[H^+]=\frac{[K_w]}{[OH^-]}=\frac{1.0\times10^{-14}}{1.0\times10^{-2}}=1.0\times10^{-12}\ mol\cdot L^{-1},pH=12$$

通过计算可知，溶液的 pH 值越小，溶液的酸性越强；溶液的 pH 值越大，溶液的碱性越强。常用 pH 值范围为 0～14，适用于表示$[H^+]$和$[OH^-]$在 $1.0\times10^{-14}\sim1\ mol\cdot L^{-1}$的溶液的酸碱性，当$[H^+]$或$[OH^-]>1\ mol\cdot L^{-1}$时，不再用 pH 值表示。

溶液酸碱度与 pH 值的关系：

中性溶液　pH=7

酸性溶液　pH<7

碱性溶液　pH>7

pH 值是表示水溶液酸碱性的一种标度。pH 值每改变一个单位，溶液的$[H^+]$就增大或减小 10 倍。也可以用 pOH 来表示溶液的酸碱度，pOH 就是溶液中氢氧根离子浓度的负对数，即

$$pOH=-\lg[OH^-]$$

例如，若$[OH^-]=1.0\times10^{-2}\ mol\cdot L^{-1}$，$pOH=-\lg(1.0\times10^{-2})=2$

若$[H^+]=1.0\times10^{-6}\ mol\cdot L^{-1}$，则

$$[OH^-]=\frac{K_w}{[H^+]}=\frac{1.0\times10^{-14}}{1.0\times10^{-6}}=1.0\times10^{-8}\ mol\cdot L^{-1},pOH=8$$

在常温下，$[H^+][OH^-]=1.0\times10^{-14}$，则

$$pOH+pH=pK_w=14$$

表 3-3 列出了正常人各种体液的 pH 值范围。

表 3-3　正常人体各种体液的 pH 值范围

体　液	pH	体　液	pH
成人胃液	0.9～1.5	小肠液	7.6
婴儿胃液	5.0	泪水	7.4
唾液	6.35～6.85	脑脊液	7.35～7.45
胰液	7.5～8.0	乳汁	8.0～6.9
大肠液	8.3～8.4	尿液	4.8～7.5

pH 值在医学上很重要。例如，成人的胃液 pH 值必须保持在 0.9～1.5 之间，才能保证正常的消化功能。再如，人体正常血液的 pH 值总是维持在 7.35～7.45 之间。临床上把血液的 pH<7.35 时称为酸中毒；pH>7.45 时称为碱中毒。当血液的 pH 值超出正常范围时，不论发生了酸中毒还是碱中毒，都会引起严重的后果，严重时甚至会危及生命，因此必须采取适当的措施来纠正血液的 pH 值。

三、溶液酸碱性的测定方法

（一）酸碱指示剂

酸碱指示剂一般为弱的有机酸或弱的有机碱，因其电离出来的离子与其分子在 pH 值不同的溶液中具有不同的颜色，所以能指示溶液的酸碱性。例如，石蕊是一种弱的有机酸，在溶液中存在下列平衡：

$$\underset{\substack{\text{石蕊分子}\\\text{（红色）}}}{HIn} \rightleftharpoons H^+ + \underset{\substack{\text{石蕊离子}\\\text{（蓝色）}}}{In^-}$$

从电离方程式可以看到，溶液中既存在石蕊分子，也存在石蕊离子，所以我们看到的是紫色。当向此溶液加酸时，溶液中$[H^+]$增大，电离平衡向左移动，$[HIn]$增大，红色加深，$[In^-]$减小，蓝色变浅，当 $pH \leqslant 5$ 时，溶液以 HIn 的颜色为主，显示红色；相反，当向此溶液加碱时，溶液中$[OH^-]$增大，电离平衡向右移动，$[In^-]$增大，蓝色加深，$[HIn]$减小，红色变浅，当 $pH \geqslant 8$ 时，溶液以 In^- 的颜色为主，显示蓝色。由此可见，石蕊指示剂由红色变为蓝色时，溶液的 pH 值从 5.0 变为 8.0。

指示剂由一种颜色变为另一种颜色时溶液的 pH 值变化范围称为指示剂的变色范围。指示剂的变色范围一般是由实验测定得到的。表 3-4 是常用的指示剂及其变色范围。

表 3-4 常用酸碱指示剂及其变色范围

指示剂	甲基橙	石蕊	酚酞
变色范围	3.1～4.4	5～8	8.2～10
溶液颜色	红色、橙色、黄色	红色、紫色、蓝色	无色、浅红色、红色

（二）酸碱试纸

酸碱试纸就是 pH 试纸。pH 试纸是用多种酸碱指示剂进行浸渍的纸条，可用来检验物质的酸性、碱性或待测溶液的近似 pH 值。pH 试纸是检测溶液酸碱度的最方便的工具。

pH 试纸的使用方法：取一张 pH 试纸，放在干燥洁净的玻璃片（表面皿）上，用干燥洁净的玻璃棒蘸取待测液并滴在试纸的中部，随即（20 s 内）与标准比色卡比色对照，从而确定待测液的 pH 值。标准比色卡的颜色与光谱一致，按照 pH 值由小到大的顺序依次为：红、橙、黄（酸性），绿（中性），蓝、靛、紫（碱性）。我们在使用 pH 试纸时不能用水润湿，否则会导致测量不准。

（三）pH 计

pH 计又称酸度计，是测量 pH 值常用的仪器，有迷你型笔式、便携式、台式等不同种类。用 pH 计可精密测定溶液的 pH 值。

第四节 离子反应

一、离子反应和离子方程式

电解质在水溶液里电离成离子，所以电解质在水溶液里的反应实质上是离子之间的反应。因此，我们把有离子参加的反应称为离子反应。如 $AgNO_3$ 溶液与 NaCl 溶液的反应：

$$AgNO_3 + NaCl = AgCl\downarrow + NaNO_3$$

$AgNO_3$、NaCl、$NaNO_3$ 都是易溶于水的强电解质，在溶液里都以离子形式存在，AgCl 是难溶物质，用分子式表示，所以化学方程可表示为

$$Ag^+ + NO_3^- + Na^+ + Cl^- = AgCl\downarrow + NO_3^- + Na^+$$

$AgNO_3$ 电离出来的 NO_3^- 与 NaCl 电离出来的 Na^+ 反应前后没有变化，而 $AgNO_3$ 电离出来的 Ag^+ 与 NaCl 电离出来的 Cl^- 发生化学反应，生成了难溶的 AgCl 白色沉淀。反应方程式为

$$Ag^+ + Cl^- = AgCl\downarrow$$

这种用实际参加化学反应的离子的符号来表示离子反应的式子称为离子方程式。

二、离子反应发生的条件

溶液中的复分解反应实质上两种电解质在溶液中相互交换离子的离子反应。这类离子反应发生的条件也就是复分解反应发生的条件，即生成难溶的物质（如 $AgCl$、$CaCO_3$、$BaSO_4$）、难电离的物质（弱电解质）和气体（如 CO_2、H_2S）。

（一）生成难溶的物质

例如，碳酸钠溶液和氯化钙溶液的反应：

$$Na_2CO_3 + CaCl_2 = 2NaCl + CaCO_3\downarrow$$

离子方程式为

$$CO_3^{2-} + Ca^{2+} = CaCO_3\downarrow$$

这一离子方程式说明，碳酸钠和氯化钙反应的实质是 CO_3^{2-} 和 Ca^{2+} 反应生成了 $CaCO_3$ 白色沉淀，而且还反映了任何可溶性碳酸盐与可溶性钙盐反应，都能生成 $CaCO_3$ 白色沉淀。

（二）生成难电离的物质

例如，盐酸和氢氧化钾溶液的反应：

$$HCl + KOH = KCl + H_2O$$

离子方程式为

$$H^+ + OH^- = H_2O$$

这一离子方程式说明，盐酸和氢氧化钾溶液的反应的实质是 H^+ 和 OH^- 反应生成了难电离的水，而且还反映了在一定条件下强酸与强碱的中和反应的实质。

（三）生成气体

例如，盐酸与碳酸钾溶液的反应：

$$2HCl + K_2CO_3 = 2KCl + CO_2\uparrow + H_2O$$

离子方程式为

$$2H^+ + CO_3^{2-} = CO_2\uparrow + H_2O$$

这一离子方程式说明盐酸和碳酸钾溶液反应的实质是 H^+ 和 CO_3^{2-} 反应生成了水和二氧化碳气体，而且还反映了任何可溶性碳酸盐与强酸反应，都生成水和二氧化碳气体。

凡是具备上述条件之一，离子反应就可以发生。除了复分解反应属于离子反应外，还有其他类型的离子反应，如置换反应等。在书写离子方程式时，必须注意：单质、气体、沉淀、难电离的物质都不能写成离子的形式。

第五节　盐 的 水 解

一、盐的水解

我们知道酸的水溶液显酸性，碱的水溶液显碱性，那么盐的水溶液是否一定就显中性呢？我们通过下面的实验来验证：用 pH 试纸分别测定浓度相同的氯化钠、醋酸钠、氯化铵、醋酸铵的水溶液的酸碱性。实验测得：氯化钠溶液显中性，醋酸钠溶液显碱性，氯化铵溶液显酸性，醋酸铵溶液显中性。它们都是盐的水溶液，为什么有的显酸性，有的显碱性，有的显中性呢？我们以醋酸钠为例来说明，醋酸钠是强电解质，在水溶液中完全电离成离子，在水溶液里存在下列两种平衡：

$$
\begin{array}{c}
CH_3COONa = CH_3COO^- + Na^+ \\
+ \\
H_2O \rightleftharpoons H^+ + OH^- \\
\Updownarrow \\
CH_3COOH
\end{array}
$$

溶液中存在 CH_3COO^-、Na^+、H^+、OH^- 四种离子，其中 CH_3COO^- 与 H^+ 结合生成弱电解质 CH_3COOH，从而破坏了水的电离平衡，由于溶液中$[H^+]$减小，使水的电离平衡向右移动，导致溶液中$[OH^-]$增大，当达到新的平衡时，溶液里的$[OH^-]>[H^+]$，因此醋酸钠溶液显碱性。上述反应可以用下列离子方程式来表示：

$$CH_3COO^- + H_2O \rightleftharpoons CH_3COOH + OH^-$$

这种在水溶液里，盐的离子跟水电离出来的 H^+ 或 OH^- 结合成弱电解质的反应称为盐类的水解。

二、盐类水解的类型

盐类的水解和生成这种盐的酸和碱的强弱关系密切，主要有以下几种类型。

（一）强碱和弱酸生成的盐

碳酸钠是由强碱氢氧化钠与弱酸碳酸反应生成的盐，由于碳酸是二元酸，所以碳酸钠水解分两步进行。

$$
\begin{array}{lcccc}
Na_2CO_3 = & 2Na^+ & + & CO_3^{2-} \\
 & & & + \\
H_2O \rightleftharpoons & OH^- & + & H^+ \\
 & & & \Updownarrow \\
 & & & HCO_3^-
\end{array}
$$

碳酸钠完全电离成 Na^+ 和 CO_3^{2-}，与水部分电离出的 OH^- 和 H^+ 同时存在于同一溶液中，其中 CO_3^{2-} 和 H^+ 反应生成 HCO_3^-，使$[H^+]$减小，从而破坏了水的电离平衡，平衡向右移动，使$[OH^-]$增大，直到达到新平衡。第一步水解的离子方程式为

$$CO_3^{2-} + H_2O \rightleftharpoons HCO_3^- + OH^-$$

第二步水解是已经生成的 HCO_3^- 进一步水解，其水解的离子方程式为

$$HCO_3^- + H_2O \rightleftharpoons H_2CO_3 + OH^-$$

当达到新平衡时，溶液中的$[OH^-]>[H^+]$，溶液显碱性，溶液 $pH>7$。

结论：强碱和弱酸所生成的盐水解，其水溶液显碱性。

（二）强酸和弱碱生成的盐

氯化铵是由强酸盐酸和弱碱氨水生成的盐，NH_4Cl 的水解如下：

$$
\begin{array}{c}
NH_4Cl = NH_4^+ + Cl^- \\
+ \\
H_2O \rightleftharpoons OH^- + H^+ \\
\Updownarrow \\
NH_3 \cdot H_2O
\end{array}
$$

水解离子方程式：$NH_4^+ + H_2O \rightleftharpoons NH_3 \cdot H_2O + H^+$

由于生成了 $NH_3 \cdot H_2O$，使$[OH^-]$减小，使水的电离平衡向右移动，$[H^+]$增加，达到新平衡时$[H^+]>[OH^-]$，溶液显酸性，溶液的 $pH<7$。

结论：强酸和弱碱生成的盐水解后溶液显酸性。

（三）弱酸弱碱生成的盐

醋酸铵是由弱酸醋酸和弱碱氨水生成的盐，CH_3COONH_4 的水解过程如下：

$$\begin{array}{ccccc} CH_3COONH_4 = & NH_4^+ & + & CH_3COO^- \\ & + & & + \\ H_2O \rightleftharpoons & OH^- & + & H^+ \\ & \Updownarrow & & \Updownarrow \\ & NH_3 \cdot H_2O & & CH_3COOH \end{array}$$

水解离子方程式：$NH_4^+ + CH_3COO^- + H_2O \rightleftharpoons NH_3 \cdot H_2O + CH_3COOH$

由于生成了 $NH_3 \cdot H_2O$ 和 CH_3COOH，使溶液中$[H^+]$和$[OH^-]$同时减小，使水的电离平衡强烈向右移动，由于醋酸和氨水的电离度几乎相等，在溶液中的电离程度相等，由于醋酸和氨水的酸碱性强弱近乎相等，因此醋酸铵的水溶液近中性。

结论：弱酸弱碱盐强烈水解，溶液的酸碱性取决于弱酸弱碱的相对强弱。

（四）强酸和强碱生成的盐

氯化钠是由强酸盐酸和强碱氢氧化钠反应生成的盐，溶液中的 Na^+、Cl^-、OH^-、H^+ 不发生反应，没有生成弱电解质，可以共存，水的电离平衡不受影响，因此氯化钠不水解，其水溶液显中性，溶液的pH=7。

结论：强酸强碱盐不水解，溶液呈中性。

盐类水解是中和反应的逆反应，盐类水解的实质是组成盐的离子能与水电离出来的 H^+ 或 OH^- 结合成弱电解质，使得溶液中的$[H^+]$或$[OH^-]$减小，因而破坏了水的电离平衡，使溶液显酸性或碱性。

$$酸+碱 \underset{水解}{\overset{中和}{\rightleftharpoons}} 盐+水$$

三、盐类水解的意义

盐类的水解无论是在医药卫生方面，还是在日常生活中都有着广泛的应用。明矾净水的原理就是利用其水解后生成了氢氧化铝胶体，此胶体具有吸附性，从而除去水中的杂质使水变澄清。临床上纠正酸中毒常常使用碳酸氢钠或乳酸钠，就是因为其水解后溶液显碱性；而纠正碱中毒常常使用氯化铵，也是因为其水解后溶液显酸性。

当然，盐类的水解也会带来不利的影响。例如，某些药物会因为水解而变质，因此常常把易水解的药物制成片剂或胶囊，储存时应密闭保存在干燥处，以防止水解变质。

第六节　缓冲溶液

正常人体血液的 pH 值保持在 7.35～7.45，若超出这个范围机体就会出现程度不同的酸中毒或碱中毒，严重时甚至会危及生命。可我们每天都会摄入酸性食物或碱性食物，而且食物在代谢的过程中也会产生酸性物质和碱性物质，那么机体是如何使溶液的 pH 值保持恒定的呢？回答这个问题，需要我们学习缓冲溶液的基本知识。

一、缓冲作用和缓冲溶液

【演示实验 3-1】 取 4 支洁净的试管依次编号，在 1、2 号试管中分别加入 4 mL 蒸馏水，在 3、4 号试管中分别加入浓度均为 2 $mol \cdot L^{-1}$ 的醋酸和醋酸钠溶液各 2 mL，依次测定溶液的 pH 值。然后向第 1、3 号试管中各滴加 1 滴 1 $mol \cdot L^{-1}$ 盐酸，向第 2、4 号试管中各滴加 1 滴 1 $mol \cdot L^{-1}$ NaOH 溶液。再分别测定溶液的 pH 值。

实验结果表明，在纯水中加入少量盐酸或氢氧化钠溶液，溶液的 pH 值大幅度地降低或升高；而在醋酸和醋酸钠混合溶液中加入少量盐酸或氢氧化钠溶液，溶液的 pH 值几乎不变，说明其具有抵抗外加少量强酸、强碱或稀释的作用。我们把这种能对抗外来的少量强酸、强碱或稀释而保持溶液的 pH 值几乎不变的作用称为缓冲作用。具有缓冲作用的溶液称为缓冲溶液。

二、缓冲溶液的组成

缓冲溶液之所以具有缓冲作用，是因为缓冲溶液中含有抗酸成分和抗碱成分，且两种成分通常是一对共轭酸碱对，它们之间存在化学平衡，通过给出或接受质子来相互转化。我们把这一对物质称为缓冲对或缓冲系。

常见的缓冲对有以下三种类型。

（一）弱酸及其对应的盐

弱酸（抗碱成分）-对应的盐（抗酸成分）

CH_3COOH-CH_3COONa

H_3PO_4-NaH_2PO_4

H_2CO_3-$NaHCO_3$

邻苯二甲酸-邻苯二甲酸氢钾

（二）弱碱及其对应的盐

弱碱（抗酸成分）-对应的盐（抗碱成分）

$NH_3 \cdot H_2O$-NH_4Cl

（三）多元弱酸的酸式盐及其对应的次级盐

多元弱酸的酸式盐（抗碱成分）-对应的次级盐（抗酸成分）

$NaHCO_3$-Na_2CO_3

NaH_2PO_4-Na_2HPO_4

三、缓冲作用原理

缓冲溶液是如何对抗外来的酸和碱，而保持溶液的 pH 值不变的呢？这要从缓冲溶液的组成及其电离平衡移动来说明。现以 CH_3COOH-CH_3COONa 缓冲溶液为例来说明缓冲溶液的缓冲作用原理。

在 CH_3COOH-CH_3COONa 缓冲溶液中，存在下列两个电离平衡：

$$CH_3COOH \rightleftharpoons H^+ + CH_3COO^-$$

$$CH_3COONa = Na^+ + CH_3COO^-$$

由于 CH_3COOH 是弱酸，在溶液中仅有小部分电离成 H^+ 和 CH_3COO^-，绝大部分以 CH_3COOH 分子存在；CH_3COONa 是强电解质，在水溶液中完全电离成 Na^+ 和 CH_3COO^-，溶液中 CH_3COO^- 浓度增大，对 CH_3COOH 的电离产生了同离子效应，因此又进一步抑制了 CH_3COOH 的电离，导致 CH_3COOH 的电离度更小，因而溶液中大量存在着 CH_3COOH 和 CH_3COO^-（主要来自 CH_3COONa 的电离），而 $[H^+]$ 却非常小。

当向上述溶液中加入少量强酸（如 HCl）时，H^+ 与溶液中的 CH_3COO^- 结合生成弱电解质 CH_3COOH，平衡向左移动，消耗了增加的 H^+，结果使 CH_3COOH 的浓度略有增加，CH_3COO^- 的浓度略有降低，H^+ 浓度几乎不变，溶液的 pH 值几乎不变。离子方程式是

$$H^+ + CH_3COO^- \rightleftharpoons CH_3COOH \text{（抗酸离子方程式）}$$

其中 CH_3COO^-（CH_3COONa）抵抗外来少量酸，是抗酸成分。

当向上述溶液中加入少量强碱（如 NaOH）时，OH^- 与溶液中的 H^+ 结合生成了难电离的 H_2O，平衡向右移动，同时 CH_3COOH 电离又有 H^+ 生成，补充了由于反应而消耗的 H^+，结果溶液中 CH_3COO^- 的浓度略有增加，CH_3COOH 的浓度略有减小，而 H^+ 浓度几乎没有降低，溶液的 pH 值几乎不变。

$$OH^- + CH_3COOH \rightleftharpoons CH_3COO^- + H_2O \text{（抗碱离子方程式）}$$

其中 CH_3COOH 抵抗了外来的少量碱，是抗碱成分。

通过上述讨论可知，缓冲溶液的缓冲作用原理是：缓冲溶液中存在着相对较多的抗酸成分与抗碱成

分，它们通过质子转移平衡的移动，来调节溶液的 H^+ 的浓度，从而使溶液的 pH 值基本保持不变。

其他两种缓冲溶液的缓冲作用原理与上述作用原理基本相同。但必须注意，缓冲溶液的缓冲能力是有限的，当缓冲溶液的抗酸成分或抗碱成分被耗尽时，缓冲溶液就不具备缓冲作用了。

四、缓冲溶液在医学上的意义

缓冲溶液在医学上的应用非常广泛。人体的各组织液都具有较稳定的 pH 值范围，例如成人胃蛋白酶的适宜 pH 值范围是 1.5～2.0，pH>4 时将失去活性。正常人血液的 pH 值总是维持在 7.35～7.45 之间的狭小范围内，若 pH<7.35 则出现酸中毒，pH>7.45 则出现碱中毒。血液的 pH 值之所以能够维持在 7.35～7.45 之间，是因为血液中存在一系列缓冲对。人体血液中的缓冲对有以下几种：

血浆中：

H_2CO_3-$NaHCO_3$

H-血浆蛋白-Na-血浆蛋白

NaH_2PO_4-Na_2HPO_4

红细胞中：

H_2CO_3-$KHCO_3$

KH_2PO_4-K_2HPO_4

H-血红蛋白-K-血红蛋白

H-氧合血红蛋白-K-氧合血红蛋白

在这些缓冲对中，碳酸-碳酸氢盐缓冲对在血液中浓度最高，缓冲能力最大，对维持血液的 pH 值正常起着决定性的作用。

很多因素都能引起血液中酸度的增加(pH 值的减小)，如充血性心力衰竭和支气管炎、肺气肿引起的换气不足，患糖尿病和食用低碳水化合物和高脂肪食物引起代谢酸的增加，都会引起血液中氢离子浓度增加，此时会消耗大量的抗酸成分(HCO_3^-)，同时生成大量的 CO_2。为了保持正常的 pH 值，人体首先是通过加快呼吸速度来排出多余的 CO_2，其次是通过肾脏调节(如延长 HCO_3^- 的停留时间)，使 HCO_3^- 的浓度回升，从而使 H_2CO_3、HCO_3^- 两种组分浓度恢复正常，维持血液 pH 值基本不变。

当发高烧、气喘、严重的呕吐以及摄入过多的碱性物质(如蔬菜、果类)时，都会引起血液碱性增加，H_2CO_3浓度降低，HCO_3^- 浓度增加。此时机体就要通过降低 CO_2 的排出量及增加肾脏的 HCO_3^- 排泄量来维持 HCO_3^- 和 CO_2的浓度不变，从而维持血液的正常 pH 值。

总之，正常人血液的 pH 能够维持在 7.35～7.45 范围内，是由于人体内存在的缓冲对的作用及配合人体呼吸作用及肾脏的调节功能等。当出现酸中毒时，常常用碳酸氢钠或乳酸钠纠正；出现碱中毒时，常常用氯化铵纠正。

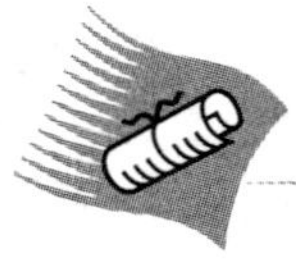

知识链接

食物的酸碱性与人体健康

酸性食品是指食品中氯、硫、磷等非金属元素含量较高的食物，如谷物、鱼类、肉类、蛋类、花生以及动物内脏等，它们在体内发生各种生物化学反应后会产生无机酸，而谷物类代谢可产生有机酸，所以这些食物是酸性食物。

碱性食品是指食品中钙、铁、钾、镁、锌等金属元素含量较高的食物，如蔬菜、豆类、瓜果、奶类、咖啡、茶叶、各种海藻等食物，它们在体内代谢过程中会产生钾、钠、钙、镁等离子，其有机酸盐为强碱弱酸盐，水解后溶液显碱性，因此增加了血液的碱性。

食品的酸碱性不是指食物本身的酸碱性，而是看其在代谢过程中是否能产生酸碱性物质。例如柑橘，虽然含有有机酸，吃时有酸味，但含有乳酸钾和柠檬酸钾等盐类的溶液，从而显碱性。如果长期食用酸性和碱性食物搭配不当的膳食，使体内的酸度或碱度过大，超过人体缓冲系的缓冲能力，就会造成酸中毒或碱中毒。体液偏酸性，废物不易排出，会加重肾脏和肝脏的负担，使各器官功能减弱，容易患病。人体的酸性化是百病之源，实验表明，癌症病人的血液百分之百是酸性。有研究证实，病毒的最佳生长条件是在pH7.2左右。为了维持身体的弱碱性，应该合理膳食，注意酸性食物和碱性食物的合理搭配，才能远离疾病，永保健康。

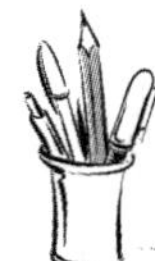

本章小结

1. 在水溶液里完全电离的电解质称为强电解质；部分电离的电解质称为弱电解质。用电离平衡常数和电离度表示弱电解质的电离程度。

2. 在弱电解质溶液中加入一种与该弱电解质具有相同离子的强电解质，从而使弱电解质的电离度降低，这种现象称为同离子效应。在弱电解质溶液中加入不含相同离子的强电解质，从而使弱电解质的电离度增大的现象称为盐效应。

3. 凡是能给出质子的物质是酸；能接受质子的物质是碱。酸碱反应的实质是共轭酸碱对间质子的传递。

4. 溶液的酸碱性与溶液中的$[H^+]$与$[OH^-]$及pH值的关系为

中性溶液　$[H^+]=1.0\times10^{-7}\ mol\cdot L^{-1}=[OH^-]$　$pH=7$

酸性溶液　$[H^+]>1.0\times10^{-7}\ mol\cdot L^{-1}>[OH^-]$　$pH<7$

碱性溶液　$[H^+]<1.0\times10^{-7}\ mol\cdot L^{-1}<[OH^-]$　$pH>7$

5. 有离子参加的反应称为离子反应。用实际反应的离子符号表示离子反应的式子称为离子方程式。离子反应发生的条件是，有难溶物、难电离物质(弱电解质)、单质、气体物质生成。

6. 在水溶液中，盐的离子与水中的氢离子或氢氧根离子结合成弱电解质的反应称为盐的水解。强酸弱碱盐水解后溶液显酸性；强碱弱酸盐水解后溶液显碱性；弱酸弱碱盐水解，溶液的酸碱性取决于生成弱酸和弱碱的相对强弱；强酸强碱盐不水解，溶液呈中性。

7. 能够抵抗外来的少量强酸、强碱或稀释而保持溶液的pH值几乎不变的溶液称为缓冲溶液。缓冲溶液是由抗酸成分和抗碱成分组成的，这两种成分称为缓冲对或缓冲系。常见的缓冲对有：弱酸及其对应的盐、弱碱及其对应的盐、多元弱酸的酸式盐及其对应的次级盐。

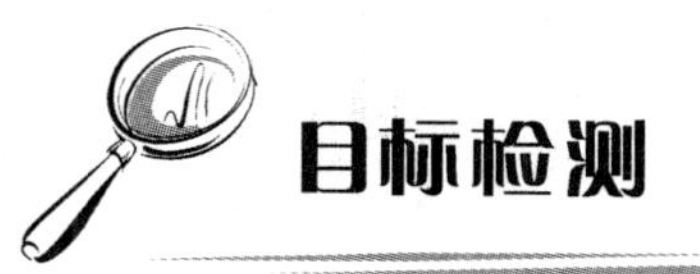

目标检测

一、填空题

1. 对于弱电解质来说，浓度越小，则电离度________，温度越高，电离度________。

2. ________盐水解其溶液一定显碱性；________盐水解其溶液一定显酸性。

3. 在HAc-NaAc缓冲溶液中，抗酸成分是________，抗碱成分是________。

4. 人体内对维持血液正常pH值起着决定性作用的缓冲对是________。

5. 影响电解质电离度大小的因素有________。

6. pH值是指________。正常人体血液pH值总是维持在________之间。

7. 中性溶液$[H^+]$________$[OH^-]$；酸性溶液$[H^+]$________$[OH^-]$；碱性溶液$[H^+]$________$[OH^-]$。

8. 某溶液的$[OH^-]=10\times10^{-10}\ mol\cdot L^{-1}$，则$[H^+]=$________，$pH=$________。

9. 临床上把血液的 pH 值小于________时叫作酸中毒，一般用________治疗；大于________时叫作碱中毒，用________治疗。

10. 根据酸碱质子理论，酸是________，碱是________。在共轭酸碱对中，若共轭酸的酸性越强，其共轭碱的碱性________。酸碱反应的实质是________。

二、选择题

1. 在 HAc 溶液中加入 NaCl，HAc 的电离度会(　　)。

A. 增大　　B. 减小　　C. 不变　　D. 不确定

2. 根据酸碱质子理论，下列分子或离子在水溶液中不是酸的是(　　)。

A. HCN　　B. HS^-　　C. $H_2PO_4^-$　　D. NH_3

3. HPO_4^{2-} 的共轭碱是(　　)。

A. OH^-　　B. $H_2PO_4^-$　　C. H_3PO_4　　D. PO_4^{3-}

4. 下列化合物中，属于两性物质的是(　　)。

A. H_2CO_3　　B. NH_3　　C. HCO_3^-　　D. NH_4^+

5. 在氨水中加入下列物质，可使 $NH_3 \cdot H_2O$ 的电离度和 pH 值都降低的是(　　)。

A. HCl　　B. NaOH　　C. H_2O　　D. NH_4Cl

6. 成人胃液的 pH=1，婴儿胃液的 pH=5，则成人胃液中$[H^+]$是婴儿胃液中$[H^+]$的(　　)。

A. 5 倍　　B. 1/5 倍　　C. 10^{-4} 倍　　D. 10^4 倍

7. 下列溶液中酸性最强的是(　　)。

A. pH=4　　B. $[H^+]=1.0\times10^{-5}\ mol \cdot L^{-1}$

C. $[OH^-]=1.0\times10^{-9}\ mol \cdot L^{-1}$　　D. pH=6

8. 血液中血浆里存在很多缓冲对，其中浓度最大的缓冲对是(　　)。

A. H_2CO_3-$NaHCO_3$　　B. NaH_2PO_4-Na_2HPO_4

C. KH_2PO_4-K_2HPO_4　　D. H-血浆蛋白-Na-血浆蛋白

9. 下列盐的离子在溶液中能水解的是(　　)。

A. S^{2-}　　B. NO_3^-　　C. K^+　　D. SO_4^{2-}

10. 下列物质水溶液显碱性的是(　　)。

A. $(NH_4)_2SO_4$　　B. Na_2CO_3　　C. NaCl　　D. NH_4Ac

11. 下列各组物质不能组成缓冲系的是(　　)。

A. $NaHCO_3$-Na_2CO_3　　B. NaOH-NaCl

C. KH_2PO_4-K_2HPO_4　　D. HAc-NaAc

三、简答题

1. 指出下列物质的共轭碱的化学式。

HCl、H_3O^+、H_2CO_3、$H_2PO_4^-$、NH_4^+、H_2S

2. 生活中为什么明矾能起到净水的作用？

(左　丽)

第四章 配位化合物

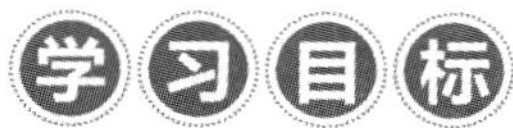

1. 理解化学键、离子键、共价键、配位键、氢键的概念。
2. 掌握配位化合物的基本概念、组成和命名。
3. 会判断分子的极性。
4. 了解配合物在医学上的意义。

第一节 化学键

一、化学键及其类型

物质的分子中原子或离子之间能相互作用而结合成分子或晶体，说明原子与原子或离子与离子之间存在着一种相互作用。我们把这种分子或晶体中相邻原子或离子之间强烈的相互作用，称为化学键。它是决定分子性质的主要因素。

原子或离子通过化学键形成分子或晶体时，原子核并没有变化，只是其核外电子的排布发生变化。根据原子或离子之间的作用方式不同，化学键可分为三个类型：

$$化学键\begin{cases}离子键\\共价键\\金属键\end{cases}$$

（一）离子键

1. 离子键的形成 以氯化钠为例说明离子键的形成。金属钠与氯气反应生成氯化钠。钠原子(Na)的最外层只有1个电子，容易失去这个电子而成为最外层8个电子的稳定结构，成为带正电荷的钠离子(Na^+)。氯原子(Cl)最外层有7个电子，容易得到1个电子而成为最外层8个电子的稳定结构，成为带负电荷的氯离子(Cl^-)。钠离子与氯离子相互作用，钠离子与氯离子之间除了有静电吸引作用以外，它们还有电子和电子、原子核和原子核之间的相互排斥作用。当吸引力和排斥力达到平衡时，就形成了稳定的化学键。这时两个离子之间的距离不再变化，它们只能在平衡位置上振动。

这种阴、阳离子之间通过静电作用所形成的化学键，称为离子键。

活泼金属元素（如ⅠA族、ⅡA族等）或NH_4^+与活泼非金属元素（如Ⅵ族、Ⅶ族等）化合时，都能形成离子键，如NaCl、CaF_2、K_2O等都是由离子键所形成的。

离子键的形成过程可用电子式表示。例如：

氯化钠 $\quad Na\cdot + \cdot\ddot{\underset{..}{Cl}}: \longrightarrow Na^+[:\ddot{\underset{..}{Cl}}:]^-$

氟化钙 $\quad :\ddot{\underset{..}{F}}\cdot + \cdot Ca\cdot + \cdot\ddot{\underset{..}{F}}: \longrightarrow [:\ddot{\underset{..}{F}}:]^- Ca^{2+} [:\ddot{\underset{..}{F}}:]^-$

氧化钾　　　$K\cdot + \cdot\overset{\cdot\cdot}{\underset{\cdot\cdot}{O}}\cdot + \cdot K \longrightarrow K^{+}[:\overset{\cdot\cdot}{\underset{\cdot\cdot}{O}}:]^{2-}K^{+}$

2. 离子化合物　由离子键形成的化合物称为离子化合物，它们通常以晶体的形式存在，所以又称为离子晶体。例如 NaCl、CaF_2、K_2O、MgO、KI 等都是离子化合物；一些含有含氧酸根离子的盐和含有氢氧根离子的碱也是离子化合物，如 Na_2SO_4、K_2CO_3、$Mg(NO_3)_2$、KOH 等；还有铵盐，如 NH_4Cl、$(NH_4)_2SO_4$ 等也是离子化合物。

在离子化合物中，离子具有的电荷数，就是它的化合价。如 Na^+、K^+ 是＋1 价，Ca^{2+}、Mg^{2+} 是＋2 价，Cl^-、Br^- 是－1 价，O^{2-}、S^{2-} 是－2 价。

离子化合物在常温时以固态存在；熔沸点较高；常温时蒸气压很低；晶体本身不导电，但在溶液中或熔融状态下却导电；易溶于水，不易溶于有机溶剂。

（二）共价键

1. 共价键的形成　以氢分子为例说明共价键的形成。当两个氢原子相遇时，由于两原子得失电子的能力相同，它们之间不存在电子的得失，而是在两个氢原子间共用一对电子，这对电子围绕两个氢原子核作高速运动，使每个氢原子都具有氦原子的稳定结构，这样两个氢原子就通过共用电子对结合成氢分子。

这种原子间通过共用电子对所形成的化学键，称为共价键。

当非金属原子之间相互结合时，形成共价键。如 H_2、HI、H_2O、CO_2、NH_3 等都是由共价键形成的。

共价键的形成过程可用电子式表示。例如：

氢分子　　　$H\cdot + \cdot H \longrightarrow H:H$

氯化氢分子　　　$H\cdot + \cdot\overset{\cdot\cdot}{\underset{\cdot\cdot}{Cl}}: \longrightarrow H:\overset{\cdot\cdot}{\underset{\cdot\cdot}{Cl}}:$

水分子　　　$2H\cdot + \cdot\overset{\cdot\cdot}{\underset{\cdot\cdot}{O}}\cdot \longrightarrow H:\overset{\cdot\cdot}{\underset{\cdot\cdot}{O}}:H$

氨分子　　　$3H\cdot + \cdot\overset{\cdot\cdot}{\underset{\cdot}{N}}\cdot \longrightarrow H:\overset{\cdot\cdot}{\underset{\underset{H}{\cdot\cdot}}{N}}:H$

化学上一般用短线"—"表示一对共用电子对，例如氢分子可表示为 H—H，CO_2 分子表示为 O═C═O。

2. 共价键的类型

(1) 非极性共价键。同种元素原子间形成的共价键，由于两个原子吸引电子的能力相同，所以共用电子对不偏向任何一个原子，这种共价键称为非极性共价键，简称非极性键。例如，H—H 键、Cl—Cl 键都是非极性键。

(2) 极性共价键。不同种元素原子之间形成的共价键，由于不同原子吸引电子的能力不同，所以共用电子对必然会偏向吸引电子能力较强的原子一方，致使其带部分负电荷，使吸引电子能力较弱的那个原子带有部分正电荷，这样的共价键称为极性共价键，简称极性键。例如，HCl 中 H—Cl 是极性共价键，H_2O 中 O—H 是极性共价键。

3. 共价化合物　全部由共价键形成的化合物称为共价化合物。例如，HI、H_2O、CH_4、CO_2 等都是共价化合物。

在共价化合物中，元素的化合价就是该元素一个原子与其他原子之间形成共用电子对的数目。共用电子对偏向的一方为负价，而偏离的一方为正价。例如 HCl 中，H 为＋1 价，Cl 为－1 价；H_2O 中，H 为＋1价，O 为－2 价；NH_3 中 H 为＋1 价，N 为－3 价。

二、配位键

配位键是一种特殊的共价键，它也是两个原子通过共用电子对形成的，只是两原子之间的共用电子对都是由一个原子单独提供，而与另一原子所共用的。

这种由一个原子单独提供一对电子而为两个原子共用所形成的共价键，称为配位键。

例如，当氨分子和氢离子结合成铵根离子时，就形成了配位键：

$$\mathrm{H:\overset{\cdot\cdot}{\underset{\cdot\cdot}{N}}:H} \text{（N 下方为 H）} + H^+ \longrightarrow [\mathrm{H:\overset{\cdot\cdot}{\underset{\cdot\cdot}{N}}:H}]^+ \text{（N 上下方各为 H）}$$

在氨分子中，氮原子上有一对尚未共用的电子，我们习惯上称它为孤对电子，而氢离子核外没有电子，它有空轨道。当氨分子与氢离子相互作用时，氮原子上的孤对电子就和氢离子共用，那么这对电子同时围绕氮、氢两原子核运动，就形成了配位键。

配位键常用箭头"→"表示，箭头指向接受电子的原子。铵根离子可表示为

$$\left[\begin{array}{ccc} & \mathrm{H} & \\ & \uparrow & \\ \mathrm{H}- & \mathrm{N} & -\mathrm{H} \\ & | & \\ & \mathrm{H} & \end{array}\right]^+$$

在铵根离子中，虽然 4 个 N—H 键中有一个 N→H 键的形成过程和其他 3 个不同，但是这四个 N—H 键的性质却完全相同。

由配位键形成的化合物很多，配位键不仅存在于分子与离子之间，也存在于分子与分子、离子与离子及组成分子的原子之间。在多原子组成的化合物中，常含有一种或多种化学键。例如：在 NaOH 中，Na^+ 和 OH^- 之间是离子键，O—H 之间是共价键。在 NH_4Cl 中，NH_4^+ 和 Cl^- 之间是离子键，铵根离子中有 3 个 N—H 共价键，1 个 N→H 配位键。

三、分子的极性和氢键

（一）分子的极性

从总体上看，分子不显电性，是呈电中性的，但是分子内部的电荷分布是不均匀的。根据分子内部电荷的分布情况，分子分为极性分子和非极性分子。分子内正、负电荷重心重合的分子为非极性分子；分子内正、负电荷重心不重合的分子为极性分子。

1. 双原子分子 对于双原子分子来说，分子的极性和键的极性是一致的。

由相同原子构成的双原子分子，因为两原子之间是非极性共价键，其共用电子对没有偏向任何一个原子，在整个分子中，电荷分布是均匀的，正、负电荷重心重合。这种以非极性键结合的双原子分子都是非极性分子，如 H_2、O_2、I_2 等。

由不同原子构成的双原子分子，因为两原子之间是极性共价键，其共用电子对偏向吸引电子能力较强的那个原子，在整个分子中，电荷分布是不均匀的，正、负电荷重心不重合。这种以极性键结合的双原子分子都是极性分子，如 HCl、HBr、HI 等。

2. 多原子分子 多原子分子的极性除了看共价键的极性外还要看分子结构的对称性。完全由非极性键形成的多原子分子是非极性分子，如 P_4、S_5 等。由极性键形成的多原子分子的极性则要看分子结构的对称性。能够抵消掉键的极性的分子就是非极性分子，不能抵消的就是极性分子。例如 CO_2 分子是直线型分子，其键角为 180°，虽然 C═O 键是极性键，但从总体看，正、负电荷的重心重合，键的极性抵消，所以 CO_2 分子为由极性键结合的非极性分子。再如 H_2O 分子，其两个 H—O 键的键角为 104.5°，H—O 键为极性键，共用电子对偏向氧原子，氢原子带部分的正电荷，氧原子带部分的负电荷，从整个分子的电荷分布看，其正电荷的重心在两个氢原子连线的中间，而负电荷的重心在氧原子上，因此正、负电荷的重心不重合，键的极性不能抵消，水分子是由极性键结合的极性分子。

（二）氢键

水的沸点比 H_2S、H_2Se 要高，这些事实与"结构相似，相对分子质量越大，物质沸点越高"的规律不符合，NH_3、HF 等也存在这种现象。这是因为 NH_3、H_2O、HF 的分子间除了存在范德华力以外还存在有较强的相互作用力——氢键。上述的 NH_3、H_2O、HF 的分子都是由极性键结合的极性分子，由于 N、O、F 原子吸引电子的能力强，致使 N—H、O—H、F—H 间的共用电子对强烈地偏向于 N、O、F 原子一边而带

负电荷，氢原子则几乎变成了一个裸露的带正电荷的原子核。由于静电作用，这个氢原子就可以与另一分子中带有负电荷的原子相吸引，使分子间相互结合起来。凡是和非金属性很强的元素的原子(F、O、N)形成共价键的氢原子，还可以再和这类元素的另一个原子相结合，这种相互作用称为氢键。但要注意，氢键不是化学键，它是一种特殊的分子间力。氢键通常用“……”表示。例如水分子间的氢键表示如下：

```
H          H          H
  \          \          \
……O—H……O—H……O—H
```

分子间形成了氢键就会对物质的某些物理性质产生影响。例如，具有氢键的化合物的熔点与沸点要比没有氢键的同类化合物要高。这是由于固体熔化或液体汽化时，不但要破坏分子间作用力，还必须要克服分子间的氢键，这就要消耗较多的能量。水的沸点高于硫化氢就是这个原因。氢键可以在分子间形成，也可以在分子内形成，例如蛋白质、核酸分子内部都有氢键，氢键是这些分子维持空间结构的重要作用力。

第二节　配位化合物

配位化合物简称配合物，是一类组成较为复杂、应用非常广泛的化合物。现代生物化学与分子生物学研究发现，配合物在整个生命过程中具有十分重要的作用，配合物与医学有密切的关系。

一、配合物的组成

(一) 配合物的概念

在 $CuSO_4$ 溶液中滴加 NaOH 溶液，生成浅蓝色的 $Cu(OH)_2$ 沉淀；向沉淀中滴加过量的氨水，我们发现沉淀完全溶解，此时试管中的溶液显深蓝色。经分析证实，深蓝色的物质是一种复杂的离子 $[Cu(NH_3)_4]^{2+}$，它在水溶液中很难电离。这种由一个金属阳离子(或原子)与一定数目的中性分子或阴离子通过配位键结合形成的复杂离子称为配离子，如 $[Cu(NH_3)_4]^{2+}$、$[Ag(NH_3)_2]^{+}$ 配离子等。配离子和带相反电荷的其他离子组成的化合物称为配合物，如 $[Cu(NH_3)_4]SO_4$、$[Ag(NH_3)_2]Cl$ 等。

配合物有时也可以是由一个简单的金属离子(或原子)与一定数目的阴离子或中性分子以配位键结合成的中性配位分子，如 $[Pt(NH_3)Cl_2]$、$[Ni(CO)_4]$。

(二) 配合物的组成

配合物的结构比较复杂。我们以硫酸四氨合铜(Ⅱ)为例来说明配合物的组成(图 4-1)。

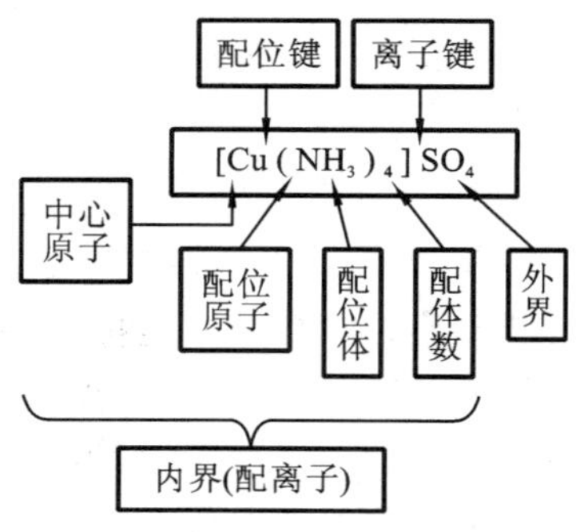

图 4-1　配合物的组成

1. 内界和外界　通常把配合物分成内界和外界两部分。配离子是配合物的特征部分，称为配合物的内界，通常把内界写在方括号内。方括号以外的部分称为配合物的外界，是与配离子带相反电荷的离子。例如，在硫酸四氨合铜(Ⅱ)中，4 个氨分子和一个铜离子组成内界，硫酸根离子为外界。

2. 中心原子　中心原子又称为配合物的形成体，它位于配离子的中心，是配合物的核心部分。常见的中心原子一般是带正电荷的过渡金属阳离子，如 Zn^{2+}、Cu^{2+}、Fe^{2+}、Fe^{3+}、Hg^{2+}、Cr^{3+}、Co^{3+}、Hg^{2+}、Ag^{+} 等；另外，中心原子还可以是高价态的非金属元素原子或金属原子，如 $[SiF_6]^{2-}$ 中 Si(Ⅳ) 和 $[Ni(CO)_4]$ 中的 Ni 原子。

3. 配位体和配位原子 配合物中，和中心原子通过配位键结合的阴离子或中性分子称为配位体，简称配体，如 Cl^-、NH_3 等。

常见的无机配体有：$\ddot{N}H_3$、$H_2\ddot{O}$、$\ddot{N}O$、$\ddot{C}O$、$\ddot{C}N^-$、$\ddot{S}CN^-$、$\ddot{N}CS^-$、$\ddot{S}_2O_3^{2-}$、$\ddot{F}^-$、$\ddot{Cl}^-$、$\ddot{Br}^-$、$\ddot{I}^-$、$\ddot{O}H^-$、$\ddot{N}O_2^-$、$\ddot{O}NO^-$。

常见的有机配体有：乙二胺、乙二胺四乙酸、草酸根等。

在配体中，能提供孤对电子与中心原子形成配位键的原子称为配位原子，如 H_2O 中的 O 原子。配位原子多为电负性较大的非金属原子，如 N、O、S、C 等原子。

根据配位体中配位原子的个数，可以将配体分为单齿配体与多齿配体。配体中只含一个配位原子的配体称为单齿配体，如 NH_3、H_2O、CN^- 等；若配体中含两个或两个以上配位原子，则称为多齿配体。如：

$$H_2\ddot{N}-CH_2-CH_2-\ddot{N}H_2$$

乙二胺(简写为en)

$$(HO\ddot{O}CCH_2)_2\ddot{N}-CH_2-CH_2-\ddot{N}(CH_2CO\ddot{O}H)_2$$

乙二胺四乙酸(简写为EDTA)

4. 配位数 配位数是指与中心原子直接结合的配位原子的数目。一般中心原子的配位数是 2、4、6，少数也有 1、3、5 的。

如果配体是单齿配体，则中心原子的配位数与配位体的数目相等。例如，在 $[Cu(NH_3)_4]SO_4$ 中，配位数等于配位体数，都为 4。如果配体是多齿配体，那么配位原子的个数与配体数不等。一般是先找出配体中配位原子数目，再确定配位数，配位数 $=\sum$ 配位体数×配位原子数。例如在 $[Cu(en)_2]SO_4$ 中，配体数为 2，配位原子数为 2，则配位数为 4。常见中心原子的配位数见表 4-1。

表 4-1 常见中心原子的配位数

中心原子	化合价	配位数
Ag^+、Cu^+、	+1	2
Cu^{2+}、Zn^{2+}、Hg^{2+}、Ni^{2+}、	+2	4
Fe^{2+}、Fe^{3+}、Co^{3+}、Cr^{3+}	+2 或+3	6

5. 配离子的电荷数 配离子所带的电荷数等于中心离子的电荷数与配位体所带电荷数的代数和。由于配合物是中性的，配离子与外界离子所带的电荷数相等，但是电性相反。因此，可据此来确定中心原子的电荷数。例如：$[Ag(NH_3)_2]OH$ 中，外界 OH^- 的电荷数为 −1，则内界的电荷数一定是 +1。内界中 NH_3 为中性分子，则中心原子 Ag 的电荷数为：$x+0\times2=+1$，$x=+1$。

（三）配合物的命名

配合物的命名方法与一般无机物的命名原则相同，阴离子名称在前，阳离子名称在后，命名为“某化某”、“某酸某”或“某酸”等。如：

$[Mn(H_2O)_6]Cl_2$	氯化六水合锰(Ⅱ)
$[CoONO(NH_3)_5]SO_4$	硫酸亚硝酸根·五氨合钴(Ⅲ)
$K_3[Fe(CN)_6]$	六氰合铁(Ⅲ)酸钾
$H_2[PtCl_6]$	六氯合铂(Ⅳ)酸

配离子的命名：配位数(用中文数字来表示)→ 配位体 →“合”→中心离子 → 中心离子化合价(用罗马数字注明)。例如，$[Cu(NH_3)_4]^{2+}$ 命名为四氨合铜(Ⅱ)离子，$[Ag(NH_3)_2]^+$ 命名为二氨合银(Ⅰ)离子。

如果内界含有多种配位体,不同配体之间可以用中圆点“·”分开。配体命名的先后顺序如下:

(1) 先无机配体,后有机配体。

(2) 先阴离子,后中性分子。

(3) 如果是相同类型的配体,则按配位原子元素符号英文字母顺序排列。例如:$[Pt(en)_2Cl_2]Cl_2$命名为氯化二氯·二(乙二胺)合铂(Ⅳ);$[PtCl_2(NH_3)_2]Cl_2$命名为氯化二氯·二氨合铂;$[Ni(NH_3)_4(H_2O)_2]Cl_3$命名为氯化四氨·二水合镍(Ⅲ)。

有些常见的配离子和配合物至今一直还沿用习惯名称。如:$[Cu(NH_3)_4]^{2+}$称为铜氨配离子;$[Ag(NH_3)_2]^+$称为银氨配离子;$K_3[Fe(CN)_6]$称为铁氰化钾或赤血盐;$K_4[Fe(CN)_6]$称为亚铁氰化钾或黄血盐等。

二、配合物的类型

(一) 简单配合物

由单齿配体与中心离子配位而形成的配合物称为简单配合物,如$[Cu(NH_3)_4]SO_4$、$[Ag(NH_3)_2]Cl$等。

(二) 螯合物

螯合物是多齿配体与中心离子形成的具有环状结构的配合物。例如,Cu^{2+}与2个en分子生成$[Cu(en)_2]^{2+}$(二(乙二胺)合铜(Ⅱ)配离子),其反应式为

$$Cu^{2+}+2\begin{array}{l}CH_2—NH_2\\|\\CH_2—NH_2\end{array} = \left[\begin{array}{ccccc} & H_2 & & H_2 & \\ CH_2— & N & & N & —CH_2 \\ | & & \searrow Cu \swarrow & & | \\ & & \nearrow \quad \nwarrow & & \\ CH_2— & N & & N & —CH_2 \\ & H_2 & & H_2 & \end{array}\right]^{2+}$$

多数螯合物都具有五元环或六元环,螯合物中的多原子环被称为螯合环。在螯合物中,中心原子与配位体数之比称为螯合比,把能与中心原子形成螯合物的多齿配体称为螯合剂。螯合剂必须含有两个或两个以上的配原子,而且相邻的两个配原子之间必须被两个或三个其他原子隔开,以形成稳定的五元环或六元环结构。乙二胺四乙酸(EDTA)是最常用的一种螯合剂。多数情况下,EDTA和金属离子配位时,可以形成5个五元环,其配位数是6,螯合比都是1∶1。

多数螯合物具有五元环或六元环,这样的螯合物比具有相同配位数的简单配合物要稳定得多。由于螯合物的形成而使配合物的稳定性大大增加的作用称为螯合效应。在多齿配体中配位原子越多,则生成的螯合物的螯合环就越多,螯合效应就越强。

三、配合物在医学上的意义

配合物与医学联系非常紧密,在临床实践中应用非常广泛。目前研究认为生命必需的元素有27种,其中金属元素为14种,这14种元素分别为Na、K、Mg、Ca、V、Cr、Mn、Fe、Co、Ni、Cu、Zn、Mo、Sn。生物体内的必需元素大多以配合物的形式存在,都具有特殊的生理功能。例如,亚铁血红素与球蛋白构成了血红蛋白,负责输送O_2和CO_2。在生物体内,蛋白质、多糖、核酸、磷脂及其各级降解产物都可以作为金属元素的配体,称为生物配体。生命必需金属元素与生物配体之间的相互作用,构成了生命活动的基础。

螯合剂作为药物应用非常广泛。利用螯合剂可以与重金属离子形成稳定的螯合物。例如,治疗职业性铅中毒时,可以注射$Na_2[CaY]$,则体内蓄积的铅就与$Na_2[CaY]$发生作用,生成了可溶性的[PbY]螯合物,通过肾脏排出体外。放射性元素U、Th、Pu等元素是利用EDTA的钙盐来解毒的。而二巯基丙醇(BAL)则是治疗Hg、As中毒的首选药物。螯合剂药物还可以治疗金属代谢障碍及金属药物服用过量等引起的有毒金属中毒症状。顺式二氯·二氨合铂(Ⅱ)和二氯茂铁是治疗癌症常用的药物。

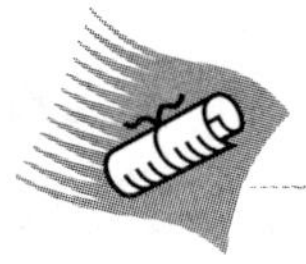

知识链接

氨基酸螯合锌

锌是多种酶的组成成分或激活剂，在DNA合成、核酸和蛋白质代谢、排出血液中二氧化碳、角化和钙化等过程中起重要作用。锌改善了动物的体液与细胞的免疫水平。锌的吸收程度受锌的化学形式及组成的影响。氨基酸螯合锌分子结构更接近于锌在体内的作用形式，完整的螯合物形式被盲肠细胞吸收并参与代谢。

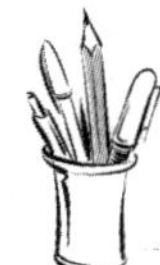

本章小结

1. 由阴、阳离子之间通过静电作用所形成的化学键，称为离子键。由离子键形成的化合物称为离子化合物。

2. 原子间通过共用电子对所形成的化学键，称为共价键。全部由共价键形成的化合物称为共价化合物。共价键分为极性共价键和非极性共价键。配位键是一种特殊的共价键。

3. 根据分子内部电荷的分布情况，分子分为极性分子和非极性分子。对于双原子分子来说，分子的极性和键的极性是一致的；多原子分子的极性取决于键的极性与分子的空间构型。

4. 凡是和非金属性很强的元素的原子(F、O、N)形成共价键的氢原子，还可以再和这类元素的另一个原子相结合，这种相互作用称为氢键。氢键不是化学键，它是一种特殊的分子间作用力。

5. 金属阳离子和一定数目的中性分子或阴离子以配位键结合形成的复杂离子称为配离子，配离子和带相反电荷的外界离子以离子键结合形成了配合物。配离子由金属阳离子、配位体、配位数组成，也叫内界。内界可以是离子，也可以是中性分子。

6. 配离子命名原则：配位数(用中文数字来表示)→配位体→“合”→中心离子→中心离子化合价(用罗马数字注明)。配合物命名服从一般无机物的命名原则：阴离子在前，阳离子在后，即命名为“某化某”、“某酸某”或“某酸”。

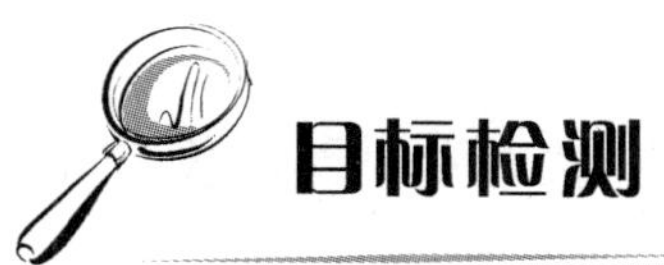

目标检测

一、填空题

1. 根据物质中相邻原子(离子)之间的相互作用力不同，将化学键分为三种类型：________、________和________。

2. 阴、阳离子之间通过________形成的化学键，称为离子键；分子内原子间通过________形成的化学键称为共价键。

3. 在NH_3、H_2O_2、$NaOH$、K_2S、NH_4Cl中，只有离子键的是________，只有共价键的是________，既有离子键又有共价键的是________，既有离子键、共价键又有配位键的是________。

4. 由具有接受________的金属阳离子或原子(统称为中心原子)与一定数目的阴离子或分子(称为配体)以________键结合而成的复杂离子称为配离子，配离子和带相反电荷的离子以________键结合组成的化合物称为配合物。

5. 与中心原子直接结合的________的数目，称为中心原子的配位数，常见的配位数为________。

6. $[Ni(NH_3)_4(H_2O)_2]Cl_2$ 的中心离子是________，内界是________，外界是________，配位体是________，配位数是________，配位原子是________。

7. 目前认为生命必需的元素有 27 种，其中金属元素为________种。生物体内的金属元素往往都以________形式存在。

8. 铅中毒用________来解毒；汞、砷中毒用________来解毒；放射性元素 U、Th、Pu 等中毒用________来解毒。

二、选择题

1. 下列物质中不属于离子化合物的是(　　)。

A. $Ba(OH)_2$　　B. CaF_2　　C. CO_2　　D. Na_2O_2

2. 下列关于化学键的叙述正确的是(　　)。

A. 离子化合物可以含共价键　　B. 共价化合物可以含离子键

C. 离子化合物中只含离子键　　D. 离子化合物中都含共价键

3. 下列物质中只含有非极性键的是(　　)。

A. H_2O　　B. HCl　　C. NaOH　　D. O_2

4. 下列不属于化学键的是(　　)。

A. 离子键　　B. 共价键　　C. 金属键　　D. 氢键

5. 下列化合物中不属于配合物的是(　　)。

A. $K_2[Co(NCS)_4]$　　B. $[Ni(NH_3)_2(NO_2)_2]$

C. $KAl(SO_4)_2$　　D. $[Cu(NH_3)_2Cl_2]SO_4$

6. 下列化合物可以作螯合剂的是(　　)。

A. NH_4Cl　　B. EDTA　　C. NH_3　　D. HCN

7. 下列叙述正确的是(　　)。

A. 配合物都含有配离子　　B. 有配位键的离子一定都是配离子

C. 配位数等于配位体个数　　D. 配离子的电荷数为外界离子电荷总数的相反数

8. 配位化合物的配位数等于(　　)。

A. 配离子的电荷数　　B. 配体的数目

C. 与中心原子直接结合的配位原子的数目　　D. 外界离子的电荷数

9. 下列分子或离子中不能作配体的是(　　)。

A. NH_4^+　　B. NH_3　　C. Cl^-　　D. H_2O

10. 按配合物的价键理论，中心原子与配体之间的结合力是(　　)。

A. 离子键　　B. 分子间力　　C. 配位键　　D. 氢键

11. 下列原子或离子不能作中心原子的是(　　)。

A. Fe　　B. Cu^{2+}　　C. Fe^{3+}　　D. Cl^-

12. 下列化合物为六齿配体的是(　　)。

A. CN^-　　B. 乙二胺　　C. 乙二胺四乙酸　　D. 三巯基丙醇

三、简答题

1. 命名下列配位化合物，并指出中心原子的配位数和配位原子。

配位化合物	名　　称	配　位　数	配 位 原 子
$[Co(NH_3)_6]Cl_2$			
$[Ag(S_2O_3)_2]^{3-}$			
$Na_2[PtCl_4]$			
$K_4[Fe(CN)_6]$			
$[Zn(NH_3)_4](OH)_2$			

续表

配位化合物	名　　称	配 位 数	配 位 原 子
$[Ni(CO)_4]$			
$NH_4[Cr(NCS)_4(NH_3)_2]$			
$[CoCl(NH_3)_5]Cl_2$			
$[Ni(NH_3)_4(H_2O)_2]Cl_2$			
$[CrCl_2(H_2O)_4]Cl$			

2. 写出下列配位化合物的化学式。

(1) 三硝基・三氨合钴(Ⅲ)。

(2) 氯化二氯・三氨・一水合钴(Ⅲ)。

(3) 二氯・二羟基・二氨合铂(Ⅳ)。

(4) 六氯合铂(Ⅳ)酸钾。

(5) 四溴合铜(Ⅱ)酸钾。

(6) 六氟合钴(Ⅲ)酸钾。

(7) 氯・五氰合铁(Ⅲ)酸钠。

(8) 硫酸亚硝酸根・五氨合钴(Ⅲ)。

(9) 氯化二氯・四水合铬(Ⅲ)。

(10) 三氯・氨合铂(Ⅱ)酸钾。

(左　丽)

第五章 有机化合物概述

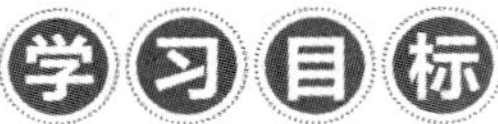

1. 了解有机化合物的概念及碳原子的结构特点。
2. 理解同分异构现象、官能团等概念。
3. 掌握有机化合物的特征及分类。

物质是人们赖以生存的基础。在自然界里，物质的种类繁多，人们常常把物质分为两大类，即无机物和有机物。有机化合物与人们的衣、食、住、行和生老病死密切相关，特别是与人们的健康有关的环境科学、预防医学、卫生监测、诊断学、治疗学、药理学、药剂学，中草药有效成分的提取、鉴定和药物的研制等均与有机化合物有关。

第一节 有机化合物概述

一、有机化合物和有机化学

人类对物质的认识是逐步发展的。很早以前人们把从矿物中分离、提炼出的物质称为无机物，而把从动植物中得到的物质称为有机物。当时有机物被认为是“有生命机能”的物质，生命力是制造或合成有机物的必要条件。这种“生命力学说”曾长期统治着有机化学界。随着科学的发展，科学家们在实验室里利用无机物成功地合成了成千上万的有机化合物，终于摆脱了“生命力学说”的束缚，促进了有机化学的发展。

现在已经清楚地知道有机化合物从组成上看都含有碳元素，是含碳的化合物。除含碳外，绝大多数还含有氢元素，其次是氧、氮、卤素、硫、磷等元素。因此，确切地说，有机化合物是指碳氢化合物及其衍生物，简称有机物。研究有机化合物的化学称为有机化学，它是研究有机化合物的组成、结构、性质、合成、应用及其变化规律的科学。

值得注意的是，有机化合物的定义有一定的局限性。例如，含有碳和氢元素的碳酸氢钾($KHCO_3$)、氰化氢(HCN)仍属于无机化合物，而不含氢元素的四氯化碳(CCl_4)、二氯碳烯(CCl_2)则属于有机化合物。另外，对于含碳的化合物如一氧化碳(CO)、二氧化碳(CO_2)、碳酸盐($CaCO_3$)等均具有典型的无机化合物的性质特征。因此判断某个化合物是有机化合物还是无机化合物还要从性质特征入手。

二、有机化合物特性

碳元素位于元素周期表的第二周期第ⅣA族，碳原子最外层有4个电子，不易失去或得到4个电子而形成离子键，只能通过共用电子对与其他原子结合形成共价化合物。而碳元素是有机化合物的基本元素，它的这种成键特性决定了有机化合物的一些特殊性质。与无机化合物比较，大多数有机化合物具有以下特性。

1. 易燃性 有机化合物一般都较易燃烧，如汽油、酒精、甲烷、油脂等。由于有机化合物都含有碳元素，大多数在空气中完全燃烧时放出大量的热同时生成二氧化碳和水，而多数无机物则不能燃烧。

2. 熔点和沸点较低 有机化合物的熔点较低，一般都在400 ℃以下。常温下多数有机物为气体、易挥发的液体或低熔点的固体，而无机化合物的熔沸点则较高。例如：醋酸的熔点为 16.6 ℃，沸点为 118 ℃；而氯化钠的熔点为 801 ℃，沸点为 1413 ℃。

3. 难溶于水、易溶于有机溶剂 有机化合物分子多数是非极性的或极性很弱的分子，而水是强极性的。根据相似相溶原理，它们难溶于水，而易溶于非极性或弱极性的有机溶剂。有机溶剂是指能作为溶剂的液态有机化合物，如酒精、四氯化碳、乙醚、丙酮和苯等。

4. 稳定性差 多数有机化合物常因温度、细菌、空气或光照的影响而分解变质。如维生素 C 片剂是白色的，若长时间放置，易被空气中氧气氧化变黄而失去药效。

5. 一般不导电(属于非电解质) 有机化合物分子中的化学键基本是非极性或弱极性的共价键，它们在水溶液中或熔融状态下难以电离成离子，因此有机化合物一般属于非电解质，在水溶液中和熔融状态下均不导电。

6. 反应速率较慢 多数无机化合物之间的反应速率较快，如离子反应能在瞬间完成。而多数有机化合物的反应速率较慢，有的需要几个小时、几天，甚至更长的时间完成。常需要使用催化剂、加热、光照等手段来加快反应速率。

7. 反应产物复杂 多数有机化合物之间的反应，在主要产物生成的同时，常伴有副反应发生，所以反应后的产物常常是混合物。而无机物之间的反应，一般很少有副反应发生。

第二节 有机化合物的结构

组成有机化合物的基本元素是碳，它特有的结构和成键方式是有机化合物种类繁多的根本原因。其结构特点主要取决于碳原子的结构。

一、碳原子的结构特点

（一）碳原子的化合价

碳元素位于元素周期表的第二周期第ⅣA族，处于金属元素与非金属元素的交界线上。由于碳原子最外层有 4 个电子，在化学反应中既不容易失去电子，也不容易得到电子，它往往通过共用 4 对电子来与其他原子结合，因此在有机化合物分子中的化学键主要是共价键，碳原子的化合价也显示为 4 价（氧为 2 价，氢、卤素是 1 价）。

$$\begin{array}{c}\mathrm{H}\\ |\\ \mathrm{H{-}C{-}H}\\ |\\ \mathrm{H}\end{array}\qquad \begin{array}{c}\mathrm{H}\\ |\\ \mathrm{H{-}C{-}Cl}\\ |\\ \mathrm{H}\end{array}\qquad \begin{array}{c}\mathrm{H}\\ |\\ \mathrm{H{-}C{-}O{-}H}\\ |\\ \mathrm{H}\end{array}\qquad \begin{array}{c}\mathrm{O}\\ \|\\ \mathrm{H{-}C{-}O{-}H}\end{array}$$

甲烷　　一氯甲烷　　甲醇　　甲酸

（二）共价键的类型

按照形成共价键时电子云的重叠方式不同，共价键可分为 σ 键和 π 键。

1. σ 键 电子云沿键轴（两成键原子的核间连线）方向接近，以“头碰头”的方式发生重叠所形成的共价键称为 σ 键。其特点是电子云重叠部分沿键轴呈圆柱形对称分布，两原子核间电子云密度最大。σ 键能以键轴为旋转轴自由旋转。如图 5-1(a)所示。

2. π 键 电子云沿着与键轴平行的方向以“肩并肩”的方式发生重叠时，则形成 π 键。其特点是重叠部分不呈圆柱形对称分布，而是具有一个对称面，由 C—C σ 键所在平面的上下两部分组成。π 键不可能进行旋转。如图 5-1(b)所示。

由于 σ 键和 π 键的成键方式不同，因此两者之间存在许多差异。σ 键和 π 键的主要区别见表 5-1。

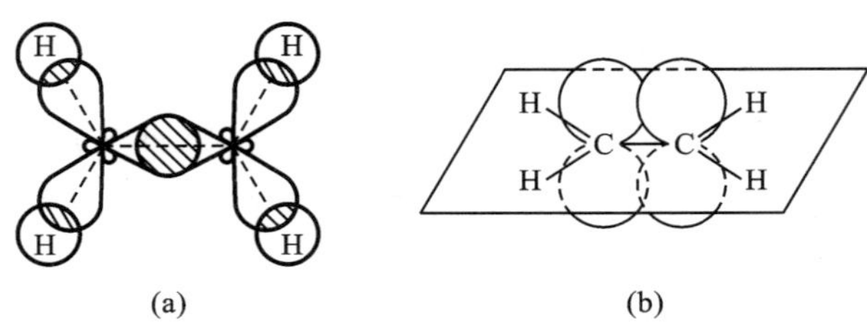

图 5-1　乙烯分子中的 σ 键和 π 键

表 5-1　σ 键和 π 键的主要区别

	σ 键	π 键
形成	“头碰头”正面重叠，重叠程度大	“肩并肩”平行重叠，重叠程度小
存在	可以单独存在	只能与 σ 键并存
分布	沿键轴呈圆柱形对称分布	对称分布于 σ 键所在平面的上下
稳定性	较稳定	不稳定

（三）碳原子的成键方式

有机化合物中，碳原子的 4 个电子不仅能与氢原子或其他元素原子的电子形成共价键，碳原子之间也可以通过共价键结合。两个碳原子之间共用一对电子形成的键称为碳碳单键；两个碳原子之间共用 2 对电子形成的键称为碳碳双键；两个碳原子之间共用 3 对电子形成的键称为碳碳叁键。碳原子之间的单键、双键和叁键可表示如下：

```
  |  |          |  |
—C—C—        —C═C—        —C≡C—
  |  |          |  |
  单键          双键          叁键
```

（四）碳原子的连接方式

由碳原子相互结合后构成的有机化合物基本骨架称为碳架。碳架可分为链状和环状两类。

碳原子之间可相互连接形成长短不一的链状结构。例如：

```
                            C   C
                            |   |
C—C—C—C—C        C—C—C—C—C—C═C
                            |
                            C
```

碳原子之间也可首尾相连形成大小不等的环状结构。例如：

```
    C              C
   / \          C/  ⩵C
  C———C          |    |
                 C——C
```

二、同分异构现象

人们在研究中发现许多有机化合物的分子组成相同，但性质却不同。究其原因是由于有机物分子中原子的连接顺序或成键方式不同，即由于它们的结构不同而引起的。例如：乙醇和甲醚，它们具有相同的分子式 C_2H_6O，但是它们的理化性质却完全不同。

```
   H  H                 H     H
   |  |                 |     |
H—C—C—O—H          H—C—O—C—H
   |  |                 |     |
   H  H                 H     H
    乙醇                  甲醚
```

这种分子组成相同，而结构不同的化合物，互称为同分异构体，这种现象称为同分异构现象。

三、有机化合物表示方法

表示有机化合物分子中原子之间连接顺序和方式的化学式称为结构式。结构式中一条短线代表一个共价键。结构式比较完整地表示有机化合物的原子种类、数目以及各原子的连接顺序和方式，但是书写起来比较烦琐。为此通常用结构简式来表示有机化合物，此外，还可以采用键线式，就是用短线以近似的键角相连，表示原子之间的共价键。只写出碳碳键和与碳原子相连的其他原子（不包括氢原子），如 O、N、S 等。如：

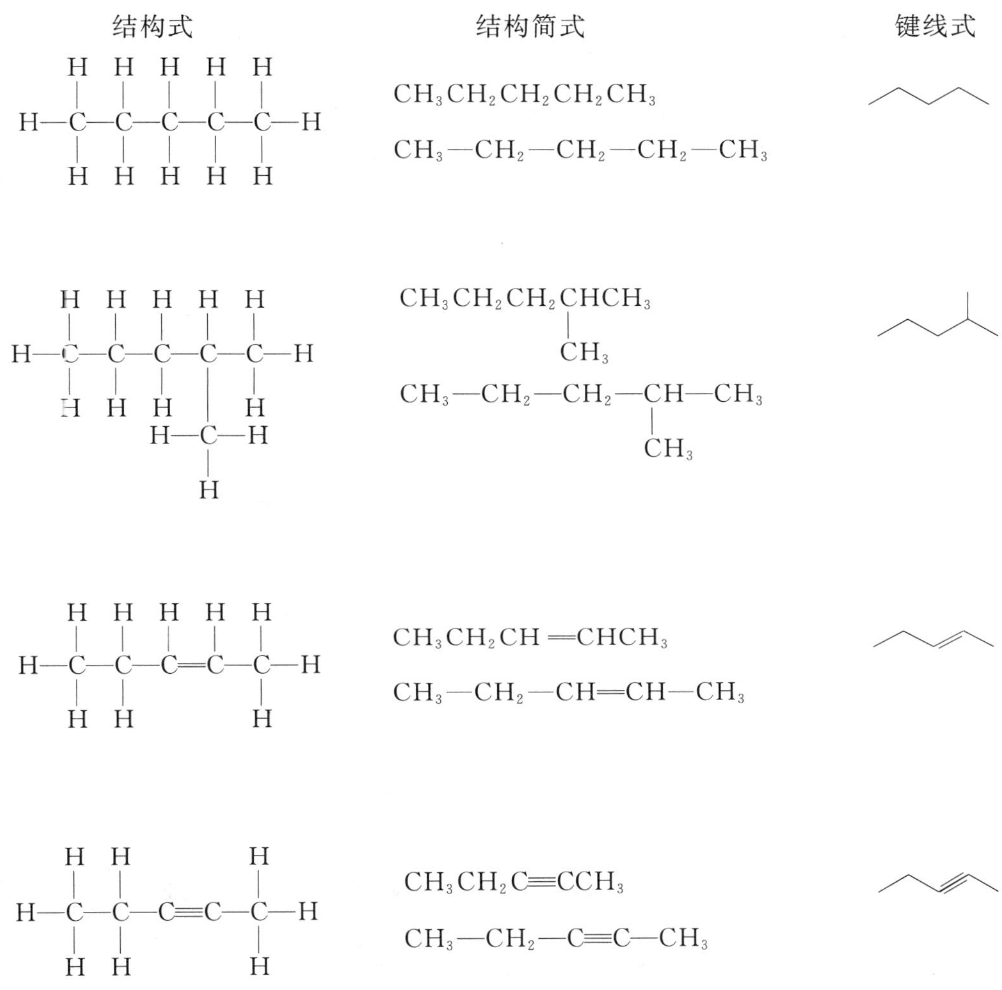

第三节 有机化合物的分类

有机化合物的种类繁多、数目庞大，为了便于学习和研究，必须对其进行科学分类。分类的方法有多种，主要是按碳架分类和按官能团分类。

一、按碳架分类

有机化合物的碳架是指碳原子构成的骨架。按碳架可将有机化合物分为三类。

（一）开链化合物

在这类化合物的分子中，碳与碳或碳与其他原子之间相互连接成开放链状结构，由于油脂类化合物具有这种碳架，所以又称脂肪族化合物。如：

$CH_3\overset{\displaystyle CH_3}{\underset{\displaystyle CH_3}{C}}CH_2CH_2CH_3$　　　2,2-二甲基戊烷

$CH_3—CH_2—CH(OH)—CH_2—CH_2—CH_3$　　　3-己醇

$CH_3—(CH_2)_{16}—COOH$　　　十八酸(硬脂酸)

（二）碳环化合物

化合物分子中碳原子与碳原子之间相互结合成环状结构，故称碳环化合物。根据碳环结构不同又可分为脂环族化合物和芳香族化合物。

1. 脂环族化合物　此类化合物在结构上可看作链状化合物碳环的两端关闭而形成的一类环状化合物，由于它们在性质上与脂肪族化合物相似，故又称脂环族化合物。例如：

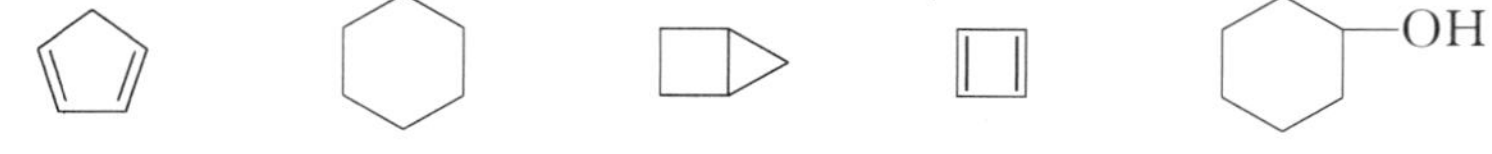

2. 芳香族化合物　此类化合物分子中含有苯环结构。它们的性质不同于脂环族化合物，例如：

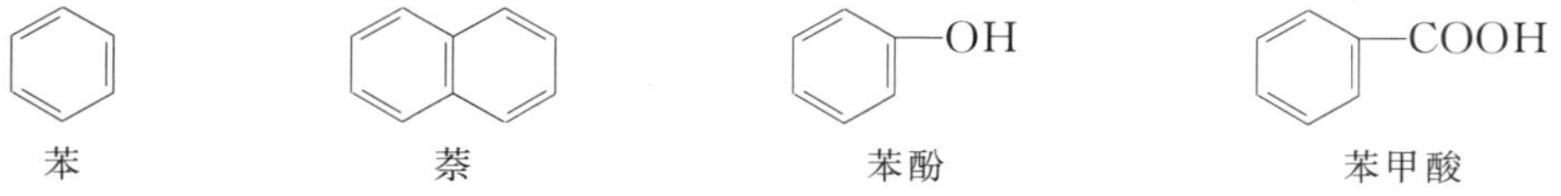

（三）杂环化合物

此类化合物也具有环状结构，但组成环的原子除碳原子外还有其他元素的原子(如 O、S、N 等)，故称为杂环化合物。例如：

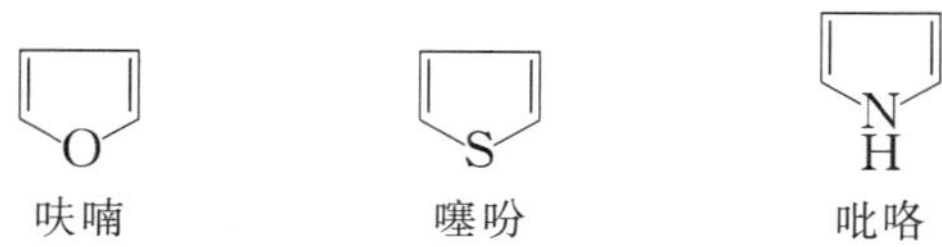

二、按官能团分类

大多数有机化合物分子中都含有易发生某些特征反应的原子、原子团，或者具有某些特征结构。我们把决定一类有机化合物主要化学性质的原子或原子团称为官能团或功能团。含有相同官能团的有机物，其化学性质基本相似。所以把官能团作为主要标志对有机化合物进行分类。为便于学习，表 5-2 列出了常见的官能团及对应的有机化合物的类别。

表 5-2　常见官能团及对应有机化合物的类别

官能团名称	官能团结构	化合物类型	实　例
碳碳双键	C═C	烯烃	$CH_2═CH_2$　乙烯
碳碳叁键	C≡C	炔烃	CH≡CH　乙炔
氯代烃	—X	卤化物	C_2H_5—Cl　氯乙烷
醚键	—O—	醚	C_2H_5—O—C_2H_5　乙醚
羟基	—OH	醇和酚	C_2H_5—OH　乙醇 —OH　苯酚
酮基	$—\overset{\displaystyle O}{\overset{\parallel}{C}}—$	酮	$CH_3—\overset{\displaystyle O}{\overset{\parallel}{C}}—CH_3$　丙酮

续表

官能团名称	官能团结构	化合物类型	实　　例
醛基	$-\overset{\overset{\displaystyle O}{\parallel}}{C}-H$	醛	$CH_3-\overset{\overset{\displaystyle O}{\parallel}}{C}-H$　乙醛
羧基	$-\overset{\overset{\displaystyle O}{\parallel}}{C}-OH$	羧酸	$CH_3-\overset{\overset{\displaystyle O}{\parallel}}{C}-OH$　乙酸
氨基	$-NH_2$	胺	CH_3-NH_2　甲胺
硝基	$-NO_2$	硝基化合物	CH_3-NO_2　硝基甲烷

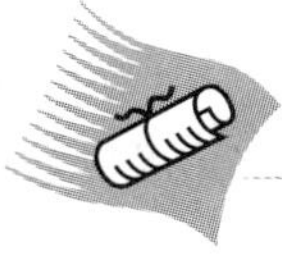

知识链接

人体内影响情绪和心理健康的重要有机物

苯乙胺　被科学家称为“情绪激素”，有抗抑郁作用。巧克力尤其是黑巧克力中含量丰富。

内啡呔　被称之为“快乐荷尔蒙”或“年轻荷尔蒙”，可以帮助人保持年轻快乐的状态，防止疾病和老化。

复合胺　是大脑中和情绪有关的化学物质，在调整发怒等情绪时起到至关重要的作用。它可以帮助医生治疗抑郁症和焦虑症病人。

乙酰胆碱　是一种神经递质，脑内乙酰胆碱与认识过程密切相关。保持和提高大脑中乙酰胆碱的含量，是解决记忆力下降的有效途径。乙酰胆碱多以胆碱状态存在于蛋、鱼、肉、大豆之中，胆碱在体内起生化反应后，就合成有生理活性的乙酰胆碱。

血清素　又称5-羟色胺，是体内产生的一种神经传递素，能改善睡眠，让人镇静，减少急躁情绪，给人带来愉悦感和幸福感。蔬菜和水果如菠萝、香蕉中5-羟色胺的含量都很高，我们可以多食用以改善情绪。

B族维生素　有12种以上，被世界一致公认的有9种，全是水溶性维生素，有缓解忧虑、紧张情绪，增强对压力的应对能力的作用。

卵磷脂　被誉为与蛋白质、维生素并列的“第三营养素”。它是脑组织重要的构成物质之一，能提高脑细胞的活化程度，提高记忆与智力水平。所以人们把卵磷脂称为“脑黄金”。

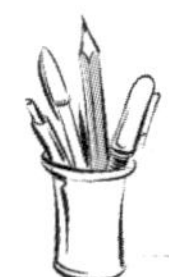

本章小结

1. 有机化合物是指碳氢化合物及其衍生物。

2. 有机化合物的特性主要表现为易燃性；熔点和沸点较低；难溶于水，易溶于机溶剂；稳定性差；不导电；反应速率较慢；反应产物复杂等。

3. 有机化合物的结构特征是由碳原子决定的。碳原子的化合价显示为4价，分子中原子间大多以共价键相结合；碳原子间可以通过碳碳单键、双键、叁键结合；同分异构现象普遍。

4. 有机化合物的分类方法有两种，分别是按碳架分类和按官能团分类。

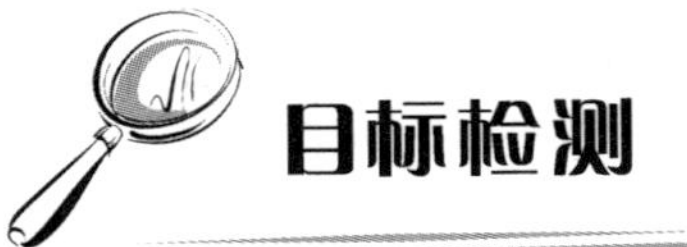

目标检测

一、名词解释

1. 有机化合物 2. 同分异构体 3. 结构式 4. 官能团

二、填空题

1. 有机化合物一般都________燃烧，熔点________，________溶于水，________溶于有机溶剂，稳定性________。

2. 有机化合物中的碳原子的化合价为________价，碳原子之间通过________键相结合。

3. 决定一类有机化合物________的原子或原子团称为官能团。

4. 按照形成共价键时________方式不同，共价键可分为________键和________键。

三、选择题

1. 有机化合物中的化学键主要是(　　)。

A. 离子键　B. 共价键　C. 配位键　D. 金属键

2. 烯烃和醇的官能团分别是(　　)。

A. 双键和叁键　B. 叁键和羟基　C. 双键和羟基　D. 羧基和羟基

3. 下列物质中，属于有机物的是(　　)。

A. 一氧化碳　B. 食盐　C. 大理石　D. 汽油

4. 下列物质中容易燃烧的是(　　)。

A. 氯化钠　B. 小苏打　C. 无水酒精　D. 金属铁

5. 下列物质中不易变质的是(　　)。

A. 石灰石　B. 阿司匹林　C. 维生素 C　D. 豆油

四、简答题

1. 举例说明有机化合物具有哪些特性。

2. 为什么洗涤衣物上的油污要用有机溶剂？

3. 简述有机化合物的分类方法。

(刘晓瀛)

第六章 烃

1. 掌握饱和链烃和不饱和链烃及芳香烃的命名方法、同分异构现象及化学性质。
2. 理解烃类化合物的分子结构特点。
3. 了解脂环烃的分类、命名及有关稠环芳香烃和致癌烃等重要化合物。

只由碳和氢两种元素组成的有机化合物称为碳氢化合物，简称为烃。烃是最简单的有机化合物，其他各类有机化合物都可以看作烃的衍生物。

根据烃分子中碳原子的连接方式不同，可以把烃分为链烃和环烃。链烃指的是碳原子相互连接成开放的链状结构。链烃又分为饱和链烃和不饱和链烃。饱和链烃又称烷烃；不饱和链烃包括烯烃和炔烃。环烃指的是碳原子相互连接成闭合的环状结构。环烃分为脂环烃和芳香烃。

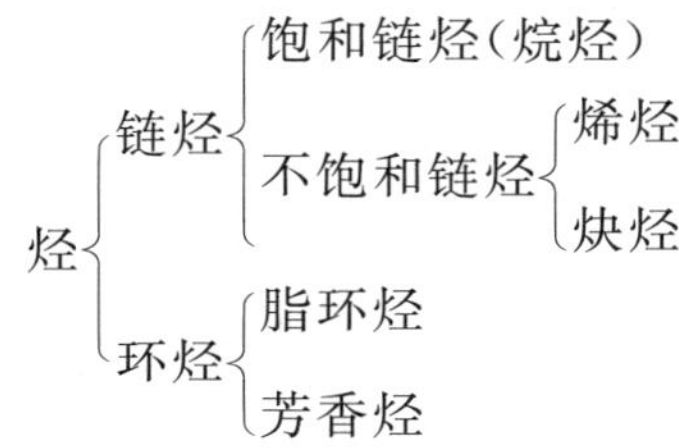

第一节　饱和链烃(烷烃)

饱和链烃是分子中碳原子之间以碳碳单键相结合，其余价键均与氢原子相结合的链烃，也称为烷烃。在烷烃分子中，碳原子数与氢原子数的比例达到最高值，为饱和状态。

一、甲烷

最简单的烷烃是甲烷，它是由 1 个碳原子和 4 个氢原子组成的，分子式为 CH_4，是石油气、天然气和沼气的主要成分。现代物理方法测得甲烷分子是正四面体结构，碳原子处于正四面体的中心，4 个氢原子位于正四面体的 4 个角，4 个 C—Hσ 键完全相同。甲烷的分子结构如图 6-1 所示。

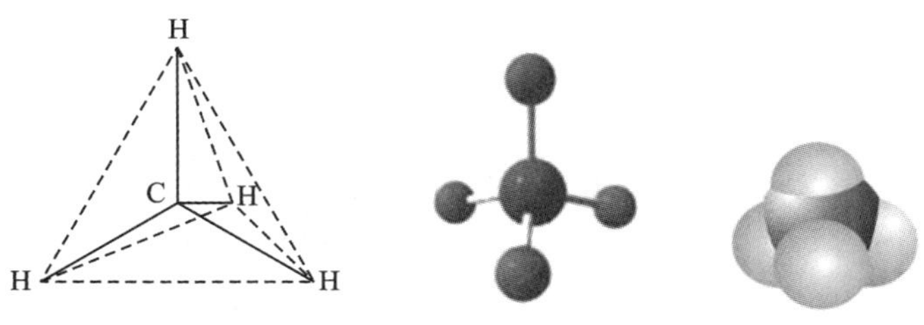

图 6-1　甲烷分子结构示意图

二、烷烃的同系列和组成通式

烷烃的分子中，有一系列结构和性质与甲烷相似的烃，见表 6-1。

表 6-1　几种烷烃的同系物

名　　称	分　子　式	结构简式
甲烷	CH_4	CH_4
乙烷	C_2H_6	CH_3CH_3
丙烷	C_3H_8	$CH_3CH_2CH_3$
丁烷	C_4H_{10}	$CH_3CH_2CH_2CH_3$
戊烷	C_5H_{12}	$CH_3CH_2CH_2CH_2CH_3$

比较这些烷烃可以看出，每增加 1 个碳原子就增加 2 个氢原子，它们在分子组成上都相差 1 个或几个 CH_2 原子团。在有机化学中，将这种结构相似、在分子组成上相差 1 个或几个 CH_2 原子团的一系列化合物称为同系列。同系列中的化合物互为同系物。同系物化学性质相似，物理性质一般随碳原子数目的递增表现出规律性的变化。

从分子组成不难看出，如果碳原子数为 n，则氢原子的个数为 $2n+2$，所以烷烃的通式为 $C_nH_{2n+2}(n\geqslant 1)$。

三、烷烃的同分异构现象

在烷烃分子中，除甲烷、乙烷和丙烷外，其他烷烃都存在同分异构现象。如丁烷有 2 种同分异构体，戊烷有 3 种同分异构体。

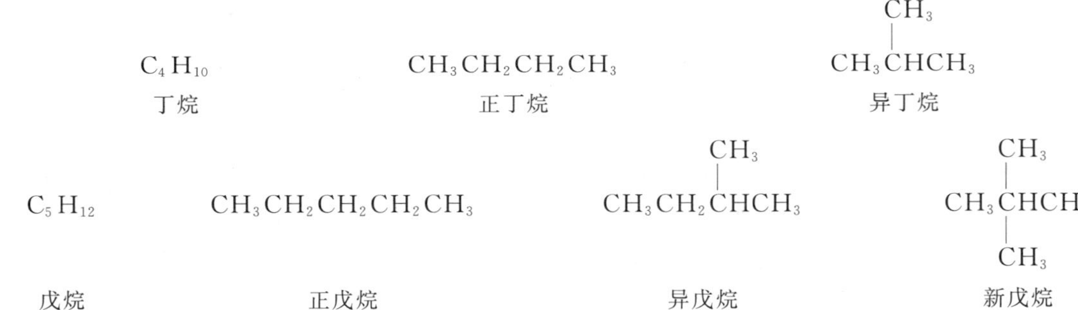

随着烷烃碳原子数的增多，同分异构体的数目也迅速增多。如 C_6H_{14} 有 5 个同分异构体，C_7H_{16} 有 9 个同分异构体，$C_{10}H_{22}$ 有 75 个同分异构体，而 $C_{20}H_{42}$ 多达 366319 个同分异构体。

四、烷烃的命名

（一）烷烃分子中碳原子的类型

通过烷烃的异构体的结构式可以发现，碳原子在碳链中的位置是有所不同的，从而导致碳原子所连接的碳原子和氢原子数目也有所不同。根据碳原子在碳链中所处的位置不同将其分为 4 类。

伯碳：也称一级碳原子或 1°碳原子，是仅和 1 个碳原子相连的碳原子。

仲碳：也称二级碳原子或 2°碳原子，同时和 2 个碳原子相连的碳原子。

叔碳：也称三级碳原子或 3°碳原子，同时和 3 个碳原子相连的碳原子。

季碳：也称四级碳原子或 4°碳原子，同时和 4 个碳原子相连的碳原子。

例如：C^1、C^5、C^6、C^7、C^8 为伯碳原子，C^4 为仲碳原子，C^2 为叔碳原子，C^3 为季碳原子。

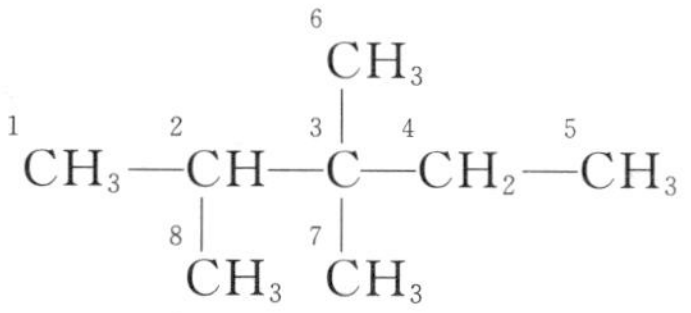

$$\begin{array}{ccccccccc} & & & & \overset{6}{CH_3} & & & & \\ & & & & | & & & & \\ \overset{1}{CH_3} & — & \overset{2}{CH} & — & \overset{3}{C} & — & \overset{4}{CH_2} & — & \overset{5}{CH_3} \\ & & {}_{8}| & & {}_{7}| & & & & \\ & & CH_3 & & CH_3 & & & & \end{array}$$

相应地，与伯、仲、叔碳原子相连的氢原子则分别称为伯(1°)、仲(2°)、叔(3°)氢原子。由于4种碳原子与3种氢原子所处的位置不同，它们所表现出来的化学反应也有所不同。这一点在后面的学习中会体现出来。

(二) 烷烃的命名

有机化合物的种类繁多，数目庞大，结构复杂，为了便于识别，必须有一个合理的命名方法。烷烃的命名一般分为普通命名法和系统命名法。

1. 烷基 烷烃分子去掉一个氢原子后剩下的部分叫烷基。通常用R—表示。常见的烷基如下：

$CH_3—$ 甲基

$CH_3CH_2—$ 乙基

$CH_3CH_2CH_2—$ 正丙基

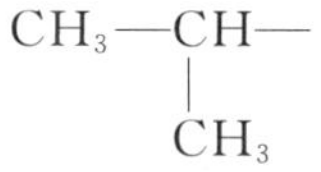

$$\begin{array}{ccc} CH_3 & — & CH— \\ & & | \\ & & CH_3 \end{array}$$
异丙基

$CH_3CH_2CH_2CH_2—$ 正丁基

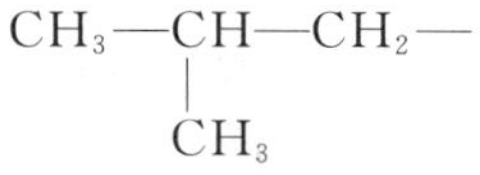

$$\begin{array}{ccccc} CH_3 & — & CH & — & CH_2— \\ & & | & & \\ & & CH_3 & & \end{array}$$
异丁基

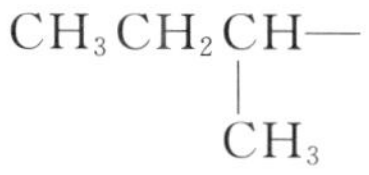

$$\begin{array}{c} CH_3CH_2CH— \\ \quad | \\ \quad CH_3 \end{array}$$
仲丁基

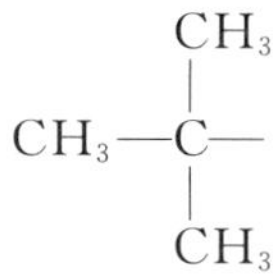

$$\begin{array}{ccc} & & CH_3 \\ & & | \\ CH_3 & — & C— \\ & & | \\ & & CH_3 \end{array}$$
叔丁基

2. 普通命名法 普通命名法只适合于结构比较简单的烷烃。命名原则如下：

(1)对于含1～10个碳原子的直链烷烃用天干(甲、乙、丙、丁、戊、己、庚、辛、壬、癸)表示，称为某烷。如CH_4叫甲烷，$CH_3CH_2CH_3$叫丙烷；10个以上碳原子的烷烃，用十一、十二、十三等中文数字表示，如十一烷、二十烷等。

(2) 为区分异构体，直链烷烃为正烷烃；碳链的一端具有 $\begin{array}{ccc} CH_3 & — & CH— \\ & & | \\ & & CH_3 \end{array}$ 结构，此外别无支链的烷烃称为“异某烷”；碳链一端具有 $\begin{array}{ccc} & & CH_3 \\ & & | \\ CH_3 & — & C— \\ & & | \\ & & CH_3 \end{array}$ 结构，此外别无支链的烷烃称为“新某烷”。

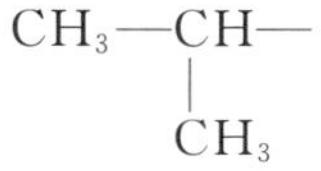

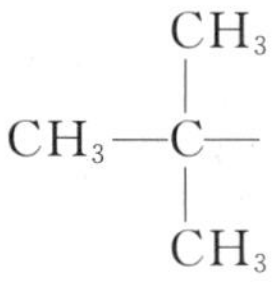

例如：$CH_3CH_2CH_2CH_2CH_3$ 正戊烷

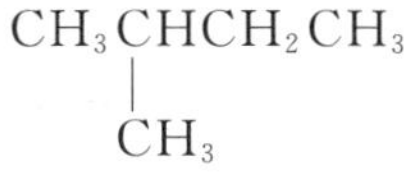

$$\begin{array}{c} CH_3CHCH_2CH_3 \\ | \\ CH_3 \end{array}$$
异戊烷

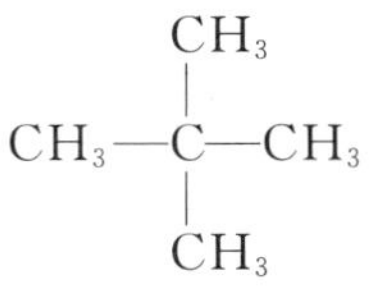

$$\begin{array}{ccccc} & & CH_3 & & \\ & & | & & \\ CH_3 & — & C & — & CH_3 \\ & & | & & \\ & & CH_3 & & \end{array}$$
新戊烷

3. 系统命名法 在系统命名法中，直链烷烃命名时不加“正”字。根据碳原子个数称为某烷。含有支链烷烃的命名原则如下。

(1) 选主链 选择连续的、含碳原子数最多，即最长的碳链作为主链，按主链所含碳原子数目称为某烷。把支链看作取代基。若结构式中同时存在几个相等的最长碳链，要选择含支链最多且取代基简单的最长碳链。

(2) 编号 从最靠近取代基的一端开始对主链碳原子编号。若主链上有2个或2个以上的取代基，应使取代基位次之和最小。若从两端编号取代基的位次完全一样，则应使较小的取代基有尽可能小的编号。

烷基的大小顺序为：甲基＜乙基＜丙基＜异丙基。

(3) 写名称 将取代基的位次、数目、名称依次写在“某烷”的前面。若主链上有相同的取代基，将其合并，位次之间用“,”隔开，用二、三等表示相同取代基的数目，位次和取代基名称间用半字线“-”隔开。若主链上有几个不同的取代基，则把简单的取代基写在前面，复杂的取代基写在后面，中间再用半字线隔开。

例如：

$$\begin{array}{l} CH_3—CH_2—CH_2—\overset{}{CH}—CH_3 \\ \qquad\qquad\qquad\qquad\quad | \\ \qquad\qquad\qquad\qquad\quad CH_2—CH_3 \end{array}$$

3-甲基己烷

$$\begin{array}{l} \qquad\qquad\qquad\ \ CH_3 \\ \qquad\qquad\qquad\quad | \\ CH_3CHCH_2CCH_3 \\ \qquad\ \ | \qquad\quad\ | \\ \quad\ CH_3 \quad\ \ CH_3 \end{array}$$

2,2,4-三甲基戊烷

$$\begin{array}{l} \qquad\qquad\qquad\qquad\ CH_3 \\ \qquad\qquad\qquad\qquad\quad | \\ CH_3CH_2CH_2CHCHC(CH_2CH_3)_3 \\ \qquad\qquad\qquad\quad | \\ \qquad\qquad\qquad\ CH(CH_3)_2 \end{array}$$

4-甲基-3,3-二乙基-5-异丙基辛烷

五、烷烃的性质

在烷烃的同系物中，随着碳原子数目的增多，物理性质呈现规律性的变化。常温常压下，含有 1～4 个碳原子的直链烷烃为气体，含 5～16 个碳原子的烷烃为液体，含 17 个碳原子及以上的烷烃为固体。烷烃是非极性分子，难溶于水，易溶于乙醇、乙醚等有机溶剂。相对密度小于 1，最高接近 0.8。它们的熔点和沸点随碳原子数目的增多而升高，同系物之间每增加 1 个 CH_2，沸点升高 20～30 ℃。

由于烷烃分子中的碳碳键和碳氢键都是牢固的 σ 键，所以在一般情况下，烷烃具有极大的化学稳定性，不与强酸、强碱，以及常见的氧化剂、还原剂发生化学反应。但是稳定是相对的，在一定的条件下，σ 键也可以断裂，使烷烃发生反应而生成许多重要的有机化合物。

（一）氧化反应

烷烃在室温下不与氧化剂反应，但可以在空气中燃烧，完全燃烧生成二氧化碳和水，同时产生大量的热。例如，纯净的甲烷能在空气中平静地燃烧。

$$CH_4+2O_2 \xrightarrow{\text{点燃}} CO_2+2H_2O+Q$$

柴油和汽油的主要成分就是几种烷烃的混合物，燃烧时放出大量的热，因此它们都是重要的燃料。烷烃在不完全燃烧时会放出有毒气体一氧化碳，使空气受到污染，使用时要注意。

（二）取代反应

有机化合物分子中的原子或原子团被其他原子或原子团所代替的反应称为取代反应。烷烃在光照、高温或催化剂的作用下，可以与卤素单质发生取代反应生成相应的卤代物。例如，把盛有氯气和甲烷的混合气体的集气瓶放在光亮的地方，就可以看到瓶中氯气的颜色会逐渐变浅。这是由于甲烷分子中的 4 个氢原子逐步被氯原子取代。反应方程式如下：

$$CH_4+Cl_2 \xrightarrow{\text{光}} \underset{\text{一氯甲烷}}{CH_3Cl}+HCl$$

$$CH_3Cl+Cl_2 \xrightarrow{\text{光}} \underset{\text{二氯甲烷}}{CH_2Cl_2}+HCl$$

$$CH_2Cl_2+Cl_2 \xrightarrow{\text{光}} \underset{\text{三氯甲烷（氯仿）}}{CHCl_3}+HCl$$

$$CHCl_3+Cl_2 \xrightarrow{\text{光}} \underset{\text{四氯甲烷（四氯化碳）}}{CCl_4}+HCl$$

反应最终得到的是这 4 种卤代物的混合物。由于这些产物不易分离，通常就混合物直接用作溶剂。

第二节　不饱和链烃

分子中含有碳碳双键和碳碳叁键的链烃称为不饱和链烃。不饱和链烃又分为烯烃和炔烃。不饱和链烃分子中所含的氢原子比相同碳原子数的烷烃要少。

一、烯烃

分子中含有碳碳双键的不饱和链烃，称为烯烃。碳碳双键（C═C）是烯烃的官能团。根据碳碳双键的数目，烯烃可分为单烯烃（含 1 个双键）、二烯烃（含 2 个双键）和多烯烃（含多个双键）。通常所说的烯烃是指单烯烃。这里我们只介绍单烯烃。最简单的烯烃是乙烯。

（一）乙烯

乙烯是无色、无臭的气体，稍有甜味，比空气略轻，难溶于水。乙烯的分子式为 C_2H_4。其结构式为

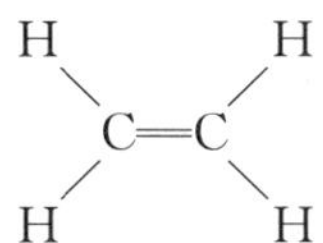

经光谱和电子衍射测定证明，乙烯分子中的 2 个碳原子和 4 个氢原子都处在同一平面上，即乙烯分子为平面分子。乙烯的分子结构如图 6-2 所示。

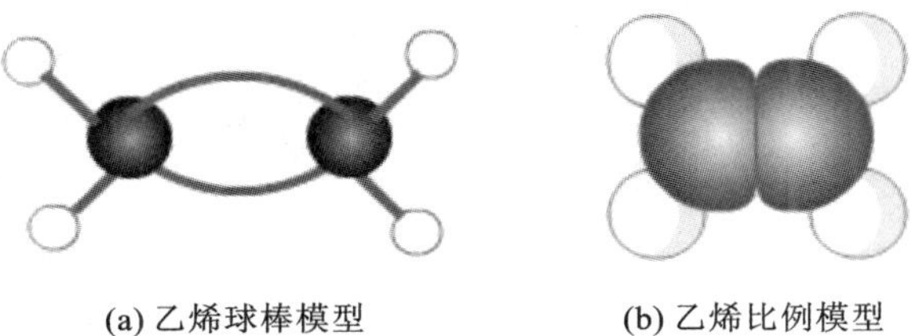

(a) 乙烯球棒模型　　(b) 乙烯比例模型

图 6-2　乙烯分子的模型

在乙烯分子中，碳碳双键是由 1 个 σ 键和 1 个 π 键构成的，为了书写方便，一般以“C═C”表示。但必须明确，这绝不是单纯的两条单键的组合。

（二）烯烃的同系物及同分异构现象

1. 烯烃的同系物　烯烃中除乙烯外，还有丙烯、丁烯和戊烯等一系列化合物，它们在组成上也是相差一个或几个 CH_2 原子团，都是烯烃的同系物。几种烯烃的同系物见表 6-2。

表 6-2　几种烯烃的同系物

名　称	分 子 式	结 构 简 式
乙烯	C_2H_4	$CH_2═CH_2$
丙烯	C_3H_6	$CH_2═CH—CH_3$
1-丁烯	C_4H_8	$CH_2═CH—CH_2—CH_3$
1-戊烯	C_5H_{10}	$CH_2═CH—(CH_2)_2—CH_3$
1-己烯	C_6H_{12}	$CH_2═CH—(CH_2)_3—CH_3$
1-庚烯	C_7H_{14}	$CH_2═CH—(CH_2)_4—CH_3$

由于烯烃中双键的存在，使得它比相同数目碳原子的烷烃少 2 个氢原子，所以烯烃的通式为 C_nH_{2n} $(n\geqslant 2)$。

2. 烯烃的同分异构现象　烯烃的同分异构现象要比相同碳原子数目的烷烃复杂，同分异构体数目比同数目碳原子烷烃要多。这是因为烯烃除碳链异构外，还有双键（官能团）位置异构。例如，丁烷有 2 种同

分异构体，而丁烯有 3 种同分异构体：

$CH_3—CH_2—CH═CH_2$　　1-丁烯

$CH_3—CH═CH—CH_3$　　2-丁烯

$CH_3—C(CH_3)═CH_2$　　2-甲基丙烯

（三）烯烃的命名

烯烃的系统命名与烷烃类似，但有所不同，其要点是要指出双键在碳链上的位置，命名原则如下。

1. 选主链　选择含有双键且碳原子数目最多的碳链作为主链，根据主链上碳原子的数目称为"某烯"。

2. 编号　从靠近双键较近的一端开始给主链碳原子依次编号，双键的位次以两个双键碳原子中编号较小的一个表示，位次编号写在"某烯"前面，中间用半字线隔开。若双键恰好在主链的中间，则编号从靠近取代基的一端开始。

3. 确定取代基　将取代基的位次、数目和名称写在双键位置的前面，表示方法与烷烃相同。例如：

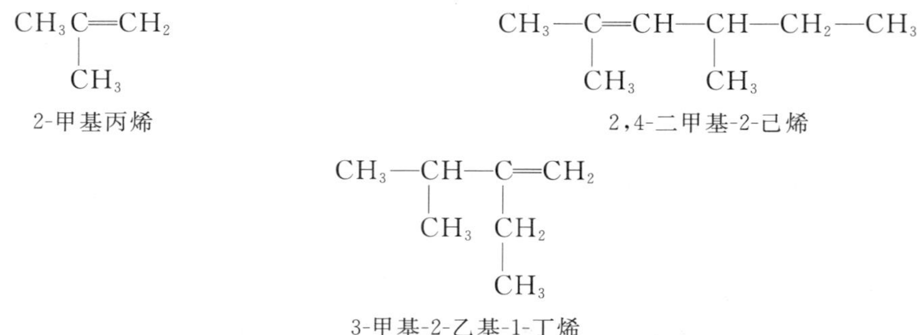

2-甲基丙烯　　2,4-二甲基-2-己烯

3-甲基-2-乙基-1-丁烯

（四）烯烃的性质

烯烃的物理性质与烷烃相似。常温常压下，含有 2～4 个碳原子的烯烃为气体，5～18 个碳原子的烯烃为液体，含 19 个以上碳原子的高级烯烃为固体。烯烃的熔点、沸点、密度和溶解度都随着相对分子质量的增加而呈现规律性的变化。烯烃难溶于水而易溶于有机溶剂。密度一般都小于 $1\ g \cdot cm^{-3}$。

烯烃的官能团是碳碳双键，1 个是 σ 键，1 个是 π 键，化学性质主要与双键有关。与烷烃相比，烯烃表现出较活泼的化学性质。这就是因为双键中的 π 键不稳定，易受外来的原子或原子团的攻击而断裂。烯烃典型的化学反应是加成反应，另外还可以发生氧化、聚合等反应。

1. 加成反应　加成反应是指在有机化合物分子中不饱和键(π 键)断裂，加入其他原子或原子团的反应。

(1) 加氢气　在催化剂铂、镍、钯等过渡金属存在下，烯烃与氢气发生加成反应，生成相应的烷烃。

$$CH_3CH_2CH═CH_2 + H_2 \xrightarrow{Ni} CH_3CH_2CH_2CH_3$$

(2) 加卤素　烯烃与氯、溴很容易加成。与氟反应过于猛烈，同时产生副产物多，无实用价值。因为碘的活性太低，烯烃与碘的加成难以发生。一般来讲，烯烃与卤素的加成指的是烯烃与氯、溴的加成反应。烯烃与溴的加成产物邻二溴代烃为无色化合物，反应现象为溴的四氯化碳溶液的红棕色褪去。在实验室中，通常用这个反应来检验烯烃的存在。

$$CH_3CH═CH_2 + Br_2 \xrightarrow{CCl_4} CH_3—CH(Br)—CH_2(Br)$$

1,2-二溴丙烷

(3) 加卤化氢　卤化氢气体或浓氢卤酸溶液与烯烃加成，可得到一卤代烃。

$$CH_2═CH_2 + HBr \longrightarrow CH_3CH_2Br$$

溴乙烷

浓的氢碘酸和浓的氢溴酸能直接和烯烃起反应，而浓盐酸与烯烃作用则需要催化剂 $AlCl_3$。故卤化氢加成反应的活性大小次序为 HI＞HBr＞HCl。HF 与烯烃加成反应的同时使烯烃聚合。

乙烯是对称烯烃，与卤化氢加成时，卤原子加到任意一个碳原子上得到的都是一种产物，但不对称烯烃与卤化氢加成时，可以生成两种不同的产物。

$$CH_3CH{=}CH_2 + X_2 \longrightarrow \begin{cases} CH_3CH(X)CH_3 & \text{2-卤代烃} \\ CH_3CH_2CH_2{-}X & \text{1-卤代烃} \end{cases}$$

实验结果表明，上述反应中 2-卤代丙烷是主要产物。这种反应现象称为区域性选择，即当反应的取向有可能产生几个异构体时，只生成或主要生成一种产物。俄罗斯化学家马尔柯夫尼柯夫总结出一条经验规则：在加成反应中，当不对称烯烃与不对称试剂发生加成反应时，不对称试剂的负电部分总是加到碳碳双键中含氢较少的碳原子上，正电部分加到含氢较多的碳原子上，这个规则称为马尔科夫尼科夫规则，简称马氏规则。

2. 氧化反应 烯烃的碳碳双键很容易被氧化，根据氧化剂和反应条件不同，会发生 π 键和 σ 键的断裂。

在冷、稀的碱性或中性高锰酸钾溶液中，烯烃的 π 键断裂，被氧化为邻二醇类化合物。同时高锰酸钾的紫红色消失，产生褐色二氧化锰沉淀。该反应现象明显，反应条件简单，常用作烯烃的定性鉴别。

$$R{-}CH{=}CH_2 + KMnO_4 + H_2O \xrightarrow{\text{碱性或中性}} R{-}\underset{OH}{CH}{-}\underset{OH}{CH_2} + MnO_2\downarrow$$

在高锰酸钾的酸性溶液中或加热条件下，烯烃的双键发生断裂，结构不同的烯烃可被氧化成二氧化碳、羧酸、酮或它们的混合物。根据烯烃的氧化产物可以判断出烯烃的结构。

$$R{-}CH{=}CH_2 \xrightarrow[H^+]{KMnO_4} R{-}\overset{O}{\overset{\|}{C}}{-}OH + CO_2 + H_2O$$

$$R{-}CH{=}C\begin{matrix} R' \\ R'' \end{matrix} \xrightarrow[H^+]{KMnO_4} \underset{\text{羧酸}}{R{-}\overset{O}{\overset{\|}{C}}{-}OH} + \underset{\text{酮}}{O{=}C\begin{matrix} R' \\ R'' \end{matrix}}$$

3. 聚合反应 在一定条件下，烯烃分子可发生自身加成反应，由多个小分子结合生成大分子，这种反应称为聚合反应。在反应过程中，烯烃分子中 π 键打开，分子间自身加成连接成具有重复链节单元的高分子化合物，这种化合物称为聚合物，合成聚合物的小分子称为单体。例如，乙烯在低压下聚合成聚乙烯。

$$nCH_2{=}CH_2 \xrightarrow{TiCl_4\text{-}Al(C_2H_5)_3} \underset{\text{聚乙烯}}{\left[CH_2{-}CH_2\right]_n}$$

乙烯、丙烯、1-丁烯都能发生聚合反应，可制得聚乙烯、聚丙烯、聚丁烯等，它们是常用的塑料、橡胶、合成纤维等化学工业品的原料，在医药制剂、人造血浆材质等方面有重要的应用。

二、炔烃

炔烃是指分子中含有碳碳叁键的不饱和链烃。碳碳叁键（—C≡C—）是炔烃的官能团。炔烃比相应的烯烃少两个氢原子，所以炔烃的通式是 C_nH_{2n-2}（$n\geqslant 2$）。

（一）乙炔的结构

乙炔是最简单的炔烃，它是无色、无臭的气体，分子式为 C_2H_4，结构式为 H—C≡C—H 。X 线衍射和光谱实验数据证明，乙炔分子具有线性结构，即 2 个碳原子和 2 个氢原子在同一条直线上。乙炔的分子模型如图 6-3 所示。

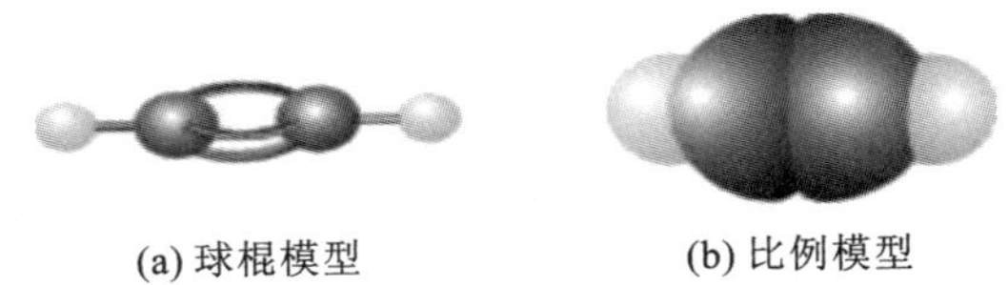

图 6-3　乙炔的分子模型

炔烃跟烯烃一样，除了乙炔还有一系列的同系物如丙炔、1-丁炔、1-戊炔等。炔烃分子也存在碳架异构和官能团异构。

（二）炔烃的命名

炔烃的命名与烯烃类似，只要把“烯”字改为“炔”字即可。即选择含叁键的且含碳原子数最多的碳链作为主链，命名为某炔，将支链作为取代基。从靠近叁键的一端开始编号，依次写出取代基的位次、数目、名称，以及叁键的位次。如：

$$CH\equiv C—CH_2CH_3$$

1-丁炔

$$\begin{array}{l} CH_3CHC\equiv CCH_3 \\ \quad\ \ | \\ \quad\ \ CH_2CH_3 \end{array}$$

4-乙基-2-己炔

若分子中同时含有叁键和双键，则首先选择含有叁键和双键的最长碳链作为主链，称为某烯炔。编号从靠近双键或叁键的一端开始，使双键、叁键位次之和为最小，并以双键在前，叁键在后的原则命名。如果双键和叁键距离两端的位置相同，则从靠近双键一端开始编号。如：

$$CH\equiv C—CH=CHCH_3$$

3-戊烯-1-炔

$$CH\equiv C—CH_2CH=CH_2$$

1-戊烯-4-炔

（三）炔烃的性质

炔烃的物理性质与烷烃、烯烃相似，室温下乙炔、丙炔和丁炔为气体，含有 5～18 个碳的炔烃为液体，18 个以上碳的高级炔烃为固体。炔烃的物理常数也随相对分子质量的增加呈现出规律性的变化。简单炔烃的熔点、沸点和密度比相同碳原子数的烷烃和烯烃高一些。炔烃在水中的溶解度很小，易溶于烷烃、四氯化碳、乙醚等有机溶剂。

与碳碳双键一样，由于炔烃分子中的碳碳叁键中含有 π 键，因此也具有很高的反应活性。发生加成、氧化和聚合等反应。叁键碳上连有氢原子的炔烃，还能发生一些特殊反应。

1．加成反应

(1) 加氢　炔烃催化加氢反应分两步进行，首先生成烯烃，烯烃继续加氢生成烷烃，反应一般不会停留在第一步，而是直接生成烷烃。例如：

$$CH\equiv CH\ +H_2\xrightarrow{Pt}CH_2=CH_2\ \xrightarrow[H_2]{Pt}CH_3CH_3$$

(2) 加卤素　炔烃与卤素(Br_2 或 Cl_2)加成，首先生成邻二卤代烯，再进一步加成得到四卤代烷。例如：

$$CH\equiv CH\ +Br_2\longrightarrow CHBr=CHBr\ \xrightarrow{Br_2}CHBr_2CHBr_2$$

该反应能使溴的四氯化碳溶液褪色，因此常用于碳碳叁键的鉴别。

(3) 加卤化氢　反应分两步进行，首先生成卤代烯烃，进一步加成生成二卤代烷烃。炔烃与氯化氢加成反应较为困难，必须有催化剂存在才能进行。若与溴化氢加成，在暗处即可反应。不对称炔烃与卤化氢的加成反应遵循马氏规则。例如：

$$CH_3—C\equiv CH\ +HBr\longrightarrow CH_3CBr=CH_2\ \xrightarrow{HBr}CH_3CBr_2CH_3$$

2. 氧化反应 炔烃也易被高锰酸钾氧化，碳碳叁键断裂，生成羧酸或二氧化碳。如：

$$CH_3C{\equiv}CH \xrightarrow[H_2O]{KMnO_4} CH_3COOH + CO_2$$

$$CH_3CH_2C{\equiv}CCH_3 \xrightarrow[H_2O]{KMnO_4} CH_3CH_2COOH + CH_3COOH$$

3. 聚合反应 乙炔在催化剂存在下可发生二聚或三聚反应。根据催化剂不同可生成链状或环状化合物。

$$2CH{\equiv}CH \xrightarrow[NH_4Cl]{Cu_2Cl_2} CH{\equiv}C{-}CH{=}CH_2$$

$$3CH{\equiv}CH \xrightarrow{500\ ℃} \text{(苯环)}$$

4. 金属炔化物的生成 乙炔和具有 RC≡CH 结构的炔烃，与叁键碳原子相连的氢原子性质较活泼，显示出弱酸性，能被金属取代生成金属炔化物。例如：

$$CH{\equiv}CH + 2[Ag(NH_3)_2]NO_3 \longrightarrow AgC{\equiv}CAg\downarrow + 2NH_3 + 2NH_4NO_3$$

（白色的乙炔银）

$$CH{\equiv}CH + 2[Cu(NH_3)_2]Cl \longrightarrow CuC{\equiv}CCu\downarrow + 2NH_3 + 2NH_4Cl$$

（棕红色的乙炔铜）

上述反应非常灵敏，可用于乙炔和具有 R—C≡CH 结构炔烃的鉴定。

第三节 环 烃

由碳、氢两种元素组成的环状结构的烃类称为环烃。根据碳环结构不同，环烃可分为脂环烃和芳香烃。

一、脂环烃

脂环烃是指性质与开链脂肪烃相似的环烃。脂肪烃及其衍生物广泛存在于大自然中，如中草药中含有的挥发油、动植物体内的甾族化合物等。

（一）脂环烃的分类和命名

根据分子中所含环数目的多少，脂环烃可分为单脂环烃和多脂环烃。在多脂环烃中根据环的连接方式不同，又分为螺环烃和桥环烃。根据分子的不饱和程度，脂环烃又分为环烷烃、环烯烃和环炔烃。

单脂环烃在命名时在同数目碳原子的开链烃名称前冠以“环”字。当环上有取代基时，以环为母体，使环上的取代基位次最小来进行命名；若环上的取代基比较复杂，则将环作为取代基来命名。例如：

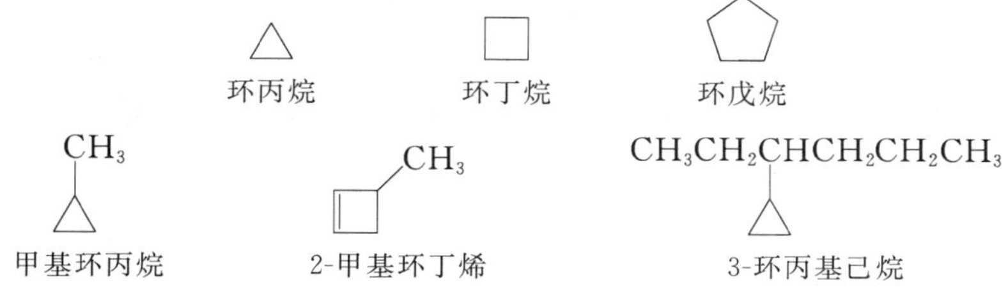

（二）环烷烃的性质

在环烷烃中，小环为气体，一般常见的环为液体，中环和大环为固体。环烷烃的熔沸点和密度都比相同碳原子数的烷烃高。

环烷烃与开链烷烃的化学性质相似，如发生取代反应。由于环烷烃具有环状结构，决定了它还具有特殊的化学性质。

1. 取代反应　在高温或光照条件下可与卤素发生取代反应。

$$⬡ + Cl_2 \xrightarrow{\text{光照}} ⬡\text{—}Cl$$

2. 开环加成　环丙烷、环丁烷可开环发生加成反应。在断键的两个碳原子上各加一个原子或原子团，生成开链化合物。环戊烷和环己烷较稳定，一般情况下不易发生开环加成。

（1）加氢　在催化剂的作用下，环烷烃可催化加氢生成相应的烷烃。环己烷不发生反应。

$$△ + H_2 \xrightarrow[80\ ℃]{Ni} CH_3CH_2CH_3$$

$$□ + H_2 \xrightarrow[200\ ℃]{Ni} CH_3CH_2CH_2CH_3$$

$$⬠ + H_2 \xrightarrow[300\ ℃]{Ni} CH_3CH_2CH_2CH_2CH_3$$

（2）加卤素　在室温下，环丙烷就可以与卤素开环加成；环丁烷在加热的条件下可发生加成反应；环戊烷和环己烷不与卤素加成，光照下可发生取代反应。

$$△ + Br_2 \xrightarrow{\text{室温}} BrCH_2CH_2CH_2Br$$

$$□ + Br_2 \xrightarrow{△} BrCH_2CH_2CH_2CH_2Br$$

（3）加卤化氢　反应条件与加卤素情况相同。环戊烷和环己烷不与卤化氢发生开环加成反应。

$$△ + HBr \xrightarrow{\text{室温}} CH_3CH_2CH_2Br$$

$$□ + HBr \xrightarrow{△} CH_3CH_2CH_2CH_2Br$$

二、芳香烃

芳香烃是芳香族化合物的母体。芳香族化合物原来是指从树脂和香精油中所获得的具有芳香气味的物质，发现具有芳香性的物质多数含有苯环结构，因而把含有苯环的化合物称为芳香族化合物。但随着科学的发展，人们发现实际上含苯环的化合物不一定具有香气，而有芳香味的物质不一定含苯环。因此，芳香族化合物中的“芳香”二字已经失去原有的含义。

我们往往称芳香烃（简称芳烃）具有芳香性，而这种芳香性指的是一般情况下难以加成、难以氧化、易于进行取代反应的性质。目前把具有这种芳香性的一大类碳环化合物称为芳香族化合物。它分为两类：一类是含有苯环结构的芳烃，称为苯系芳烃；另一类不含苯环，但具有芳香性的环状烃，称为非苯芳烃。本章只讨论苯系芳烃。

根据分子中所含苯环的数目，芳香烃可以分为单环芳香烃和多环芳香烃。

（一）单环芳香烃

单环芳香烃是指分子中只含一个苯环结构的芳香烃，如苯、甲苯、二甲苯等。

1. 苯的结构　苯是最简单的单环芳香烃。它的分子式为 C_6H_6。1865 年德国化学家凯库勒提出苯的分子是一个正六边形的环状结构。为了满足碳原子的四价，六个碳原子以单、双键相间的形式连接，每个碳原子连接一个氢原子，称为苯的凯库勒式。凯库勒的苯环结构用下式表示：

H
C
HC　CH
HC　CH
C
H

简写为 ⌬

从苯的结构可以看出，苯分子的碳元素显示了高度的不饱和性。但在一般情况下，苯却不发生不饱和烃的加成反应，也不被高锰酸钾氧化；但能发生取代反应，并且苯的一元取代物只有一种，说明苯具有相当的稳定性。如何解释上述现象呢？近代物理方法证明，苯分子中的六个碳原子和六个氢原子在同一个平面上，六个碳原子组成一个正六边形。三条 π 键并不是各自独立存在，而是 π 电子云相互融合，密度完全平均化，形成一条大 π 键。因此没有碳碳单键和碳碳双键的区别。这也是苯环具有高度的对称性和特殊的稳定性的根本原因。苯的分子结构也可以用下式表示：

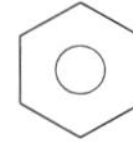

圆圈表示环状闭合的大 π 键。

2. 苯的同系物的命名 苯的同系物是指苯分子中的氢原子被烃基取代而生成的衍生物，它的通式 C_nH_{2n-6}，命名时以苯环为母体，把烃基作为取代基，省略"基"称为某苯。若苯环上连有结构复杂的烃基或不饱和烃基，则将苯环作为取代基来命名。

芳环上去掉一个氢原子后剩下的基团，称为芳基，常用 Ar—表示；常见的芳基有：

苯基　　CH_2— 苯甲基或苄基

CH_3　　CH_2CH_3　　CH_3CHCH_3

苯　　甲苯　　乙苯　　异丙苯

CH═CH_2　　CH_3—CH_2—CH—CH—CH_3　CH_3

苯乙烯　　2-甲基-3-苯基戊烷

当苯环上有 2 个相同取代基时，有 3 种同分异构体，2 个取代基的相对位置可用邻、间、对或阿拉伯数字表示。例如：

CH_3 CH_3　　CH_3 CH_3　　CH_3 CH_3

邻二甲苯　　间二甲苯　　对二甲苯
1,2-二甲苯　　1,3-二甲苯　　1,4-二甲苯

当苯环上有 3 个相同取代基时，也有 3 种同分异构体，3 个取代基的相对位置可用连、偏、均或阿拉伯数字表示。例如：

CH_3 CH_3 CH_3　　CH_3 CH_3 CH_3　　CH_3 CH_3 CH_3

连三甲苯　　偏三甲苯　　均三甲苯
1,2,3-三甲苯　　1,2,4-三甲苯　　1,3,5-三甲苯

3. 苯及其同系物的性质 苯是无色而有特殊气味的液体，相对密度比水小，难溶于水，可溶于有机溶剂。苯及其同系物一般具有毒性，长期吸入其蒸气会引起中毒，能损坏造血器官和神经系统。

苯及其同系物在化学性质上的表现为：易发生苯环上的取代反应，难发生苯环上的加成反应和氧化反应；易发生苯环侧链烃基的氧化反应。

(1) 取代反应　在一定条件下，苯环上的氢原子易被其他原子或原子团取代，重要的取代反应有卤代、硝化和磺化反应等。

① 卤代反应　在铁粉或三卤化铁作催化剂的条件下，苯环上的氢原子能被卤素原子取代，生成卤代苯。例如：

$$C_6H_6 + Cl_2 \xrightarrow[\triangle]{\text{Fe 粉或 }FeCl_3} C_6H_5Cl + HCl$$

② 硝化反应　在有机物分子中引入硝基（—NO_2）的反应称为硝化反应。苯与浓硫酸及浓硝酸共热，苯环上的氢原子被硝基取代生成硝基苯。

$$C_6H_6 + \text{浓 } HONO_2\,(HNO_3) \xrightarrow[50\sim60\ ℃]{\text{浓 }H_2SO_4} C_6H_5NO_2 + H_2O$$

③ 磺化反应　在有机物分子中引入磺酸基（—SO_3H）的反应称为磺化反应。苯与浓硫酸在 75～80 ℃时发生反应，苯环上的氢原子被磺酸基取代，生成苯磺酸。

$$C_6H_6 + \text{浓 } HOSO_3H\,(H_2SO_4) \xrightleftharpoons{75\sim80\ ℃} C_6H_5SO_3H + H_2O$$

(2) 氧化反应　苯环比较稳定，一般情况下难以被氧化。但当苯的同系物中与苯环直接相连的碳原子上有氢原子，即苯环侧链上有 α-H 存在时，则易与强氧化剂（如重铬酸钾、高锰酸钾的酸性溶液等）发生反应。无论侧链长短，最终氧化产物均为苯甲酸。若侧链上无 α-H，则不能被氧化。

$$C_6H_5CH_3 \xrightarrow{KMnO_4/H_2SO_4} C_6H_5COOH$$

$$C_6H_5CH_2CH_3 \xrightarrow{KMnO_4/H_2SO_4} C_6H_5COOH$$

(3) 加成反应　苯比烯烃和炔烃稳定，一般情况下不易发生加成反应。但在一定条件下，如在催化剂、高温、高压及光照条件下，仍然能发生加成反应。例如：

$$C_6H_6 + H_2 \xrightarrow[\text{高温，高压}]{Ni} C_6H_{12}$$

$$C_6H_6 + 3Cl_2 \xrightarrow[\triangle]{\text{紫外线}} C_6H_6Cl_6$$

六氯环己烷

六氯环己烷简称“六六六”，曾被用作杀虫剂，后来发现它对环境会造成很大的污染，使人产生积累性中毒，现已被淘汰。

（二）稠环芳香烃

稠环芳香烃是由两个或两个以上的苯环通过共用两个相邻碳原子而形成的多环芳香烃。常见的稠环芳香烃有萘、蒽、菲等。

1. 萘　萘的分子式为 $C_{10}H_8$。萘为白色片状结晶，熔点 80 ℃，沸点 218 ℃，有特殊气味，易升华，不溶于水，易溶于热的酒精和乙醚等有机溶剂。萘是重要的化工原料，曾用作防蛀剂。萘的蒸气和粉尘对人体有害，现已禁用。萘也是制取药物和染料的中间体的重要原料，一些药物分子中含有萘环，如抗高血压药物普萘洛尔。

OH

$OCH_2CHCH_2NHCH(CH_3)_2 \cdot HCl$

萘　　　　普萘洛尔

2. 蒽和菲　分子式都为 $C_{14}H_{10}$，由 3 个苯环稠合而成，两者互为同分异构体。蒽和菲存在于煤焦油中，蒽为具有淡蓝色荧光的片状晶体，熔点 216 ℃，沸点 340 ℃，不溶于水，难溶于乙醇和乙醚，而易溶于热苯中。菲为略有光泽的无色片状晶体，熔点 101 ℃，沸点 340 ℃，不溶于水，易溶于乙醚和苯中。

蒽　　　　菲

完全氢化的菲与环戊烷稠合而成的化合物称为环戊烷多氢菲。对生物体有重要生理作用的许多化合物，如胆固醇、胆酸、性激素等，分子结构中都含有环戊烷多氢菲的骨架。

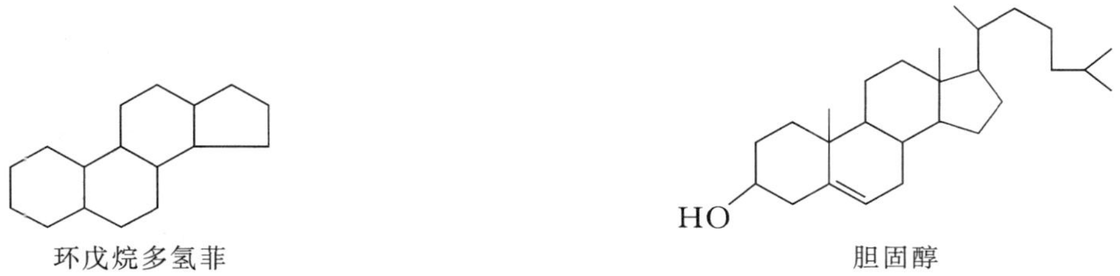

环戊烷多氢菲　　　　胆固醇

三、致癌烃

致癌烃是指具有致癌性的多环芳香烃，主要是稠环芳香烃及其衍生物。二个环芳香烃不致癌，三个环以上的多环芳香烃才有致癌性。三环芳香烃的两个异构体蒽和菲都无致癌性，但它们的某些甲基衍生物有致癌性。在自然界，致癌烃主要存在于煤、石油、煤焦油和沥青中，也可以由含碳、氢元素的化合物不完全燃烧产生。汽车、飞机及各种机动车辆所排出的废气中和香烟的烟雾中均含有多种致癌性多环芳香烃。露天焚烧（失火、烧荒）可以产生多种多环芳香烃致癌物。烟熏、烘烤及焙焦的食品均可受到多环芳香烃的污染。其致癌作用主要是由于代谢产物与 DNA 结合，导致 DNA 突变而致癌。以下是几种常见的致癌烃。

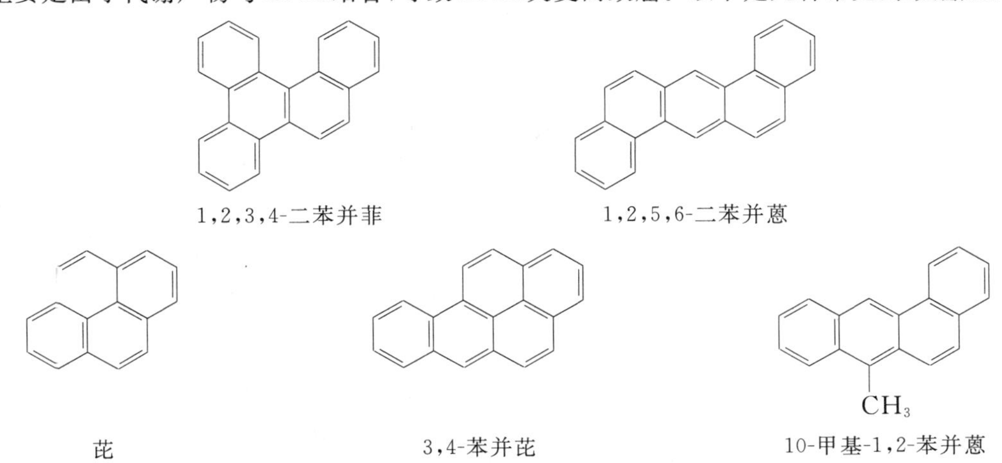

1,2,3,4-二苯并菲　　　　1,2,5,6-二苯并蒽

芘　　　　3,4-苯并芘　　　　10-甲基-1,2-苯并蒽

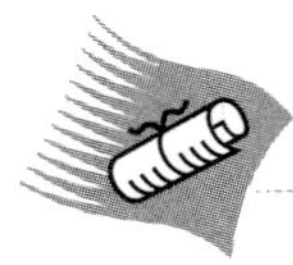

知识链接

常见的致癌食物

腌制食品产生的二甲基亚硝酸盐,在体内可以转化为致癌物质二甲基亚硝胺;烧烤食物和熏制食品含苯并芘致癌物,常食易患食道癌和胃癌;油炸食品煎炸过焦后,产生多环芳香烃(咖啡烧焦后,苯并芘会增加20倍);米、麦、豆、玉米、花生等食品易受潮霉变,被霉菌污染后会产生致癌毒素——黄曲霉菌素;隔夜熟白菜和酸菜会产生亚硝酸盐,在体内会转化致癌的亚硝酸铵。嚼食槟榔是引起口腔癌的一个因素;反复烧开的水含亚硝酸盐,进入人体后会生成致癌的亚硝酸铵。

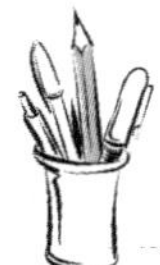

本章小结

1. 烷烃的结构特点是含碳碳单键,通式为 C_nH_{2n+2},化学性质稳定,一般情况下不与强酸、强碱和强氧化剂作用,但在光照条件下可发生取代反应。

2. 烯烃的结构特点是含有碳碳双键(C═C),通式为 C_nH_{2n}。化学性质活泼,容易发生加成、聚合和氧化反应。

3. 炔烃的结构特点是分子中含有碳碳叁键(—C≡C—)。烯烃的通式为 C_nH_{2n-2}。结构中含有两个π键,化学性质没有烯烃活泼,但也具有很高的反应活性。发生加成、氧化和聚合等反应。叁键碳上连有氢原子的炔烃,具有端基炔的特性,生成金属炔化物。

4. 在脂环烃中,三元、四元脂环烃化学性质较活泼,易发生开环加成反应,五元、六元脂环烃不易开环,化学性质不活泼,环越小越易发生开环加成反应。

5. 含有苯环的烃称为芳香烃。苯环上的氢原子被烷基取代得到的产物称为苯的同系物。苯及苯的同系物的分子组成通式为 C_nH_{2n-6}($n\geqslant 6$)。苯具有特殊的环状结构,化学性质比较稳定,一般情况下,不与强氧化剂作用,但在催化剂存在下,容易发生取代反应,如卤代反应、硝化反应、磺化反应等,在特殊情况下,可与氢或氯等发生加成反应。苯的同系物侧链上和苯环相连的碳原子上含有氢原子的易被氧化剂(高锰酸钾)氧化,由此可区别苯和苯的同系物。

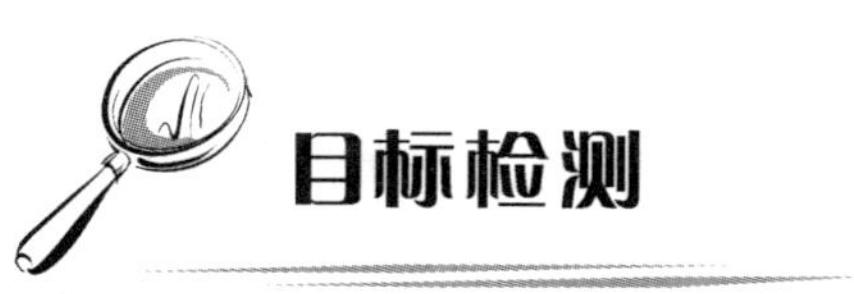

目标检测

一、名词解释

1. 取代反应　　2. 加成反应　　3. 马氏规则

二、填空题

1. 不饱和烃和饱和烃常用________或________试剂鉴别。

2. 芳香烃的芳香性是指芳香烃具________、________、________的反应特征。

3. 烯烃的通式是________,官能团是________;炔烃的通式是________,官能团是________;苯和苯的同系物的通式是________。

4. $(CH_3)_2CH$—称为________基，苯甲基的结构式是________。

5. 矿井中瓦斯爆炸的化学反应式为________。

三、选择题

1. 下列物质中属于饱和链烃的是(　　)。

A. C_4H_6　　B. C_5H_{12}　　C. C_6H_6　　D. C_7H_{14}

2. 甲烷分子的空间几何构型是(　　)。

A. 正四面体　　B. 平面四边形　　C. 线形　　D. 金字塔形

3. 下列烷烃沸点最低的是(　　)。

A. 乙烷　　B. 丙烷　　C. 己烷　　D. 戊烷

4. 异戊烷和新戊烷互为同分异构体的原因是(　　)。

A. 具有相似的化学性质　　B. 具有相同的物理性质

C. 具有相同的结构　　D. 分子式相同但碳链的排列方式不同

5. 下列化合物不能使溴水褪色的是(　　)。

A. 1-丁炔　　B. 2-丁炔　　C. 丁烷　　D. 1-丁炔

6. 与苯不是同系物，但属于芳香烃的是(　　)。

A. 甲苯　　B. 氯苯　　C. 乙苯　　D. 蒽

7. 萘的分子式是(　　)。

A. $C_{14}H_{10}$　　B. $C_{18}H_{30}$　　C. $C_{10}H_8$　　D. $C_{14}H_{22}$

8. 下列反应中不属于取代反应的是(　　)。

A. 在光照条件下，甲烷与氯气反应　　B. 在催化剂条件下，乙烯与氯化氢反应

C. 在催化剂条件下，苯与溴反应　　D. 苯与浓硫酸反应

9. 1-戊烯与 HBr 反应的主要产物是(　　)。

A. 1-溴戊烷　　B. 2-溴戊烷　　C. 2-溴戊烯　　D. 2-甲基-2-溴戊烷

10. 能鉴别丙烯和丙烷的试剂是(　　)。

A. NaOH 溶液　　B. 浓硫酸

C. 溴的四氯化碳溶液　　D. H_2O

11. 分子中各原子在一条直线的是(　　)。

A. CH_4　　B. C_2H_2　　C. C_2H_4　　D. C_6H_6

12. 下列化合物能与银氨溶液反应，产生白色沉淀的是(　　)。

A. 1-丁烯　　B. 1-丁炔　　C. 2-丁烯　　D. 2-戊炔

13. 下列化合物的结构式的系统命名错误的是(　　)。

A. 2,4-二甲基-2-戊烯　　B. 3,3,5-三甲基-1-庚烯

C. 3-丁烯　　D. 2-乙基-1-戊烯

14. 下列化合物不能使高锰酸钾溶液紫红色褪去的是(　　)。

A. 4-甲基-2-戊炔　　B. 3-甲基己烷

C. 环己烯　　D. 甲基环己烯

15. 下列化合物中含有叔碳原子的是(　　)。

A. $CH_3CH(CH_3)_2$　　B. $CH_3(CH_2)_2CH_3$

C. $C(CH_3)_4$　　D. CH_3CH_3

16. 某炔烃加氢后得到 $CH_3CH(CH_3)CH_2CH_3$，该炔烃可能是(　　)。

A. 2-甲基-1-丁炔　　B. 3-甲基-1-丁炔

C. 3-甲基-2-丁炔　　D. 2-甲基-2-丁炔

17. 区分乙苯和苯可以用的试剂是(　　)。

A. $FeCl_3$　　B. $[Ag(NH_3)_2]^+$　　C. $KMnO_4$　　D. $AlCl_3$

四、命名或写出结构简式

(一) 写出下列化合物的名称

1. 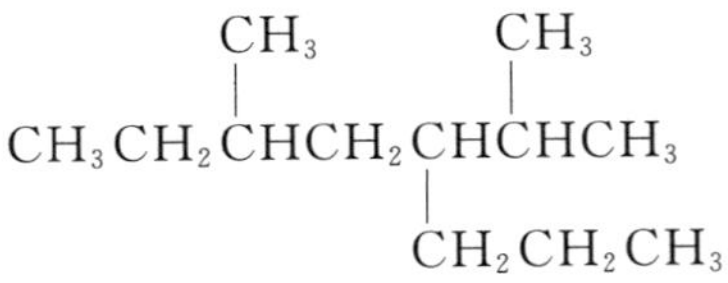 $CH_3CH_2\underset{}{\overset{CH_3}{\overset{|}{C}}}HCH_2\overset{CH_3}{\overset{|}{C}}H\underset{\underset{CH_2CH_2CH_3}{|}}{C}HCH_3$

2. $CH_3CH_2CH_2\underset{\underset{\underset{CH_2CH_3}{|}}{CH_2}}{\overset{}{C}}H\underset{\underset{CH_3}{|}}{\overset{CH_3}{\overset{|}{C}}}HCHCH_3$

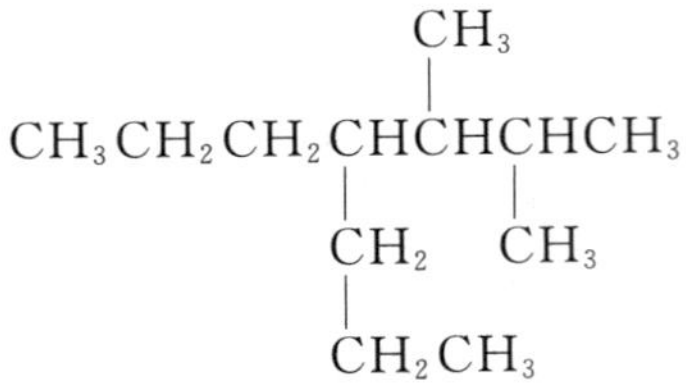

3. $CH_3CH{=}\underset{\underset{CH_2CH_2CH_3}{|}}{C}CH_2CH_3$

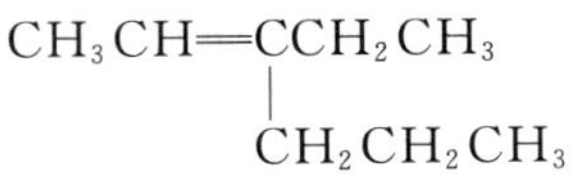

4. 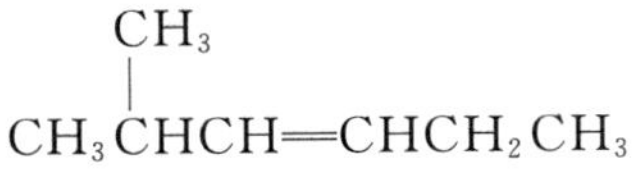 $CH_3\overset{CH_3}{\overset{|}{C}}HCH{=}CHCH_2CH_3$

5. 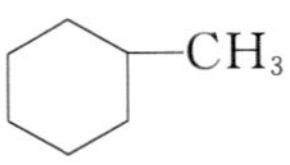 (环己基)—CH_3

6. 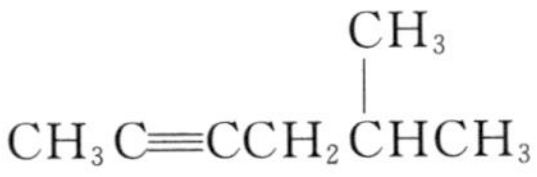 $CH_3C{\equiv}CCH_2\overset{CH_3}{\overset{|}{C}}HCH_3$

7. 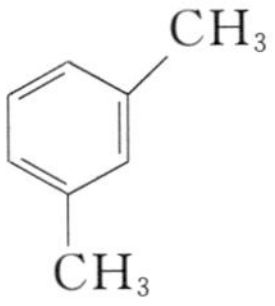 (苯环，间位)CH_3，CH_3

8. 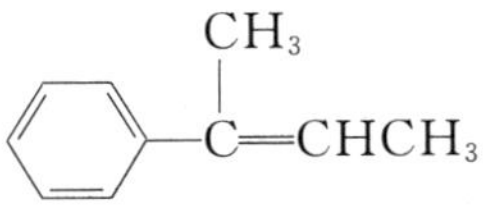 (苯基)—$\overset{CH_3}{\overset{|}{C}}{=}CHCH_3$

9. 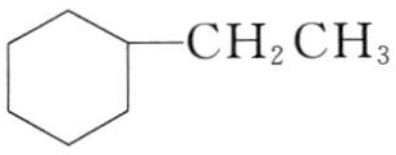 (环己基)—CH_2CH_3

10. 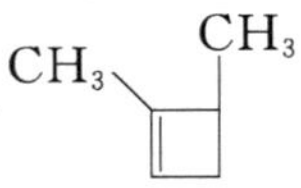 CH_3，CH_3（环丁烯）

(二) 写出下列化合物的结构简式

1. 2-甲基-3-乙基庚烷
2. 5,5-二甲基-3-乙基-1-己炔
3. 乙基环己烷
4. 对甲乙苯
5. 4-甲基-2-己烯

五、完成下列反应式

1. $CH_3-CH{=}CH_2+H_2\xrightarrow{Pt}$

2. $CH_3CH(CH_3)CH{=}CH_2 + HBr \longrightarrow$

3. $CH_3CH_2C(CH_3){=}CHCH_3 \xrightarrow[H^+]{KMnO_4}$

4. $CH{\equiv}CH + HCl \xrightarrow[HgCl_2]{120\sim180\ ℃}$

5. $CH_3{-}C{\equiv}CH + [Ag(NH_3)_2]NO_3 \longrightarrow$

6. $C_6H_5{-}CH_2CH_3 + HNO_3 \xrightarrow{浓\ H_2SO_4}$

7. $CH_3{-}C_6H_4{-}CH(CH_3)_2 \xrightarrow[H^+]{KMnO_4}$

六、用化学方法鉴别下列化合物

1. 乙烷、乙烯和乙炔　　2. 苯和甲苯

（刘晓瀛）

第七章 醇、酚、醚

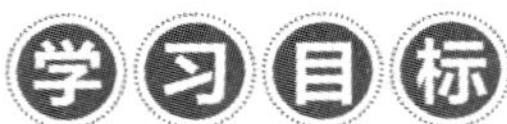

学习目标

1. 掌握醇、酚、醚的结构和主要化学性质。
2. 熟悉醇、酚、醚的分类和命名。
3. 了解常见的醇、酚、醚的性质及其在医学上的用途。

醇、酚、醚都是烃的含氧衍生物，与医学的关系十分密切，有的可直接为医学临床所用(如酒精、甘油、甘露醇等)，有的则是合成药物的原料(如苯酚、甲醇等)。它们在医药上有着广泛的用途。醇、酚、醚的结构通式如下所示，其中，R 代表烃基，Ar 代表芳香烃基。

R—OH	Ar—OH	(Ar)R—O—R′(Ar′)
醇	酚	醚

第一节 醇

一、醇的结构、分类和命名

(一) 醇的结构

水分子(H—O—H)中去掉 1 个氢原子而剩下的原子团(—O—H 或写成—OH)，称为羟基。

乙烷分子中的 1 个氢原子被羟基(—OH)取代后生成了乙醇；环己烷分子中碳原子上的 1 个氢原子被羟基取代生成了环己醇；甲苯分子中甲基上的 1 个氢原子被羟基取代生成了苯甲醇。

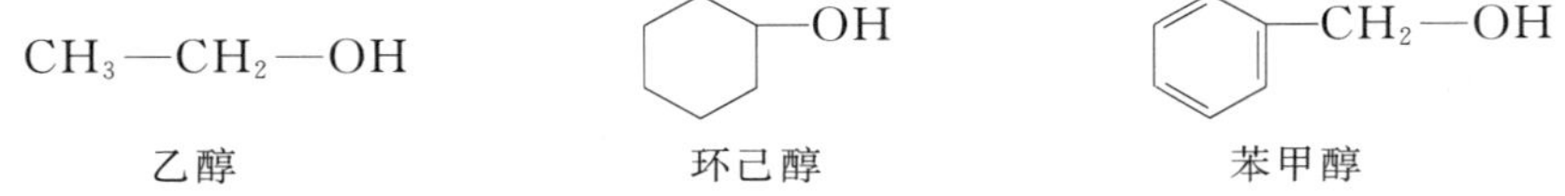

乙醇　　环己醇　　苯甲醇

可见，醇分子中都含有羟基(—OH)。羟基是醇的官能团，称为醇羟基。

从结构上看，醇可以看作链烃、脂环烃或芳香烃侧链饱和碳原子上的氢原子被羟基取代后生成的化合物。

不难看出，醇是由羟基和烃基两部分组成的，可用 R—OH 结构通式来表示。

(二) 醇的分类

醇常见的分类方法有下列 3 种：

(1) 根据醇分子中羟基所连接烃基的种类不同可分为脂肪醇、脂环醇和芳香醇。羟基与脂肪烃基相连的醇称为脂肪醇；羟基与脂环烃基相连的醇称为脂环醇；羟基连接在芳香烃侧链上的醇称为芳香醇。例如：

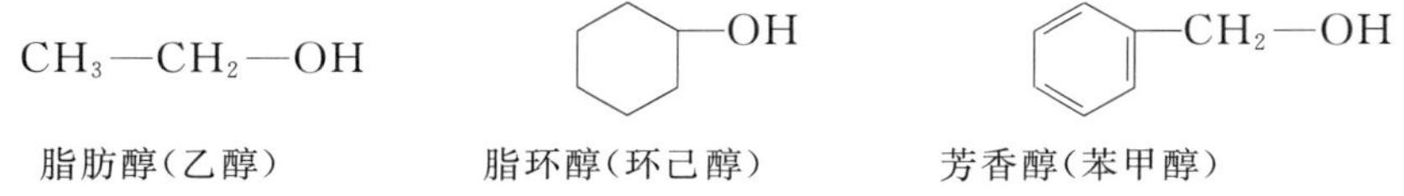

脂肪醇(乙醇)　　脂环醇(环己醇)　　芳香醇(苯甲醇)

(2) 根据醇分子中羟基数目的多少可分为一元醇、二元醇和多元醇。分子中只含有一个羟基的醇称为一元醇；分子中含有 2 个羟基的醇称为二元醇；分子中含有 2 个以上羟基的醇称为多元醇。例如：

$CH_3—CH_2—OH$　　　$\underset{OH}{CH_2}—\underset{OH}{CH_2}$　　　$\underset{OH}{CH_2}—\underset{OH}{CH}—\underset{OH}{CH_2}$

一元醇(乙醇)　　二元醇(乙二醇)　　多元醇(丙三醇)

(3) 根据醇分子中羟基所连碳原子的类型不同可分为伯醇、仲醇和叔醇。羟基连接在伯碳原子上的醇称为伯醇;羟基连接在仲碳原子上的醇称为仲醇;羟基连接在叔碳原子上的醇称为叔醇。例如:

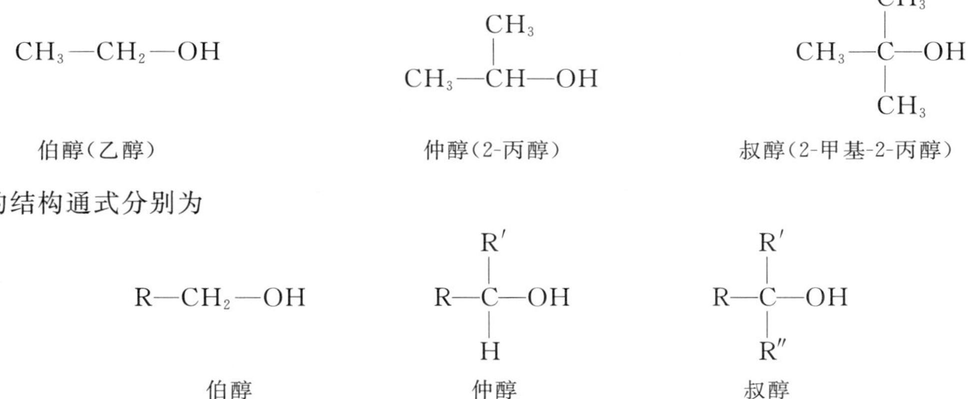

伯醇(乙醇)　　仲醇(2-丙醇)　　叔醇(2-甲基-2-丙醇)

它们的结构通式分别为

伯醇　　仲醇　　叔醇

式中,R、R′、R″可以相同,也可以不同。

(三) 醇的命名

醇的命名有普通命名法、系统命名法和俗名法等。其主要方法有普通命名法和系统命名法。

1. 普通命名法　普通命名法也称习惯命名法,适用于命名结构比较简单的醇。命名时可根据羟基所连接烃基的名称来命名,在烃基的后面加上"醇"即可,"基"字可以省略。例如:

$CH_3—CH_2—CH_2—CH_2—OH$　　　$CH_3—\underset{CH_3}{CH}—CH_2—OH$

正丁醇　　异丁醇

$CH_3—CH_2—\underset{OH}{CH}—CH_3$　　　$CH_3—\overset{CH_3}{\underset{CH_3}{C}}—OH$

仲丁醇　　叔丁醇

(环戊基)—OH　　(苯基)—CH_2—OH

环戊醇　　苯甲醇(苄醇)

2. 系统命名法　对于结构比较复杂的醇,采用系统命名法,步骤如下。

(1) 选主链。选择包括羟基所连接的碳原子在内的最长的碳链作为主链,根据主链上所含碳原子的数目称为"某醇"。

(2)主链编号。从靠近羟基的一端开始,用阿拉伯数字依次给主链碳原子编号,把表示羟基位次的编号写在"某醇"之前,中间用短线隔开,若羟基在1位碳,位次可以省略。

(3)确定取代基。把支链作为取代基,并按取代基从小到大的顺序,将取代基的位次、数目、名称依次写在醇名的前面,阿拉伯数字与汉字之间用短线隔开。醇的系统名称为:取代基位次-取代基名称-官能团位次-主体名称(某醇)。例如:

$\overset{4}{C}H_3—\overset{3}{C}H_2—\underset{OH}{\overset{2}{C}H}—\overset{1}{C}H_3$　　　$\overset{4}{C}H_3—\underset{CH_3}{\overset{3}{C}H}—\underset{OH}{\overset{2}{C}H}—\overset{1}{C}H_3$

2-丁醇　　3-甲基-2-丁醇

$$\underset{5}{CH_3}-\underset{4}{\overset{CH_3}{\overset{|}{CH}}}-\underset{3}{\overset{CH_3}{\overset{|}{CH}}}-\underset{2}{\overset{OH}{\overset{|}{CH}}}-\underset{1}{CH_3}$$

3,4-二甲基-2-戊醇

$$\overset{6}{CH_3}-\overset{5}{CH_2}-\underset{4}{\overset{CH_2-CH_3}{\overset{|}{CH}}}-\overset{3}{\underset{CH_3}{\underset{|}{CH}}}-\overset{2}{\underset{OH}{\underset{|}{CH}}}-\overset{1}{CH_3}$$

3-甲基-4-乙基-2-己醇

脂环醇的命名以醇为母体，并从羟基所连的环碳原子开始编号，编号时尽可能使环上其他取代基处于较小位次。例如：

2-甲基环戊醇

3-甲基环己醇

芳香醇命名时，以脂肪醇为母体，把芳香烃基作为取代基。例如：

$$C_6H_5-CH_2-OH$$

苯甲醇

$$C_6H_5-\underset{\underset{3}{CH_3}}{\underset{|}{\overset{2}{CH}}}-\overset{1}{CH_2}-OH$$

2-苯基丙醇

多元醇命名时，应尽可能选择连有多个羟基在内的最长碳链作为主链，命名为“某某醇”。羟基的位次写在名称“某醇”的前面。例如：

$$\underset{OH}{\underset{|}{CH_2}}-CH_2-\underset{OH}{\underset{|}{CH_2}}$$

1,3-丙二醇

$$\overset{5}{\underset{\underset{6}{CH_3}}{\underset{|}{CH_2}}}-\overset{4}{\underset{OH}{\underset{|}{CH}}}-\overset{3}{CH_2}-\overset{2}{\underset{CH_3}{\underset{|}{CH}}}-\overset{1}{\underset{OH}{\underset{|}{CH_2}}}$$

2-甲基-1,4-己二醇

此外，根据醇的来源或性质，医药学中还常用到俗名，例如：甲醇的俗称为木醇或木精；乙醇俗称酒精；丙三醇俗称甘油；苯甲醇俗称苄醇等。

二、醇的性质

（一）醇的物理性质

常温常压下，含 1～4 个碳原子的低级一元醇是无色的透明中性液体，具有特殊的芳香气味和辛辣味道（酒味）。含 5～11 个碳原子的中级醇是带有难闻气味的油状液体。含有 12 个碳原子以上的高级醇则是无色、无味的蜡状固体。低级醇（1～3 个碳原子）和多元醇能与水以任意比例混溶，但随着相对分子质量的增大，溶解度随之减小。如甲醇、乙醇、丙醇、丙三醇等可以与水以任意比例混溶，丁醇、戊醇仅部分溶于水，己醇、庚醇微溶于水，壬醇以上则不溶于水。

（二）醇的化学性质

羟基是醇的官能团，醇的主要化学性质都发生在羟基以及与其相连的碳原子上。

1. 与活泼金属反应 在结构上，醇和水有相似之处，醇羟基中的氢原子能被活泼金属原子（钾、钠等）所置换，生成金属醇化物并放出氢气。

【演示实验 7-1】 取一绿豆大小的金属钠，放入盛有 1 mL 无水乙醇的试管里，用大拇指堵住试管口，观察反应现象。反应结束后，放开拇指，迅速用火柴点燃生成的气体。然后小心加热试管至液体蒸发近干，加 1 mL 水后用 pH 试纸测其水溶液的酸碱性。实验结果表明，乙醇与金属钠反应，放出氢气并生成乙醇钠，但醇与钠的反应不如水与钠反应那样剧烈，说明乙醇的酸性比水弱。乙醇钠是一种白色固体，比氢氧化钠的碱性还强，性质不稳定，遇水则水解为乙醇和氢氧化钠。反应式如下：

$$\underset{\text{乙醇}}{2CH_3-CH_2-OH}+2Na \longrightarrow \underset{\text{乙醇钠}}{2CH_3-CH_2-ONa}+H_2\uparrow$$

$$CH_3—CH_2—ONa+H_2O \longrightarrow CH_3—CH_2—OH+NaOH$$

各种结构不同的醇与金属钠反应的速率顺序为：甲醇＞伯醇＞仲醇＞叔醇。

2. 与氢卤酸反应 醇与氢卤酸反应，生成卤代烷和水。这是制备卤代烃的重要方法。

$$ROH+HX \longrightarrow RX+H_2O \qquad X=Cl、Br 或 I$$

反应速率取决于酸的性质和醇的结构。

不同类型的氢卤酸反应活性顺序为：HI＞HBr＞HCl。

不同结构的醇的反应活性顺序为：叔醇＞仲醇＞伯醇。

因此，可以用不同结构的醇与氢卤酸反应速率的快慢来鉴别叔醇、仲醇和伯醇。

无水氯化锌的浓盐酸溶液称为卢卡斯试剂。含 6 个以下碳原子的醇溶于该试剂中，但反应后生成的卤代烷却不溶解，而以细小的液珠分散在卢卡斯试剂中，使反应液浑浊，所以可根据反应液变浑浊所需时间的长短来判断醇的类型。一般叔醇立即反应使溶液变浑浊；仲醇需十几分钟后变浑浊；伯醇在室温下放置数小时才见浑浊。此法可用于鉴别含 6 个碳原子以下的醇。

3. 酯化反应 醇与含氧无机酸（如硝酸、亚硝酸、硫酸、磷酸等）反应，分子间脱水生成无机酸酯。酯相当于醇和酸分子间失去一分子水后相互结合成的化合物。这种酸和醇脱水生成酯和水的反应称为酯化反应。例如：

$$\underset{\text{异戊醇}}{CH_3—\overset{\displaystyle CH_3}{\overset{|}{C}H}—CH_2—CH_2OH} + \underset{\text{亚硝酸}}{HO—NO} \longrightarrow \underset{\text{亚硝酸异戊酯}}{CH_3—\overset{\displaystyle CH_3}{\overset{|}{C}H}—CH_2—CH_2—ONO} + H_2O$$

亚硝酸异戊酯用作血管舒张药，可缓解心绞痛，但副作用大。

$$\underset{\text{甘油}}{\begin{array}{l}CH_2—OH\\ |\\ CH—OH\\ |\\ CH_2—OH\end{array}} + \underset{\text{硝酸}}{\begin{array}{l}HO—NO_2\\ \\ HO—NO_2\\ \\ HO—NO_2\end{array}} \longrightarrow \underset{\text{三硝酸甘油酯}}{\begin{array}{l}CH_2—ONO_2\\ |\\ CH—ONO_2\\ |\\ CH_2—ONO_2\end{array}} +3H_2O$$

三硝酸甘油酯俗称硝酸甘油，能松弛平滑肌，具有扩张冠状动脉、微血管作用，可缓解心绞痛，用作心脏病的急救药物。

4. 脱水反应 在脱水剂（如浓硫酸等）存在下与醇共热，可发生脱水反应，其脱水方式随反应温度不同而异。醇类化合物按 2 种方式脱水。一般规律是：在较高温度下有利于发生分子内脱水主要生成烯烃；在较低温度下有利于发生分子间脱水主要生成醚。

（1）分子内脱水。乙醇与浓硫酸共热到 170 ℃左右，发生分子内脱水，生成乙烯。其反应式为

$$\underset{\text{乙醇}}{\begin{array}{cc}CH_2—&CH_2\\ |&|\\ \boxed{H}&\boxed{OH}\end{array}} \xrightarrow[170\ ℃]{浓\ H_2SO_4} \underset{\text{乙烯}}{CH_2=CH_2}+H_2O$$

在适当条件下，从一个有机化合物分子中脱去一个小分子（如水、卤化氢等）生成不饱和化合物的反应称为消除反应（也称消去反应）。

仲醇和叔醇发生分子内脱水时，消除反应的方向是羟基主要和含氢较少的 β-碳原子上的氢原子脱水，遵循扎依采夫规则，主要产物是双键碳原子上连有较多烃基的烯烃。例如：

$$CH_3—CH_2—CH_2—\underset{\displaystyle OH}{\underset{|}{C}H}—CH_3 \xrightarrow{-H_2O} \begin{cases}\underset{\text{2-戊烯}}{CH_3—CH_2—CH=CH—CH_3} & \text{主要产物}\\ \underset{\text{1-戊烯}}{CH_3—CH_2—CH_2—CH=CH_2} & \text{次要产物}\end{cases}$$

不同结构的醇，发生分子内脱水反应的难易程度是不一样的，叔醇最容易脱水，其次是仲醇，伯醇最难

脱水，即反应活性顺序为：叔醇＞ 仲醇＞伯醇。醇分子内脱水也常发生在人体的代谢过程中，某些含羟基的化合物在酶的催化下也会脱水形成含有双键的化合物。

（2）分子间脱水。乙醇与浓硫酸共热到 140 ℃左右时，发生分子间脱水生成乙醚。脱水是由一分子醇中的羟基与另一分子醇羟基中的氢原子间进行，这种方式属于取代反应，反应式为

$$\underset{\text{乙醇}}{CH_3-CH_2-O-H+HO-CH_2-CH_3} \xrightarrow[140\ ^\circ C]{\text{浓}H_2SO_4} \underset{\text{乙醚}}{CH_3-CH_2-O-CH_2-CH_3}+H_2O$$

醇分子去掉羟基中的氢原子以后，剩下的原子团称为烃氧基。例如：

$$\underset{\text{甲氧基}}{CH_3-O-} \qquad \underset{\text{乙氧基}}{CH_3-CH_2-O-}$$

5. 氧化反应 醇分子中与羟基相连的碳原子（α-碳原子）上的氢原子，由于受醇羟基的影响而比较活泼，易被氧化。醇的种类不同，其氧化的产物是不同的。

（1）醇的加氧氧化。在银或铜的催化下，醇可以被空气中的氧气氧化。

【演示实验 7-2】 在干燥的试管中加无水乙醇 3 mL，然后将一根一头弯曲成螺旋状的细铜丝在酒精灯上灼烧到红热，立即插入试管里的乙醇中，如此重复操作 3～4 次。仔细观察铜丝表面的颜色变化，并闻一下试管内液体的气味。

可以看到，铜丝加热到红热后插入乙醇溶液时，铜丝表面由蓝黑色（CuO）变成紫红色（Cu），最后可从试管液体内闻到一种刺鼻的气味。化学反应式为

$$\underset{\text{乙醇}}{CH_3-\overset{\overset{H}{|}}{\underset{\underset{H}{|}}{C}}-OH}+O_2 \xrightarrow{Cu} \left[CH_3-\overset{\overset{OH}{|}}{\underset{\underset{H}{|}}{C}}-OH\right] \longrightarrow \underset{\text{乙醛}}{CH_3-\underset{\underset{H}{|}}{C}=O}+H_2O$$

上式反应中，α-碳原子上的氢原子被氧化成羟基后，同一个碳原子上连有两个羟基，这种结构很不稳定，易失去一分子水。所以乙醇氧化生成乙醛。对于异丙醇的加氧氧化，其反应式为

$$\underset{\text{异丙醇}}{CH_3-\overset{\overset{CH_3}{|}}{\underset{\underset{H}{|}}{C}}-OH}+O_2 \xrightarrow{Cu} \left[CH_3-\overset{\overset{CH_3}{|}}{\underset{\underset{OH}{|}}{C}}-OH\right] \longrightarrow \underset{\text{丙酮}}{CH_3-\underset{\underset{CH_3}{|}}{C}=O}+H_2O$$

由以上反应可以看出，伯醇氧化生成醛，仲醇氧化生成酮。由于叔醇分子中的 α-碳原子上没有氢原子，所以在同样的条件下不易被氧化；但在强烈条件下则发生碳链断裂氧化，生成碳原子数较少的氧化产物。

（2）醇的脱氢氧化。在催化剂（铂）存在下，伯醇和仲醇还能够发生脱氢反应，生成醛和酮。例如：

$$\underset{\text{伯醇}}{R-\overset{\overset{H}{|}}{\underset{\underset{H}{|}}{C}}-OH} \xrightarrow[-2H]{Pt} \underset{\text{醛}}{R-\underset{\underset{H}{|}}{C}=O}$$

$$\underset{\text{仲醇}}{R-\overset{\overset{H}{|}}{\underset{\underset{R'}{|}}{C}}-OH} \xrightarrow[-2H]{Pt} \underset{\text{酮}}{R-\underset{\underset{R'}{|}}{C}=O}$$

在有机化学中，物质得到氧或失去氢的反应称为氧化反应，反之，物质失去氧或得到氢的反应称为还

原反应。

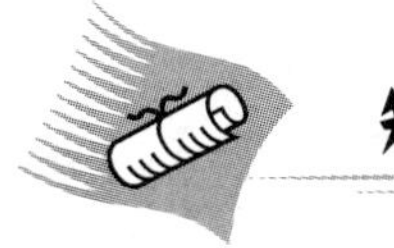

知识链接

生物氧化

在人体内酶的催化下，某些含有羟基的化合物能脱氢氧化形成含羰基的化合物，这个过程称为生物氧化。例如，乙醇在肝内通过酶的催化作用氧化成为乙酸，乙酸可被细胞利用。但肝不能转化过量的乙醇，所以饮酒过量时，大量的乙醇就继续在血液中进行物质循环，最终引起酒精中毒。

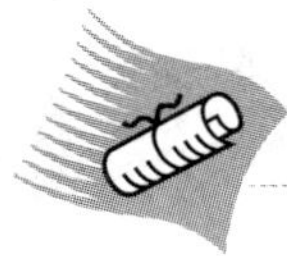

知识链接

酒精检测

司机酒后驾车容易肇事，因此交通法规禁止酒后驾车。交通警察使用酒精分析仪能快速、准确地测定出驾驶员呼出气体中的乙醇含量，从而判断其是否为酒后驾车。因为酒精分析仪内装有三氧化铬，是一种橙红色晶体，是具有很强的氧化能力的氧化剂，能快速使乙醇氧化，自身被还原为绿色的三价铬离子。当被测人员对准酒精分析仪呼吸时，如果呼出气体中含有一定比例的乙醇蒸气，分析仪内的三氧化铬就会迅速与之反应。分析仪中铬离子颜色变化通过电子传感器元件转换成电信号，并使酒精分析器的蜂鸣发出声响，表示被测人员饮用过含有酒精的饮料。

6. 邻多元醇的特性

【演示实验 7-3】 在试管中分别加入 0.5 mol·L^{-1} $CuSO_4$ 溶液 1 mL 和 2 mol·L^{-1} NaOH 溶液 1 mL，得到 $Cu(OH)_2$ 沉淀。待沉淀下沉后，用滴管吸去上层的清液，将沉淀分装在两支试管中，在其中一支试管中加入甘油 15 滴，另一支试管中加入乙醇 15 滴，用力振荡，观察有何现象发生。

可以看到，加入甘油的试管形成了深蓝色的溶液。反应式如下：

$$CuSO_4 + 2NaOH \longrightarrow Na_2SO_4 + Cu(OH)_2$$

$$\begin{array}{l} CH_2-OH \\ | \\ CH-OH \\ | \\ CH_2-OH \end{array} + Cu(OH)_2 \longrightarrow \begin{array}{l} CH_2-O \\ | \qquad\quad \diagdown \\ CH-O \diagup \; Cu \\ | \\ CH_2-OH \end{array} + 2H_2O$$

甘油 　　　　　　　　甘油铜(深蓝色)

具有 2 个或更多相邻羟基的醇(如乙二醇、丙三醇等)能与新配制的氢氧化铜反应，使其沉淀溶解并生成深蓝色的溶液。利用此特性可鉴别含有 2 个相邻羟基结构的有机化合物。

三、常见的醇

(一) 甲醇

甲醇(CH_3OH)是最简单的饱和一元醇。因最初是从木材干馏得到的，所以又称为木醇或木精。甲醇是无色透明的液体，沸点为 64.5 ℃，能溶于水、乙醇、乙醚、丙酮、苯和其他有机溶剂中，易燃，有酒精味，有很强的毒性。当甲醇被误服或从消化道、呼吸道进入或皮肤接触都将会对人体产生毒性反应。急性反应表现为头痛、疲倦、恶心、视力减弱，甚至失明(误服 10 mL 以上即可失明)、循环性虚脱，呼吸困难甚至死亡(30 mL 可导致死亡)。

甲醇可用作溶剂,也是重要的化工原料,用于制备甲醛、氯仿等。

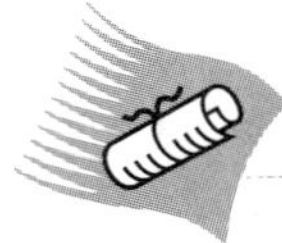

知识链接

甲醇中毒

工业酒精中往往含有甲醇。甲醇具有酒精的气味,并且能与水和酒精互溶。甲醇的毒性是非常大的,在体内经酶的作用,先氧化成甲醛,继而氧化成甲酸,甲酸会导致酸中毒症状;甲醛则对视网膜细胞有特殊的毒性作用,还可引起神经系统的功能障碍,对肝脏也有毒性作用。

甲醇可经消化道、呼吸道、皮肤接触进入机体,主要聚集在脑脊液、眼房水和玻璃体内,经肺缓慢排出一部分,肾脏也可排出小部分,因此这些组织受到的损害最大,甲醇中毒主要造成脑水肿、充血、脑膜出血,视神经和视网膜萎缩,肺充血、水肿,肝、肾浊肿等。人体摄入 5～10 mL 甲醇即可引起中毒,10 mL 以上可造成失明,30 mL 可导致死亡。

在实际工作中应尽量避免使用甲醇,尤其是有神经系统疾病及眼病者。必须使用时,所用仪器设备应充分密闭,皮肤污染后应及时冲洗,以免受到甲醇的毒害。

(二) 乙醇

乙醇(CH_3CH_2OH)俗称酒精,是饮用酒(白酒、黄酒、啤酒)的主要成分。纯净的乙醇是无色透明、易挥发、易燃的液体,具有特殊的气味和辛辣味道(酒味),沸点 78.5 ℃,能与水及大多数有机溶剂混溶,毒性小。乙醇能使细菌的蛋白质变性,临床上用体积分数为 75%的乙醇溶液作外用消毒剂,又称消毒酒精;利用乙醇挥发时能吸收热量的性质,临床上常用体积分数为 25%～50%的乙醇溶液给高热病人擦浴,可以达到退热、降温的目的;体积分数在 99.5%以上的称为无水乙醇,又称绝对酒精,主要用作化学试剂,是重要的有机溶剂和化工原料。体积分数为 95%的乙醇又称为药用酒精,在医药中主要用于提取中草药的有效成分、配制液体试剂等。在药剂上将生药与化学药品用不同浓度的乙醇浸出或溶解制成液体称为酊剂。例如,碘酊(俗称碘酒)就是将碘和碘化钾(助溶剂)溶于乙醇制成的。

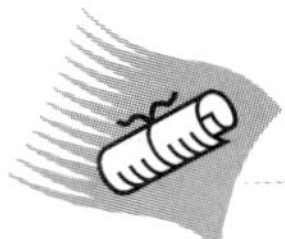

知识链接

酒精中毒的家庭护理

酒精中毒俗称醉酒,是由于一次饮用大量的酒类饮料后引起的中枢神经系统的兴奋及抑制状态。日常饮用的各类酒,都含有不同量的酒精(乙醇),饮料含乙醇量越高,吸收越快,越易醉人。

一旦饮酒过量,就会醉酒,引起急性酒精中毒。醉酒后,对中度以上酒精中毒的病人,应尽快送往医院,进行洗胃、输液等治疗,如果抢救及时,一般不会留后遗症。对轻度酒精中毒者,应迅速采取解酒措施,减轻酒精对机体的伤害。

解酒的措施:①使醉酒者安静睡下,冬天注意保暖,头部给予冷敷。②尽快催吐,可用筷子刺激咽部催吐,以减轻酒精对胃黏膜的刺激。③可多喝水(温开水、淡盐水、糖水或蜂蜜水、绿豆汤等),降低血中酒精浓度,并加快排尿,使酒精迅速随尿排出。④多吃水果,如梨、橘子、苹果、西瓜、番茄等,用果糖把酒精烧掉。⑤可服用维生素 B_1 和维生素 E,促进酒精的分解。⑥醉意较浓的,可取白糖 5 g 加食醋 30 mL,待白糖溶解后,一次饮服。

（三）丙三醇

丙三醇（$\underset{\text{OH}}{\underset{|}{CH_2}}—\underset{\text{OH}}{\underset{|}{CH}}—\underset{\text{OH}}{\underset{|}{CH_2}}$）俗称甘油，是一种无色、无臭、略带甜味的黏稠性液体，沸点 290 ℃，比水重，能与水以任意比例混溶。甘油有润肤作用，但由于它本身吸湿性很强且对皮肤有刺激作用，故使用时需用 1∶3 的适量水稀释。临床上常用甘油栓或 50％甘油溶液灌肠，以治疗便秘。

（四）苯甲醇

苯甲醇（$C_6H_5—CH_2—OH$）又名苄醇，是最简单的芳香醇，为无色液体，具有芳香气味，微溶于水，易溶于有机溶剂。苯甲醇具有微弱的麻醉作用，既能镇痛又能防腐。含有苯甲醇的注射用水称为无痛水。目前医疗上使用的青霉素稀释液就是 2％ 苯甲醇的灭菌溶液，可减轻注射该药时的疼痛。10％ 的苯甲醇软膏或洗剂为局部止痒剂。

（五）己六醇

己六醇（$H—\overset{\text{OH}}{\overset{|}{\underset{\text{H}}{\underset{|}{C}}}}—\overset{\text{OH}}{\overset{|}{\underset{\text{H}}{\underset{|}{C}}}}—\overset{\text{OH}}{\overset{|}{\underset{\text{H}}{\underset{|}{C}}}}—\overset{\text{OH}}{\overset{|}{\underset{\text{H}}{\underset{|}{C}}}}—\overset{\text{OH}}{\overset{|}{\underset{\text{H}}{\underset{|}{C}}}}—\overset{\text{OH}}{\overset{|}{\underset{\text{H}}{\underset{|}{C}}}}—H$）又名甘露醇，是一种无色、无臭的晶体粉末，易溶于水，略有甜味。它广泛分布于植物中，许多蔬菜及果实中都含有。临床上常用的 200 $g \cdot L^{-1}$ 甘露醇溶液是高渗溶液，可用于治疗脑水肿，以降低颅内压。它还是临床上常用的脱水剂。

（六）环己六醇

环己六醇（环己烷六个碳上各连一个 OH：OH、HO—、—OH、HO—、—OH、OH）又名肌醇，为白色结晶性粉末，无臭，味甜，易溶于水，水溶液呈中性。肌醇是某些酵母生长所必需的营养素，也与体内蛋白质的合成、二氧化碳的固定和氨基酸的转移过程有关，能促进肝和其他组织中的脂肪代谢，降低血脂，可作为肝炎的辅助治疗药物，常用以治疗脂肪肝，改善肝功能。

第二节　酚

一、酚的结构、分类和命名

从结构上看，芳香烃分子中苯环上的氢原子被羟基取代后生成的化合物称为酚。例如：

苯酚（C_6H_5OH）　邻甲酚（邻甲基苯酚）（OH、CH_3）　间硝基苯酚（OH、NO_2）

酚中的羟基又称为酚羟基，是酚的官能团。由此可见，酚是由芳基和酚羟基共同组成的。

根据分子中所含酚羟基的数目不同，可分为一元酚、二元酚和多元酚。按芳基不同又可分为苯酚、萘酚、菲酚、蒽酚等。

酚的命名是以酚为母体，芳环上其他原子、原子团或烃基作为取代基，它们与酚羟基的相对位置可用阿拉伯数字表示，编号从芳环上连有酚羟基的碳原子开始，也可以用邻、间、对表示取代基与酚羟基间的位置。例如：

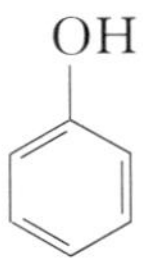

苯酚 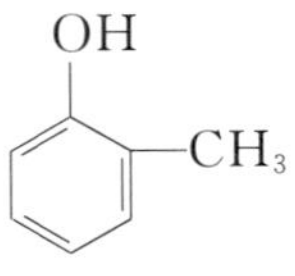　2-甲酚(邻甲酚) 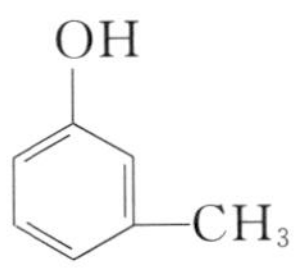　3-甲酚(间甲酚)

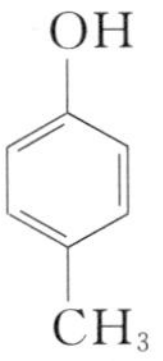

4-甲酚(对甲酚) 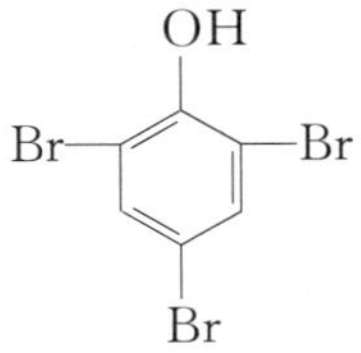　2,4,6-三溴苯酚 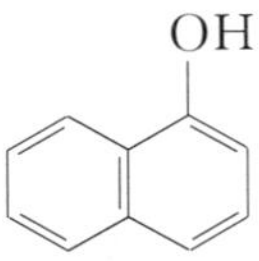　1-萘酚(α-萘酚)

二元酚命名时以二酚为母体,两个酚羟基间的相对位置用阿拉伯数字或邻、间、对表示。例如:

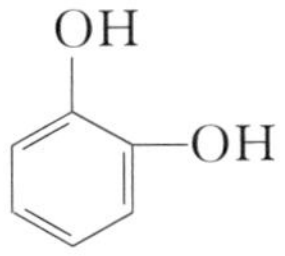

1,2-苯二酚(邻苯二酚) 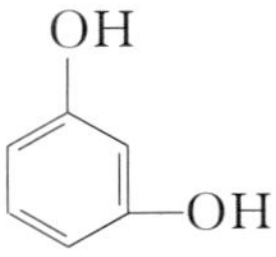　1,3-苯二酚(间苯二酚) 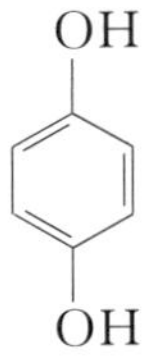　1,4-苯二酚(对苯二酚)

三元酚命名时,以三酚为母体,酚羟基的相对位置用阿拉伯数字或连、偏、对称表示。例如:

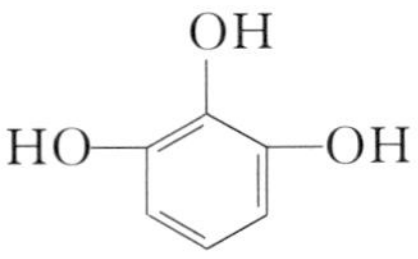

1,2,3-苯三酚(连苯三酚) 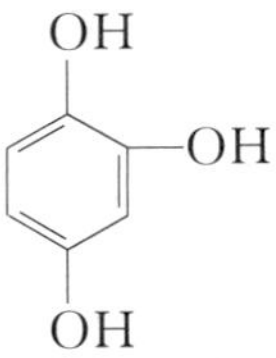　1,2,4-苯三酚(偏苯三酚) 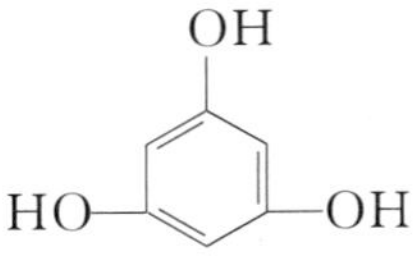　1,3,5-苯三酚(对称苯三酚)

二、酚的性质

除少数酚是液体外,大多数酚都是固体。由于酚分子间能形成氢键,所以酚的熔点、沸点比相对分子质量相近的芳烃高。酚能溶于乙醇、乙醚、苯等有机溶剂。由于酚与水也能形成氢键,因此在水中也有一定的溶解度,含酚羟基越多,在水中的溶解度越大。一元酚微溶于水,多元酚易溶于水。

酚具有特殊的气味,纯净的酚无色,但由于酚易被空气氧化,所以常带有不同程度的黄色或红色。

由于酚和醇都含有羟基,它们的性质有某些相似之处,但酚羟基与醇羟基所连接的烃基不同,因此它们的化学性质又有明显的差别。

(一) 弱酸性

由于苯环对酚羟基的影响,使酚羟基的氢与氧之间的结合力减弱,酚羟基上的氢原子可质子化,具有一定的活泼性。在水溶液里,能电离出极少量的氢离子,具有极弱的酸性,但不能使指示剂变色。

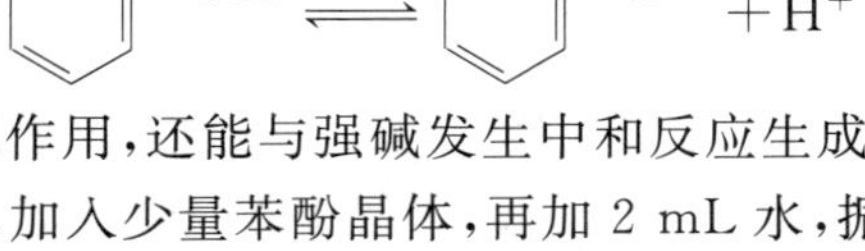

$$C_6H_5-OH \rightleftharpoons C_6H_5-O^- + H^+$$

酚不仅像醇那样能与活泼金属作用,还能与强碱发生中和反应生成盐。而醇与强碱几乎不发生反应。

【演示实验 7-4】 取 1 支试管,加入少量苯酚晶体,再加 2 mL 水,振荡,观察现象,然后往试管里逐滴加入 5% 的氢氧化钠溶液,振荡,观察现象。

可以看到,苯酚晶体加水后,经振荡后试管内物质呈浑浊状,这是因为常温时苯酚在水中的溶解度不大。加入氢氧化钠溶液后,浑浊液变得澄清透明,是因为二者反应生成了易溶于水的苯酚钠。

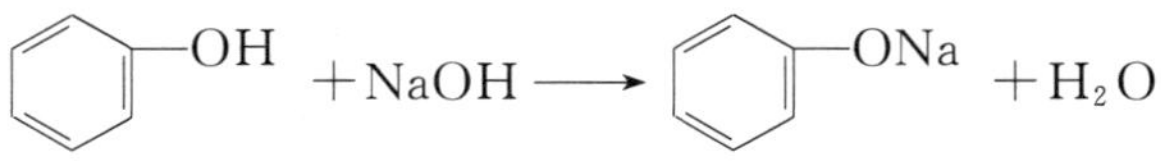

$$\underset{\text{苯酚}}{C_6H_5-OH} + NaOH \longrightarrow \underset{\text{苯酚钠}}{C_6H_5-ONa} + H_2O$$

在苯酚钠的溶液中通入二氧化碳，可使苯酚游离出来。说明苯酚的酸性比碳酸的弱。

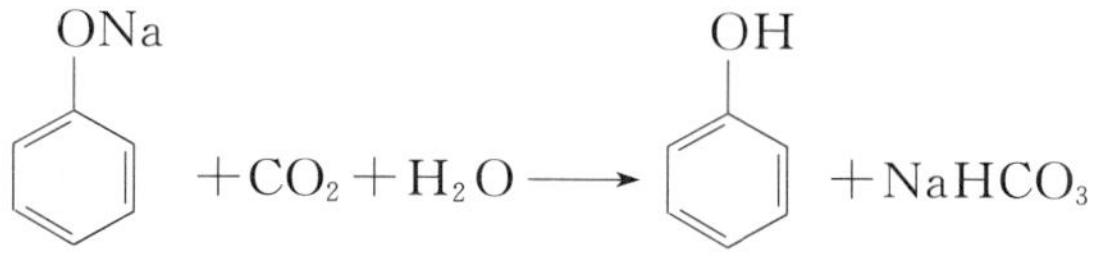

$$C_6H_5ONa + CO_2 + H_2O \longrightarrow C_6H_5OH + NaHCO_3$$

（二）与三氯化铁的显色反应

【演示实验 7-5】 在盛有 1 mL 饱和苯酚溶液的试管中，滴加 5 滴 0.06 $mol \cdot L^{-1}$ 的三氯化铁溶液，振荡，观察现象。

可以看到，苯酚溶液立即显紫色。这是苯酚的很灵敏的特性反应。因此，常利用这一反应把苯酚与其他化合物区别开来。

大多数酚都能与三氯化铁溶液发生显色反应。例如：与苯酚、间甲二酚、1,3,5-苯三酚显紫色；与甲酚显蓝色；与邻苯二酚、对苯二酚显绿色；与 1,2,3-苯三酚显红色等。

（三）氧化反应

酚类很容易被氧化，氧化产物很复杂。例如，纯苯酚是无色的晶体，在空气中能被氧化成粉红色、红色或暗红色。如用重铬酸钾和硫酸作氧化剂，苯酚可被氧化成对苯醌。多元酚更易被氧化，甚至在室温下也能被弱氧化剂所氧化。由于酚类容易被氧化，所以在保存酚及其含有酚羟基的药物时，应避免与空气接触，必要时须加抗氧剂。

（四）苯环上的取代反应

由于苯环受酚羟基的影响，苯环上酚羟基的邻位和对位的氢原子变得活泼，容易发生卤代、硝化和磺化等取代反应。

1. 卤代反应

【演示实验 7-6】 在盛有 1 mL 饱和苯酚溶液的试管中，逐滴加入饱和溴水，观察现象。

可以看到，溶液立即产生白色沉淀，其反应式为

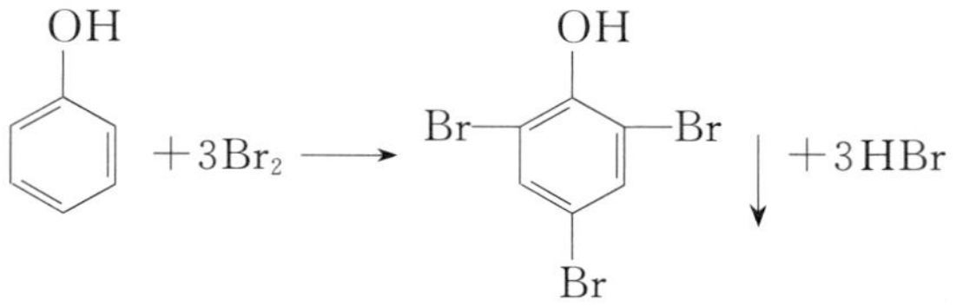

$$C_6H_5OH + 3Br_2 \longrightarrow C_6H_2Br_3OH\downarrow + 3HBr$$

苯酚　　　2,4,6-三溴苯酚（白色）

这个反应非常灵敏，可以用作苯酚的鉴别和苯酚的定性分析和定量分析。

2. 硝化反应 苯酚与稀硝酸在室温下反应生成邻硝基苯酚和对硝基苯酚。

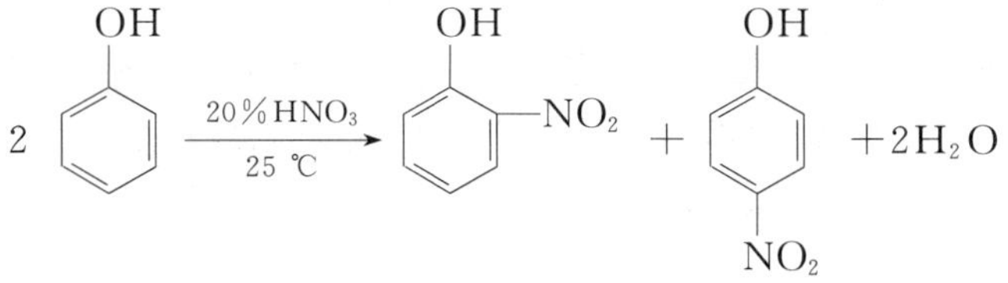

$$2C_6H_5OH \xrightarrow[25\ ℃]{20\%HNO_3} o\text{-}NO_2C_6H_4OH + p\text{-}NO_2C_6H_4OH + 2H_2O$$

3. 磺化反应 苯酚与浓硫酸反应，在室温时主要产物是邻羟基苯磺酸，在 100 ℃时主要产物是对羟基苯磺酸。

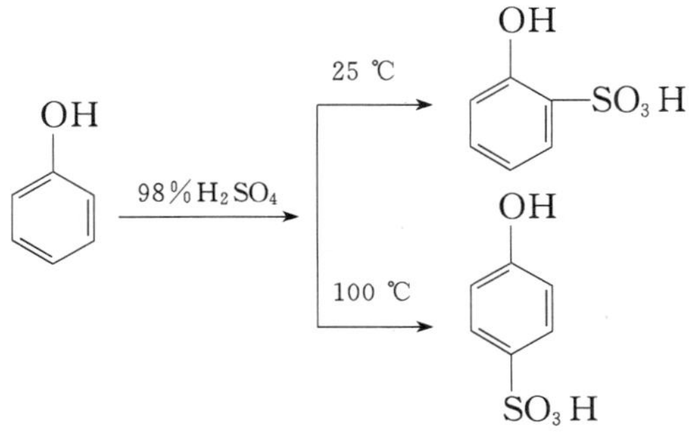

$$C_6H_5OH \xrightarrow{98\%H_2SO_4} \begin{cases} \xrightarrow{25\ ℃} o\text{-}HOC_6H_4SO_3H \\ \xrightarrow{100\ ℃} p\text{-}HOC_6H_4SO_3H \end{cases}$$

三、常见的酚

（一）苯酚

苯酚（C_6H_5—OH）又简称为酚，俗称石炭酸，因最初是从煤炭中提取的，又具有弱酸性而得名。苯酚为无色针状结晶，熔点为 43 ℃，沸点为 182 ℃。具有特殊气味，常因易被空气氧化而变为粉红色甚至深红色。常温下微溶于水而使溶液呈现浑浊，但当温度高于 65 ℃时，能与水以任意比例混溶。苯酚可溶于乙醇、乙醚、苯等有机溶剂。

苯酚能凝固蛋白质，使蛋白质变性，故有杀菌作用，在医药上常用作消毒剂和防腐剂。3%～5%的苯酚水溶液用于外科器械的消毒，5%的苯酚水溶液可用作生物制剂的防腐剂，1%的苯酚水溶液可用于皮肤止痒。但苯酚有毒，苯酚及其溶液对皮肤有腐蚀性，使用时要小心。

苯酚易被氧化，应盛放在棕色瓶中避光保存。苯酚是重要的化工原料，用于制造塑料、染料、药物等。

（二）甲酚

甲酚有邻、间、对 3 种异构体，因其来源于煤焦油，故又名煤酚。

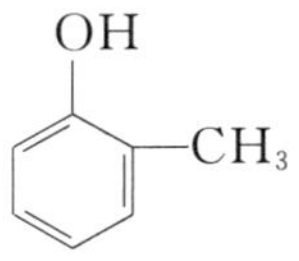

邻甲酚（沸点 192 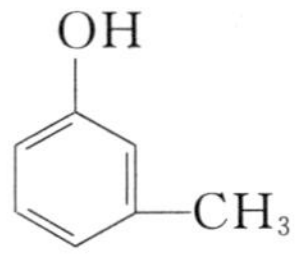 ℃）　间甲酚（沸点 202 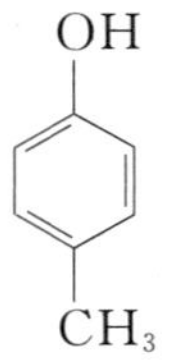 ℃）　对甲酚（沸点 202 ℃）

由于这 3 种异构体的沸点相近，一般不易分离，常使用它们的混合物。煤酚的杀菌能力比苯酚强，因为它难溶于水，能溶于肥皂溶液，故常配制成 50% 的肥皂溶液，称为煤酚皂溶液，俗称“来苏儿”，常用于器械和环境消毒。

（三）苯二酚

苯二酚有 3 种同分异构体，即

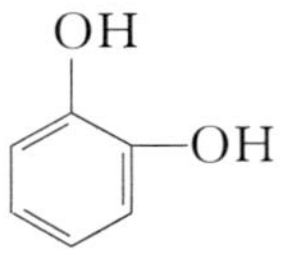

邻苯二酚（儿茶酚） 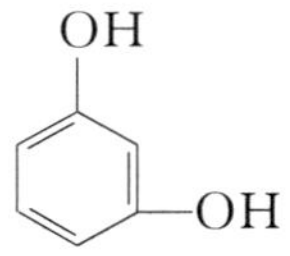　间苯二酚（雷锁辛） 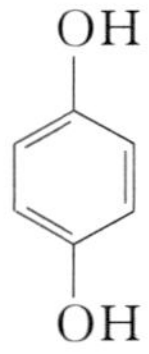　对苯二酚（氢醌）

邻苯二酚俗名为儿茶酚，间苯二酚俗名为雷锁辛，对苯二酚俗名为氢醌。这 3 种异构体均为无色的结晶，邻苯二酚和间苯二酚易溶于水，而对苯二酚由于结构对称，它的熔点最高，在水中的溶解度最小。

间苯二酚具有抗细菌和真菌的作用，强度仅为苯酚的三分之一，刺激性小，其 2%～10%的油膏及洗剂用于治疗皮肤病，如湿疹和癣症等。

对苯二酚和邻苯二酚易被氧化，可用作还原剂。在生物体内，它们则以衍生物的形式存在。例如，人体代谢的中间产物 3,4-二羟基苯丙氨酸（又名多巴）和医学上常用的肾上腺素中均含有儿茶酚的结构，具有升高血压和止喘的作用。

（四）萘酚

萘酚有两种异构体：

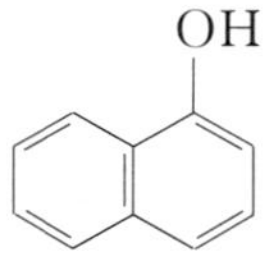

α-萘酚（1-萘酚） 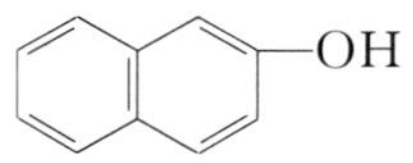　β-萘酚（2-萘酚）

α-萘酚是黄色结晶，与三氯化铁水溶液作用生成紫色沉淀。β-萘酚是无色结晶，与三氯化铁作用生成绿色沉淀。这两种萘酚都是合成染料的原料。此外，α-萘酚可作为鉴定糖类的试剂，β-萘酚则具有抗细菌、霉菌和寄生虫的作用。

（五）维生素 E

维生素 E 是一种天然存在的酚，广泛存在于各种食物中，在麦胚油中含量最高，各种油料种子、坚果类、谷类、豆类中含量也很丰富。因它与动物生殖功能有关，故又称为生育酚，生育酚在自然界中有 α、β、γ、δ 等多种异构体，其中 α-生育酚（维生素 E）活性最高。

维生素 E 是黄色油状物，熔点 2.5～3.5 ℃，临床上常用以治疗先兆流产和习惯性流产，近年来还用于治疗痔疮、冻疮，各种类型的肌痉挛，胃及十二指肠溃疡等。维生素 E 可作为体内自由基的清除剂或抗氧化剂，具有延缓衰老的作用。

第三节　醚

一、醚的结构、分类和命名

由两个烃基通过一个氧原子连接起来的化合物称为醚。醚也可以看作醇或酚羟基上的氢原子被烃基取代的产物。开链醚的结构通式为

$$(Ar)R—O—R'(Ar')$$

式中的两个烃基可以相同，也可以不同。

根据与氧原子相连的烃基的结构或方式不同，醚可分为单醚、混醚和环醚。与氧原子相连的 2 个烃基相同的醚称为单醚，如乙醚；2 个烃基不相同的醚称为混醚，如甲乙醚；具有环状结构的醚称为环醚，如环氧乙烷。2 个烃基都是脂肪烃基的醚称为脂肪醚；1 个或 2 个烃基是芳香基的醚称为芳香醚。

单醚命名时，先写出与氧原子相连的烃基名称，在前面加“二”字，把“基”字改写为醚字。若烃基是烷基，往往把“二”省略。例如：

$$CH_3CH_2—O—CH_2CH_3$$

乙醚

$$C_6H_5—O—C_6H_5$$

二苯醚

命名脂肪混醚时，把较小的烃基放在较大烃基的前面，芳香烃基在烷基前面，把“基”字全部省略，后面加醚字。例如：

$$CH_3—O—CH_2—CH_3$$

甲乙醚

$$C_6H_5—O—CH_2—CH_3$$

苯乙醚

环醚可以称为环氧“某”烷，也可以按杂环化合物的名称命名。例如：

$$H_2C—CH_2 \text{（两个碳原子共同与 O 相连成环）}$$

环氧乙烷

$$H_2C—CH_2,\ H_2C\ \ CH_2 \text{（四个亚甲基与 O 相连成五元环）}$$

四氢呋喃

对于结构复杂的醚，可将它看作烷氧基取代的烃来命名。例如：

$$\overset{6}{C}H_3\overset{5}{C}H(OCH_3)\overset{4}{C}H_2\overset{3}{C}H_2\overset{2}{C}H(CH_3)\overset{1}{C}H_3$$

2-甲基-5-甲氧基己烷

$$\overset{4}{C}H_2(OCH_2CH_3)\overset{3}{C}H_2\overset{2}{C}H{=}\overset{1}{C}H_2$$

4-乙氧基-1-丁烯

醚与同碳原子数的醇互为同分异构体，属于官能团异构。例如，甲醚和乙醇互为同分异构体。

二、乙醚

乙醚是醚类中最重要的一种，是医药上常用的全身吸入性麻醉剂，也是工业上常用的有机溶剂。乙醚是具有特殊气味的无色液体，沸点是 34.5 ℃，难溶于水，易溶于乙醇和氯仿中。因沸点低，极易挥发和着火。乙醚蒸气和空气混合到一定比例时，遇明火会引起爆炸，所以使用乙醚时要特别小心。

乙醚性质比较稳定，但当它与空气长期接触时可被氧化生成过氧化乙醚。过氧化乙醚性质很不稳定，受热或受撞击时易发生爆炸，故蒸馏乙醚时不宜蒸干，以免发生意外。欲检查乙醚中是否含有过氧化乙醚，可用淀粉碘化钾试纸测试，若试纸变蓝，表明有过氧化乙醚存在；也可以加入硫酸亚铁和硫氰酸钾溶液，如果溶液变成红色，则说明有过氧化乙醚存在。人体吸入少量的过氧化乙醚对呼吸道有刺激作用，吸入多量时能引起肺炎和肺水肿，另外还可引起恶心、呕吐等副作用。目前，作为麻醉剂用的乙醚已逐渐被性质更稳定、效果更好的安氟醚和异氟醚所替代。

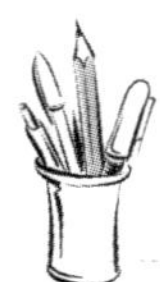

本章小结

1. 醇是链烃、脂环烃或芳香烃侧链饱和碳原子上的氢原子被羟基取代后生成的化合物。

2. 根据醇分子中羟基所连接烃基的种类不同可分为脂肪醇、脂环醇和芳香醇；根据醇分子中羟基的数目不同可分为一元醇、二元醇和多元醇；根据醇分子中羟基所连接碳原子的类型不同可分为伯醇、仲醇和叔醇。

3. 醇的命名主要有系统命名法、普通命名法和俗名法。

4. 醇的化学性质主要有：与活泼金属反应；与氢卤酸反应；酯化反应；脱水反应；氧化反应及邻多元醇的特性。

5. 常见的醇有：甲醇、乙醇、丙三醇、苯甲醇、己六醇、环己六醇。

6. 酚从结构上可看作芳香烃分子中苯环上的氢原子被羟基取代后生成的化合物。根据分子中所含酚羟基的数目不同分为一元酚、二元酚和多元酚。

7. 酚的化学主要有：弱酸性；与三氯化铁的显色反应；氧化反应；苯环上的取代反应。

8. 常见的酚有：苯酚、甲酚、苯二酚、萘酚和维生素 E。

9. 醚可看作由两个烃基通过一个氧原子连接起来的化合物。根据与氧原子相连的烃基的结构或方式不同，可分为单醚和混醚和环醚。乙醚是医药上使用最早的吸入式全身麻醉剂。

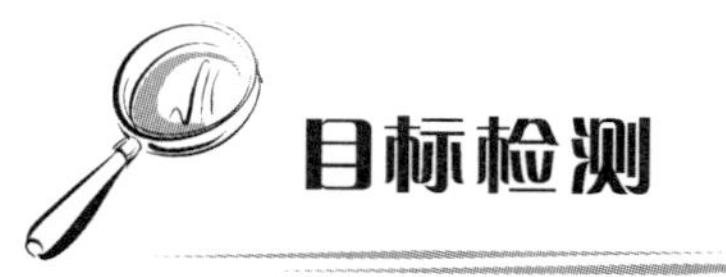

目标检测

一、填空题

1. 甲醇俗称________，具有________气味，甲醇有________，误饮少量可致失明，多量则可致死。

2. 在一定条件下醇可以被氧化，其中伯醇氧化生成________，仲醇氧化生成________；不易被氧化的醇是________。

3. ① 伯醇 ② 仲醇 ③ 叔醇在与卢卡斯试剂作用时，反应活性由小到大的顺序为：________________。

4. 乙醇和浓硫酸共热可发生脱水反应，随反应温度不同，脱水方式和产物也不同，当加热到 140 ℃ 时，乙醇主要发生________脱水，主要生成________，加热到 170 ℃ 时，主要发生________脱水，主要生成________。

5. 苯酚俗称________，为________色针状结晶，在空气中易被________而呈________色。苯酚能凝固蛋白质，具有________作用，在医药上常用作________。

6. 三硝酸甘油酯俗称________，能松弛平滑肌，具有扩张____________、____________作用，可用作______________病的急救药物。

7. 甲酚有________种位置异构体，它们的总称为________，将它们配制成50%肥皂溶液（称为“来苏儿”），临床上可用作________。

8. 在有机化学中，物质得到氧或失去氢的反应称为________，物质失去氧或得到氢的反应称为________。

9. 在适当条件下，从一个有机化合物分子中脱去一个小分子，生成不饱和化合物的反应称为________。

10. 酸和醇脱水生成酯和水的反应称为________。

二、选择题

1. 下列有机化合物不是醇类的是（　　）。

A. 饱和烃分子中的氢原子被羟基取代后的化合物

B. 脂环烃分子中的氢原子被羟基取代后的化合物

C. 芳环上的氢原子被羟基取代后的化合物

D. 芳环侧链上的氢原子被羟基取代后的化合物

2. 醇、酚、醚都是烃的（　　）。

A. 同位素　　B. 同分异构体　　C. 同系物　　D. 含氧衍生物

3. 下列有机化合物中属于仲醇的是（　　）。

A. 丁醇　　B. 异丁醇　　C. 仲丙醇　　D. 乙二醇

4. 下列各组物质中，互为同分异构体的是（　　）。

A. 甲醇和甲醚　　B. 乙醇和乙醚　　C. 甲醚和乙醇　　D. 苯酚和苯甲醇

5. 下列物质不属于醇的是（　　）。

A. 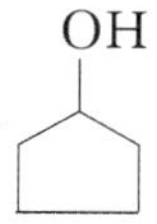 OH（环上连 OH）　　B. 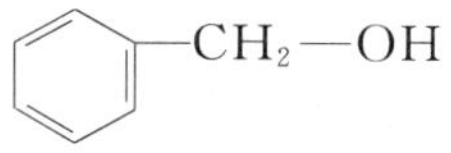 苯环—CH_2—OH　　C. 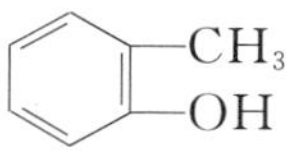 苯环（邻位 —CH_3、—OH）　　D. 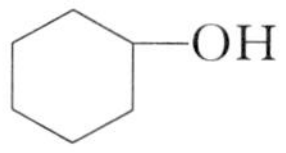 环己烷—OH

6. 能与溴水反应产生白色沉淀的是（　　）。

A. 苯　　B. 乙烯　　C. 乙醇　　D. 苯酚

7. 2-丁醇发生分子内脱水反应时，主要产物是（　　）。

A. 2-丁烯　　B. 1-丁烯　　C. 1-丁炔　　D. 2-丁炔

8. 下列何种试剂可用于区别正丁醇和仲丁醇？（　　）

A. 溴水　　B. 卢卡斯试剂　　C. 三氯化铁　　D. 硫酸

9. 乙醇的俗称为（　　）。

A. 木醇　　B. 木精　　C. 酒精　　D. 甘油

10. 临床上用作外用消毒剂的酒精浓度为（　　）。

A. 25%　　B. 50%　　C. 75%　　D. 95%

11. 乙醇发生分子间脱水的条件是（　　）。

A. 浓硝酸，140 ℃　　B. 浓硝酸，170 ℃　　C. 浓硫酸，140 ℃　　D. 浓硫酸，170 ℃

12. 浓硫酸与乙醇共热于 170 ℃，主要生成乙烯，这个反应属于（　　）。

A. 取代反应　　B. 加成反应　　C. 消除反应　　D. 酯化反应

13. 常用作缓解心绞痛的药物——三硝酸甘油酯是甘油与下列何种试剂经酯化反应后得到的？（　　）

A. 盐酸　　B. 硫酸　　C. 硝酸　　D. 亚硝酸

14. 2-丙醇脱氢氧化（Cu 为催化剂）的产物是（　　）。

A. 丙醛　　B. 丙酮　　C. 丙烯　　D. 丙炔

15. 丙三醇的俗名是(　　)。

A. 木醇　　B. 乙醇　　C. 肌醇　　D. 甘油

16. 下列溶液中，通入二氧化碳后，能使溶液变浑浊的是(　　)。

A. 氢氧化钠溶液　　B. 苯酚钠溶液　　C. 碳酸钠溶液　　D. 苯酚溶液

17. 下列物质：①苯酚，②水，③乙醇，④碳酸，其酸性由强到弱的顺序为(　　)。

A. ①②③④　　B. ④①②③　　C. ②③④①　　D. ①②④③

18. 下列物质中，能与三氯化铁溶液发生显色反应的是(　　)。

A. 乙烷　　B. 苯酚　　C. 苯甲醇　　D. 乙醇

19. 下列物质中，既能与溴水反应又能与三氯化铁发生显色反应的是(　　)。

A. 甲苯　　B. 苄醇　　C. 苯酚　　D. 甘油

20. 下列化合物与卢卡斯试剂作用，最快呈现浑浊的是(　　)。

A. 1-戊醇　　B. 2-戊醇　　C. 3-戊醇　　D. 2-甲基-2-丁醇

21. 与甲醇作用，不能生成氢气的是(　　)。

A. K　　B. Na　　C. Mg　　D. NaOH

22. 下列物质中不能与金属钠反应的物质是(　　)。

A. 苯酚　　B. 苄醇　　C. 乙醚　　D. 甘油

23. 可用来区别简单(6个碳原子以下)伯醇、仲醇与叔醇的试剂是(　　)。

A. 溴水　　B. 三氯化铁

C. 卢卡斯试剂　　D. 新配制的氢氧化铜

24. “来苏儿”常用于医疗器械和环境消毒，其主要成分是(　　)。

A. 肥皂　　B. 苯酚　　C. 甲酚　　D. 甘油

25. ①甲醇②伯醇③仲醇④叔醇与金属钠反应的速率由大到小的顺序为(　　)。

A. ①②③④　　B. ②③④①　　C. ④③②①　　D. ①②④③

26. 临床上把加入少量苯甲醇的注射剂称为“无痛水”，是因为苯甲醇具有(　　)。

A. 防腐作用　　B. 麻醉作用　　C. 氧化作用　　D. 还原作用

27. 下列何种试剂可用于检验乙醚中的过氧化乙醚？(　　)

A. 淀粉　　B. 碘化钾　　C. 淀粉碘化钾试纸　　D. 硫酸

28. 下列可以用来区别苄醇和对甲酚的试剂是(　　)。

A. 金属钠　　B. 三氯化铁溶液　　C. 氢氧化铜　　D. 硝酸银溶液

三、写出下列化合物的名称

1. $CH_3-CH(CH_3)-CH(OH)-CH_3$

2. （苯环邻位分别连 $-OH$ 和 $-CH_3$）

3. $CH_3-CH(OH)-CH_2-CH_2(OH)$

4. $HO-C_6H_4-OH$（对位）

5. $C_6H_5-CH(CH_3)-CH_2-OH$

6. （苯环1,3,5位各连 $-OH$）

四、写出下列化合物的结构式

1. 酒精　2. 木醇　3. 甘油　4. 苯甲醚　5. 石炭酸　6. 苄醇　7. 乙醚　8. 仲丁醇

五、完成下列反应式

1. $CH_3-C(CH_3)_2-OH + HCl \xrightarrow[20\ ℃]{ZnCl_2}$

2. $CH_3—CH_2—\underset{|}{CH}—CH_3 \xrightarrow[170\ ℃]{62\%\ H_2SO_4}$
   OH（连于CH上）

3. $CH_3—CH_2—CH—CH_2—CH_3 \xrightarrow{[O]}$
   OH（连于CH上）

4. 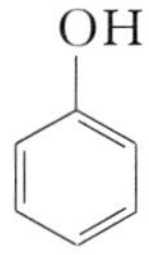 苯酚（OH）$+Br_2 \longrightarrow$

六、用化学方法鉴别下列各组化合物

1. 正丁醇、仲丁醇和叔丁醇
2. 1,3-丁二醇和 2,3-丁二醇
3. 苯甲醇、邻甲酚和苯甲醚

七、推断

分子式为 C_3H_8O 的三种有机化合物 A、B、C。A 与金属钠不反应；C 和 B 都能与金属钠反应放出氢气；B 氧化生成醛，C 氧化生成酮。根据上述性质，试推断 A、B、C 的结构简式和名称。

（于　辉）

第八章　醛和酮

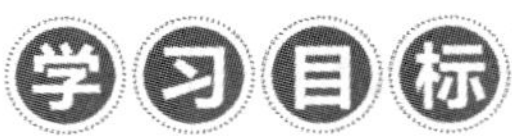

1. 掌握醛和酮的结构、分类和命名。
2. 掌握醛和酮的性质。
3. 了解常见醛和酮在医学上的用途。

醛和酮是醇的氧化产物，也是烃的含氧衍生物。在醛和酮的分子结构中，都含有羰基，所以统称为羰基化合物。羰基是碳原子和氧原子通过双键相连的二价基团（即 $-\overset{\overset{O}{\|}}{C}-$ ）。醛和酮都是一类重要的有机化合物，它们广泛存在于自然界，常用作溶剂、香料、药物及制药的原料。

一、醛和酮的结构、分类和命名

（一）醛和酮的结构

羰基的碳原子分别与烃基及氢相连的化合物称为醛（甲醛例外，羰基与 2 个氢原子相连接）。把连有一个氢原子的羰基称为醛基。醛基（ $-\overset{\overset{O}{\|}}{C}-H$ ）是醛的官能团。羰基与 2 个烃基相连的化合物称为酮。酮分子中的羰基又称为酮基。

酮基（ $-\overset{\overset{O}{\|}}{C}-$ ）是酮的官能团。醛和酮的结构通式分别如下：

醛(Ar)R—C(=O)—H
醛基
酮(Ar)R—C(=O)—R′(Ar′)
酮基

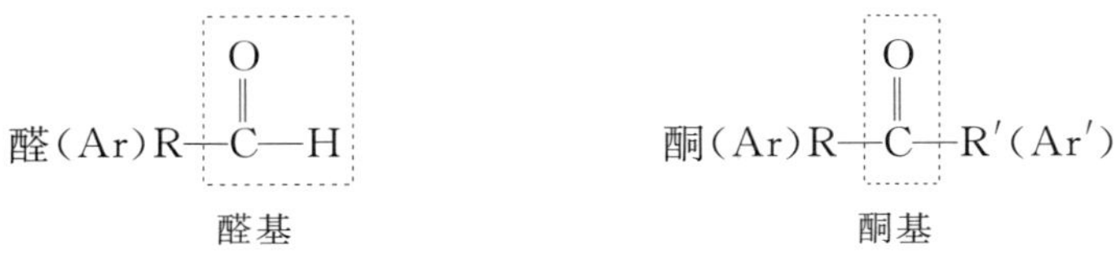

（二）醛和酮的分类

醛、酮有多种分类方式，但常见的是按照分子中烃基的种类来分，可分为脂肪醛、酮，芳香醛、酮，脂环醛、酮。

脂肪醛、酮：$CH_3-\overset{\overset{O}{\|}}{C}-H$　　$CH_3-\overset{\overset{O}{\|}}{C}-CH_3$

芳香醛、酮：C_6H_5-CHO　　$C_6H_5-\overset{\overset{O}{\|}}{C}-CH_3$

脂环醛、酮：$C_6H_{11}-CHO$（环己基甲醛）　　环己酮（环己烷环上 =O）

（三）醛和酮的命名

简单的醛、酮使用普通命名法命名。结构复杂的醛、酮则使用系统命名法命名。

1. 普通命名法 醛的普通命名法与醇相似，只需根据碳原子数目称为“某醛”。例如：

HCHO	CH_3CH_2CHO	$CH_3CH_2CH_2CHO$	$CH_3CH(CH_3)CH_2CHO$
甲醛	丙醛	正丁醛	异戊醛

酮的普通命名法与醚相似，按羰基所连的两个烃基来命名。例如：

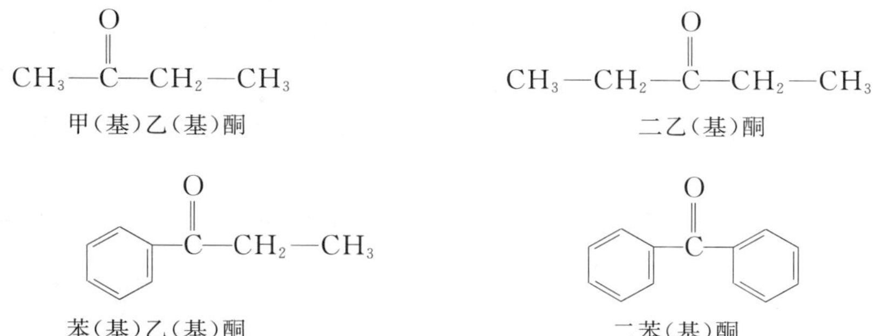

甲(基)乙(基)酮　　二乙(基)酮

苯(基)乙(基)酮　　二苯(基)酮

2. 系统命名法 脂肪醛、酮命名时，选择含有羰基的最长碳链为主链，根据主链碳原子的数目称为“某醛”或“某酮”；醛的编号从醛基碳原子开始，由于醛基总是在碳链首端，因此不用标明醛基位次。酮则从靠近酮基的一端开始，依次将主链碳原子编号，酮基的位次必须标明，写在酮名的前面；如有取代基，则将取代基的位次、数目、名称写在醛或酮基位次的前面。编号时，也可采用希腊字母标注，与羰基相连的碳依次用 α、β、γ、δ 等表示。例如：

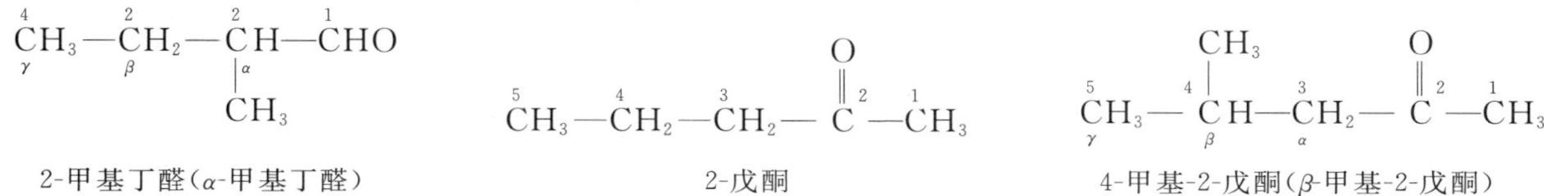

2-甲基丁醛(α-甲基丁醛)　　2-戊酮　　4-甲基-2-戊酮(β-甲基-2-戊酮)

芳香醛、酮命名时，以脂肪醛、酮为母体，芳香烃基作为取代基。例如：

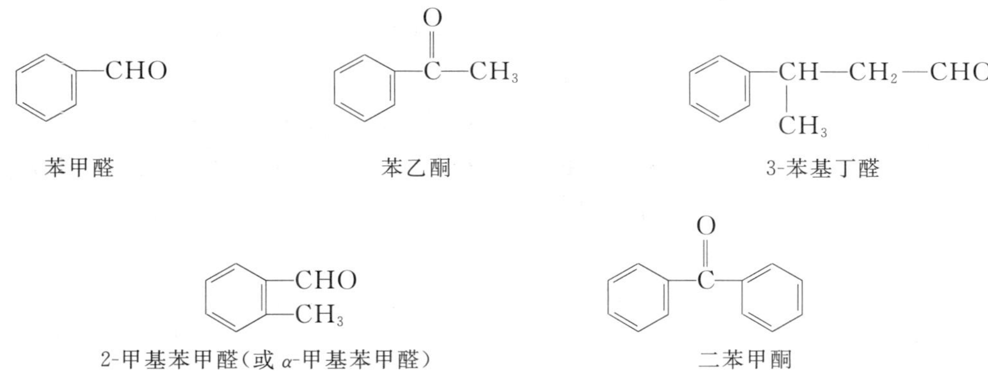

苯甲醛　　苯乙酮　　3-苯基丁醛

2-甲基苯甲醛(或 α-甲基苯甲醛)　　二苯甲酮

脂环醛的命名与芳香醛相似，以脂肪醛为母体，环基作为取代基。例如：

环戊甲醛　　3-环己基丁醛

脂环酮的命名，仅在前面加一环字。若环上还有其他取代基，则从酮基起将环编号，并使其取代基的位次最小。例如：

环己酮　　2-甲基环戊酮

二、醛和酮的性质

常温下除甲醛是气体外，其余醛、酮都为液体或固体。12个碳原子以下的醛、酮是液体，高级的醛、酮和芳香酮多为固体。醛、酮分子间不能形成氢键，其沸点比相对分子质量相近的醇低得多，但羰基具有极性，使得分子间作用力增大，因而其沸点比相应的烷烃和醚类高。

低级的醛、酮能与水分子形成分子间氢键，故易溶于水，随着相对分子质量的增加，其水溶性迅速降低，6个碳原子以上的醛、酮几乎不溶于水，而易溶于乙醚、甲苯等有机溶剂中。醛、酮的相对密度均小于1。

低级醛具有强烈刺激性气味，中级（8～13个碳原子）醛、酮在较低浓度时往往具有香味，可用于化妆品和食品工业。有些天然香料中都含有酮基，如樟脑、麝香等。

醛和酮的化学性质主要由羰基决定。由于羰基是一个极性不饱和基团，因此醛和酮有较高的化学活性。

（一）醛和酮共有的性质

醛、酮分子中都含有羰基，所以这两类化合物具有相似的化学性质，主要反应有加成反应、α-活泼氢的反应、还原反应等。

1. 加成反应 羰基的碳氧双键与碳碳双键结构相似，也是由一个σ键和一个π键组成的，因此，容易发生加成反应。

（1）与氢氰酸加成。醛、脂肪族甲基酮和8个碳原子以下的环酮能与氢氰酸加成，生成α-羟基腈，又称α-氰醇。芳香甲基酮则难以反应。

$$(CH_3)H-\underset{}{\overset{R}{\overset{|}{C}}}=O + HCN \rightleftharpoons (CH_3)H-\underset{\underset{CN}{|}}{\overset{\overset{R}{|}}{C}}-OH$$

$$CH_3-\overset{\overset{CH_3}{|}}{C}=O + HCN \xrightleftharpoons{OH^-} CH_3-\underset{\underset{CN}{|}}{\overset{\overset{CH_3}{|}}{C}}-OH$$

反应后的产物比原来的醛、酮增加了一个碳原子，这在有机合成上作为碳链增长的一种方法。

氢氰酸易挥发且有剧毒，使用不安全。因此在实验室中，常用醛、酮与氰化钾（钠）水溶液的混合物，再滴加硫酸以生成氢氰酸。操作须在通风柜中进行。例如：

$$CH_3-\overset{\overset{CH_3}{|}}{C}=O + NaCN + H_2SO_4 \longrightarrow CH_3-\underset{\underset{CN}{|}}{\overset{\overset{CH_3}{|}}{C}}-OH + NaHSO_4$$

（2）与亚硫酸氢钠加成。醛、脂肪族甲基酮和8个碳原子以下的环酮能与亚硫酸氢钠饱和溶液发生加成反应，生成α-羟基磺酸钠。α-羟基磺酸钠不溶于饱和亚硫酸氢钠溶液而析出结晶。

$$(CH_3)H-\overset{\overset{R}{|}}{C}=O + HSO_3Na(NaHSO_3) \rightleftharpoons (CH_3)H-\underset{\underset{SO_3Na}{|}}{\overset{\overset{R}{|}}{C}}-OH\downarrow$$

α-羟基磺酸钠

此反应是可逆反应，反应中需加入过量的饱和亚硫酸氢钠溶液，使平衡向右移动。α-羟基磺酸钠若与酸或碱共热，又能分解为原来的醛或酮。因此常利用此反应来鉴别、分离和提纯醛、酮。其反应过程如下：

$$\underset{\displaystyle H(CH_3)}{R-\overset{\displaystyle SO_3Na}{\overset{|}{C}}-OH} \begin{cases} \xrightarrow[\triangle]{HCl} (CH_3)H-\overset{\displaystyle R}{\overset{|}{C}}=O + SO_2\uparrow + NaCl + H_2O \\ \xrightarrow[\triangle]{Na_2CO_3} (CH_3)H-\overset{\displaystyle R}{\overset{|}{C}}=O + Na_2SO_3 + NaHCO_3 \end{cases}$$

(3) 与氨的衍生物加成。醛、酮能与许多氨的衍生物如羟胺、肼、苯肼、2,4-二硝基苯肼等作用，反应并不停留在第一步的加成反应，加成产物继而发生脱水形成含有碳氮双键的化合物。其反应过程可用通式表示如下($H_2N—G$ 代表氨的衍生物)：

$$(R')H-\overset{\displaystyle R}{\overset{|}{C}}=O + H-\overset{\displaystyle H}{\overset{|}{N}}-G \longrightarrow \left[(R')H-\underset{\displaystyle R}{\underset{|}{\overset{\displaystyle OH}{\overset{|}{C}}}}-\overset{\displaystyle H}{\overset{|}{N}}-G \right] \xrightarrow{-H_2O} (R')H-\overset{\displaystyle R}{\overset{|}{C}}=N-G$$

上述反应也可简单表示如下：

$$(R')H-\overset{\displaystyle R}{\overset{|}{C}}=\boxed{O + H_2}N-G \longrightarrow (R')H-\overset{\displaystyle R}{\overset{|}{C}}=N-G + H_2O$$

G 代表不同的取代基，几种常见的氨的衍生物及其产物见表 8-1。

表 8-1　氨的衍生物及其与醛、酮反应的产物

氨的衍生物	与醛、酮反应的产物
H_2N-OH 羟胺	$(R')H-\overset{R}{\overset{\vert}{C}}=N-OH$ 肟
H_2N-NH_2 肼	$(R')H-\overset{R}{\overset{\vert}{C}}=N-NH_2$ 腙
$H_2N-NH-C_6H_5$ 苯肼	$(R')H-\overset{R}{\overset{\vert}{C}}=N-NH-C_6H_5$ 苯腙
$H_2N-NH-C_6H_3(NO_2)_2$（2-NO_2，4-NO_2） 2,4-二硝基苯肼	$(R')H-\overset{R}{\overset{\vert}{C}}=N-NH-C_6H_3(NO_2)_2$（2-$NO_2$，4-$NO_2$） 2,4-二硝基苯腙

【演示实验 8-1】　取 3 支洁净的试管并编号，各加入 1 mL 0.15 $mol \cdot L^{-1}$的 2,4-二硝基苯肼溶液，然后分别在 1 号和 2 号试管中加入等量的乙醛和丙酮，在 3 号试管中加入 10 滴蒸馏水作为对照。振摇，观察现象。

实验表明，很快可以看到 1 号试管、2 号试管均有橙红色固体产生，3 号试管无变化。

$$CH_3-\overset{\displaystyle H}{\overset{|}{C}}=O + H_2N-NH-C_6H_3(NO_2)_2 \longrightarrow CH_3-\overset{\displaystyle H}{\overset{|}{C}}=N-NH-C_6H_3(NO_2)_2\downarrow + H_2O$$

$$CH_3-\overset{\displaystyle CH_3}{\overset{|}{C}}=O + H_2N-NH-C_6H_3(NO_2)_2 \longrightarrow CH_3-\overset{\displaystyle CH_3}{\overset{|}{C}}=N-NH-C_6H_3(NO_2)_2\downarrow + H_2O$$

醛、酮与氨的衍生物加成的产物大多是晶体，且具有固定的熔点。故测定其熔点就可以初步推断它是由哪一种醛或酮所生成的。特别是 2,4-二硝基苯肼，它几乎能与所有的醛、酮迅速发生反应，生成橙黄色或橙红色沉淀，因此常用它来鉴别醛、酮。

在药物分析中，常用氨的衍生物作为鉴定具有羰基结构的药物的试剂，所以把这些氨的衍生物称为羰基试剂。

2. α-活泼氢的反应 醛和酮可以和卤素发生卤代反应。在酸或碱的催化下，醛和酮分子中的 α-H 可逐步被卤素取代生成 α-卤代醛、酮。在酸的催化下，可通过控制反应条件，得到一卤代物。在碱的催化下，能使反应达到二卤代物或三卤代物阶段。利用这个反应可以制备各种卤代醛、酮。

$$-\underset{\mathrm{H}}{\overset{|}{\underset{|}{C}}}-\overset{\mathrm{O}}{\overset{\|}{C}}- + X_2 \xrightarrow{H^+\text{或}OH^-} -\underset{\mathrm{X}}{\overset{|}{\underset{|}{C}}}-\overset{\mathrm{O}}{\overset{\|}{C}}- + HX \quad (X = Cl, Br, I)$$

具有 $CH_3-\overset{\mathrm{O}}{\overset{\|}{C}}-H(R)$ 结构的醛、酮（如乙醛和甲基酮），在碱的催化下，能生成三卤代物。三卤代物在碱性溶液中不稳定，立即分解成三卤甲烷（卤仿）和羧酸盐。

$$(H)R-\overset{\mathrm{O}}{\overset{\|}{C}}-CH_3 \xrightarrow{X_2+NaOH} (H)R-\overset{\mathrm{O}}{\overset{\|}{C}}-CX_3$$

$$(H)R-\overset{\mathrm{O}}{\overset{\|}{C}}-CX_3 + NaOH \longrightarrow (H)RCOONa + CHX_3$$

由于有卤仿生成，故称为卤仿反应。如用次碘酸钠，产物为碘仿，称为碘仿反应。碘仿是不溶于水的黄色固体，并有特殊气味，易于观察。因此常用碘和氢氧化钠溶液来鉴别乙醛或甲基酮。

反应过程分为以下步骤：首先，碘和氢氧化钠生成次碘酸钠；然后，醛、酮中的 3 个 α-H 被碘取代生成三碘化物；最后三碘化物分解成碘仿和羧酸盐。其总反应式为

$$CH_3-\overset{\mathrm{O}}{\overset{\|}{C}}-H(R) + 3I_2 + 4NaOH \longrightarrow CHI_3\downarrow + (R)H-\overset{\mathrm{O}}{\overset{\|}{C}}-ONa + 3NaI + 3H_2O$$

由于 NaIO 具有氧化性，能把乙醇和具有 $CH_3-\overset{\mathrm{OH}}{\overset{|}{C}H}-$ 结构的醇氧化成相应的乙醛或甲基酮，因此具有 $CH_3-\overset{\mathrm{OH}}{\overset{|}{C}H}-$ 结构的醇也能发生碘仿反应。

$$CH_3CH_2OH \xrightarrow{NaIO} CH_3CHO \xrightarrow{NaIO} CHI_3\downarrow + HCOONa$$

$$R-\overset{\mathrm{OH}}{\overset{|}{C}H}-CH_3 \xrightarrow{NaIO} R-\overset{\mathrm{O}}{\overset{\|}{C}}-CH_3 \xrightarrow{NaIO} CHI_3\downarrow + RCOONa$$

所以碘仿反应也可作为乙醇和具有 $CH_3-\overset{\mathrm{OH}}{\overset{|}{C}H}-$ 结构的醇的鉴别反应。

3. 还原反应 在催化剂铂、钯或镍的存在下，醛和酮可以加氢还原，分别生成伯醇和仲醇。

$$R-CHO + H_2 \xrightarrow{Pt、Pd\text{或}Ni} R-CH_2-OH$$

$$R-\overset{\mathrm{O}}{\overset{\|}{C}}-R' + H_2 \xrightarrow{Pt、Pd\text{或}Ni} R-\overset{\mathrm{OH}}{\overset{|}{C}H}-R'$$

醛和酮分子中含有不饱和键时，羰基和不饱和键同时被还原。例如：

$$CH_3CH=CHCHO \xrightarrow[Ni]{H_2} CH_3CH_2CH_2CH_2OH$$

除催化加氢外，还可用金属氢化物作为还原剂，如硼氢化钠、四氢锂铝等。它们都是选择性还原剂，只

还原羰基，分子中的碳碳双键则不被还原。例如：

$$CH_3CH{=}CHCHO \xrightarrow{LiAlH_4} CH_3CH{=}CHCH_2OH$$

利用醛、酮的还原反应，可以制备相应的醇。

（二）醛的特殊性质

由于醛的羰基上一边连接烃基，另一边连接氢原子，而酮的羰基上连接的是两个烃基，这种结构上的差别又使得醛、酮的性质还有一些差异。醛基上的氢原子由于受到羰基的影响，变得很活泼，所以醛除了能被强氧化剂氧化外，还可以被弱氧化剂所氧化。常用的弱氧化剂有托伦(Tollens)试剂和斐林(Fehling)试剂。这些弱氧化剂可以把醛氧化成相应的羧酸，但它们不能氧化酮。总之，醛比酮更活泼，醛能发生的反应，而酮则不能。

1. 醛与托伦试剂的反应

【演示实验 8-2】 在试管中加入 2 mL 0.05 mol·L^{-1} $AgNO_3$溶液，再加入 1 滴 1.25 mol·L^{-1} NaOH 溶液，然后一边振摇试管，一边逐滴加入 0.5 mol·L^{-1} $NH_3 \cdot H_2O$，直到最初产生的沉淀恰好溶解为止，这时得到的澄清溶液称为托伦试剂或银氨溶液(其主要成分是$[Ag(NH_3)_2]OH$)。将此溶液分装于 2 支洁净的试管中，然后分别加入 1 mL 乙醛和 1 mL 丙酮，振摇，放在 60～80 ℃水浴中加热，观察现象。

实验表明，不久可以观察到加入乙醛的试管内壁上附着一层光亮如镜的金属银，而加入丙酮的试管无变化。

$$(Ar)R{-}CHO + 2[Ag(NH_3)_2]OH \xrightarrow{\triangle} (Ar)R{-}COONH_4 + 2Ag\downarrow + 3NH_3\uparrow + H_2O$$

托伦试剂是一种无色的银氨配合物溶液，其中 Ag^+ 起着氧化剂作用，当它与醛共热时，醛被氧化为羧酸，而它本身被还原为金属银附着在试管内壁上，形成一层明亮的银镜，因此该反应也称为银镜反应。而酮不能发生此反应，用托伦试剂可区别醛和酮。

2. 醛与斐林试剂的反应

【演示实验 8-3】 在试管中加入 2 mL 斐林试剂甲(0.2 mol·L^{-1}硫酸铜溶液)和 2 mL 斐林试剂乙(0.8 mol·L^{-1}酒石酸钾钠的氢氧化钠溶液)，摇匀，得到一种深蓝色的溶液，称为斐林试剂(主要成分是含有铜离子的配合物)。将此溶液分装于洁净的已编号的 4 支试管中，再分别加入 1 mL 甲醛溶液、1 mL 乙醛、1 mL 苯甲醛和 1 mL 丙酮，振摇，水浴加热至沸腾，观察现象。

实验表明，不久可以观察到 1 号试管的内壁上附着一层光亮的金属铜，2 号试管内有砖红色沉淀产生，3 号试管和 4 号试管无变化。

$$R{-}CHO + 2Cu^{2+}(\text{配离子}) \longrightarrow R{-}COO^- + Cu_2O\downarrow + H_2O$$

$$H{-}CHO + Cu^{2+}(\text{配离子}) \longrightarrow HCOO^- + Cu\downarrow + H_2O$$

斐林试剂具有弱氧化性，可将脂肪醛氧化成相应的羧酸，而 Cu^{2+} 被还原为砖红色 Cu_2O 沉淀。甲醛因还原性强，可进一步把氧化亚铜还原为铜，在洁净的试管上形成铜镜。

只有脂肪醛能被斐林试剂氧化，芳香醛则不能，酮也不能，因此可用斐林试剂来鉴别脂肪醛和芳香醛，也可用来鉴别脂肪醛和酮。

弱氧化剂只能使醛氧化而不能使酮氧化，说明醛有还原性而酮没有。酮虽然不能被弱氧化剂氧化，但在强烈的氧化条件下，羰基与两侧碳原子之间的键可分别断裂，生成几种小分子羧酸的混合物。

3. 醛与希夫试剂的反应 将二氧化硫通入红色的品红水溶液中，至红色刚好消失为止，所得的无色溶液称为品红亚硫酸试剂，又称为希夫(Schiff)试剂。醛与希夫试剂作用可显紫红色，而酮则不显色，这一显色反应非常灵敏，因此可用这种试剂来鉴别醛与酮。

甲醛与希夫试剂反应所显的颜色加硫酸后不消失，而其他醛所显的颜色则褪去，因此利用此反应也可区别甲醛与其他的醛。

4. 生成缩醛的反应 醛在干燥氯化氢的存在下，能与醇发生加成反应生成不稳定的加成产物半缩醛，然后继续与另一分子醇作用，脱去一分子水生成缩醛。

$$R{-}\overset{\overset{\displaystyle O}{\|}}{C}{-}H + H{-}OR' \xrightleftharpoons{\text{干 HCl}} R{-}\underset{\underset{\displaystyle H}{|}}{\overset{\overset{\displaystyle OH}{|}}{C}}{-}OR'$$

半缩醛

$$R{-}\underset{\underset{\displaystyle H}{|}}{\overset{\overset{\displaystyle OR'}{|}}{C}}{-}OH + H{-}OR' \xrightleftharpoons{\text{干 HCl}} R{-}\underset{\underset{\displaystyle H}{|}}{\overset{\overset{\displaystyle OR'}{|}}{C}}{-}OR' + H_2O$$

缩醛

例如，乙醛和乙醇在干燥氯化氢作用下，生成二乙醇缩乙醛。

$$CH_3{-}\overset{\overset{\displaystyle O}{\|}}{C}{-}H + CH_3{-}CH_2{-}OH \xrightarrow{\text{干 HCl}} CH_3{-}\underset{\underset{\displaystyle OC_2H_5}{|}}{\overset{\overset{\displaystyle OH}{|}}{C}}{-}H$$

$$CH_3{-}\underset{\underset{\displaystyle OC_2H_5}{|}}{\overset{\overset{\displaystyle OH}{|}}{C}}{-}H + CH_3{-}CH_2{-}OH \xrightarrow{\text{干 HCl}} CH_3{-}\underset{\underset{\displaystyle OC_2H_5}{|}}{\overset{\overset{\displaystyle OC_2H_5}{|}}{C}}{-}H + H_2O$$

缩醛是具有花果香味的液体，性质与醚相似。缩醛在碱性溶液中比较稳定，而在稀酸溶液中易水解为原来的醛和醇，因此在药物合成中常利用生成缩醛来保护醛基，使醛基在反应中不受破坏，待反应完毕后，再用稀酸水解释放原来的醛基。

三、常见的醛和酮

（一）甲醛（HCHO）

甲醛俗称蚁醛。在常温下是无色具有强烈刺激性气味的气体，沸点为－21 ℃，易溶于水。甲醛为具有较高毒性的物质，能与蛋白质结合。当室内空气中甲醛含量为 $0.1\ mg \cdot m^{-3}$ 时就有异味和不适感；含量为 $0.5\ mg \cdot m^{-3}$ 时可刺激眼睛引起流泪；含量为 $0.6\ mg \cdot m^{-3}$ 时引起咽喉不适或疼痛；浓度再高可引起恶心、呕吐、咳嗽、胸闷、气喘甚至肺气肿。皮肤直接接触甲醛，可引起皮炎、色斑、皮肤坏死。长期低浓度接触甲醛气体，可出现头痛、头晕、乏力以及视力障碍，且能抑制汗腺分泌，导致皮肤干燥皲裂；浓度较高时，对黏膜、上呼吸道、眼睛和皮肤具有强烈刺激性，对神经系统、免疫系统、肝脏等产生毒害。

甲醛能使蛋白质凝固，具有杀菌作用。35％～40％ 的甲醛水溶液称为“福尔马林”，是医药上常用的消毒剂和防腐剂，可用于外科器械、污染物的消毒，也可用于保存尸体和动物标本。甲醛是合成树脂、塑料及药物的重要原料。

甲醛分子中的羰基与 2 个氢原子相连，结构上的特殊性使甲醛的化学性质活泼，容易发生氧化反应和聚合反应。甲醛在常温下即能自动聚合生成具有环状结构的三聚甲醛。

甲醛水溶液长时间放置，可产生浑浊或出现白色沉淀，这是由于甲醛自动聚合形成多聚甲醛。三聚甲醛和多聚甲醛加热都可解聚，重新生成甲醛。

甲醛与浓氨水作用，生成一种环状结构的白色晶体，称为环六亚甲基四胺（$C_6H_{12}N_4$），药品名为乌洛托品，它易溶于水，有甜味，在医药上用作利尿剂及尿道消毒剂。

甲醛的用途非常广泛，合成树脂、表面活性剂、塑料、橡胶、皮革、造纸、染料、农药、照相胶片、炸药、建筑材料和制药，以及消毒、熏蒸和防腐过程中均要使用到甲醛。

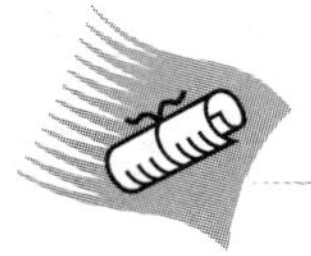

知识链接

甲醛的危害

研究表明，甲醛具有强烈的致癌和促进癌变作用。甲醛对人体健康的影响主要表现在嗅觉异常、刺激、过敏、肺功能异常、肝功能异常等方面。

室内空气中甲醛浓度达到 0.06～0.07 $mg \cdot m^{-3}$ 时，儿童就会发生轻微气喘；达到 0.1 $mg \cdot m^{-3}$ 时，就有异味和不适感；达到 0.5 $mg \cdot m^{-3}$ 时，可刺激眼睛，引起流泪；达到 0.6 $mg \cdot m^{-3}$，可引起咽喉不适或疼痛；浓度更高时，可引起恶心呕吐，咳嗽胸闷，气喘甚至肺水肿；达到 30 $mg \cdot m^{-3}$ 时，会立即致人死亡。长期接触低剂量甲醛可引起各种慢性呼吸道疾病，引起青少年记忆力和智力下降；引起鼻咽癌、细胞核基因突变、抑制 DNA 损伤修复、月经紊乱、妊娠综合征、新生儿染色体异常等，甚至可以引起白血病。在所有接触者中，儿童、孕妇和老年人对甲醛尤为敏感，危害也就更大。不经处理，装修材料 3～15 年都会释放出甲醛，容易对小孩、老人、孕妇、过敏体质者、体弱多病者构成致命的威胁。

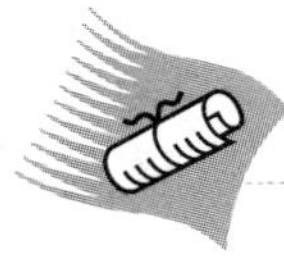

知识链接

清除甲醛常用的方法

新装修房间清除甲醛的日常方法如下。

(1) 尽量采用低甲醛含量和不含甲醛的室内装饰和装修材料，这是降低室内空气中甲醛含量的根本。在施工中，让表面装饰的油漆涂料充分固化，形成抑制甲醛散发的稳定层。

(2) 在选购家具时，应选择刺激性气味较小的产品，因为刺激性气味越大，说明甲醛释放量越高。同时，要注意查看家具用的刨花板是否全部封边。最好将新买的家具空置一段时间再用。

(3) 保持室内空气流通。这是清除室内甲醛行之有效的办法，可选用有效的空气换气装置，或者在室外空气好的时候打开窗户通风，以利于室内材料中甲醛的散发和排出。

(4) 装修后的居室不宜立即迁入，而应当有一定的时间让材料中的甲醛以较高的力度散发。

(5) 合理控制调节室内温度和相对湿度。甲醛是一种缓慢挥发性物质，随着温度的升高，其挥发得会更快一些。

(6) 在室内吊花、植草（如芦荟、吊兰、绿萝）会对降低室内有害气体的浓度起辅助作用。

(7) 活性炭吸附法清除甲醛。活性炭是国际公认的吸毒能手。每屋放两至三碟，72 h 可基本除尽室内异味。中低度污染可选此法。

(8) 土法：在两脸盆热水中泡入 300 g 红茶，放入居室中，并开窗透气，48 h 内室内甲醛含量将下降 90% 以上，刺激性气味基本消除。

（二）乙醛（CH_3CHO）

乙醛是无色、易挥发、具有刺激性气味的液体，沸点 21 ℃，能溶于水、乙醇和乙醚中。乙醛容易聚合，在酸的催化下可聚合成三聚乙醛。三聚乙醛是无色液体，有强烈臭气，沸点 124 ℃，能溶于水，易溶于乙醇和乙醚。三聚乙醛在医药上又称副醛，具有催眠作用，是比较安全的催眠药，无蓄积作用，不影响心脏与血管运动中枢，缺点在于具有不愉快的臭味，且经肺排出时臭气难闻。可用于抗惊厥。三聚乙醛加稀酸蒸馏则解聚为乙醛。

乙醛的衍生物三氯乙醛，易与水加成得到水合三氯乙醛，简称水合氯醛。水合氯醛为无色棱柱形晶体，有刺激性气味，味略苦，易溶于水、乙醇和乙醚。其10% 的水溶液在临床上作为长时间作用的催眠药，用于失眠、烦躁不安及惊厥，是一种比较安全的催眠药和镇静药，但对胃有一定的刺激性。

（三）苯甲醛（C_6H_5CHO）

苯甲醛是最简单的芳香醛，为无色液体，沸点 179 ℃，具有苦杏仁味，故称为苦杏仁精，又称苦杏仁油。微溶于水，易溶于乙醇和乙醚。苯甲醛常以结合状态存在于水果，如桃、杏、梅等许多果实的种子中，尤以苦杏仁中含量最高。

苯甲醛易被氧化，久置于空气中即被氧化成白色的苯甲酸晶体，因此在保存苯甲醛时常加入少量对苯二酚作抗氧化剂。

苯甲醛是有机合成中重要的原料，用于制备药物、香料和染料。

（四）丙酮（CH_3COCH_3）

丙酮是最简单的酮，它是无色、易挥发、易燃的液体，具有特殊香味。沸点 56.5 ℃，能与水、乙醚等混溶，并能溶解多种有机物，是一种良好的有机溶剂。

丙酮是糖类物质的分解产物，正常人的血液中丙酮的含量很低，但当人体糖代谢发生紊乱时，如糖尿病病人，体内丙酮含量增加，并随呼吸和尿液排出。临床上检查病人尿液中是否含有丙酮，可用下述两种方法：一种是滴加亚硝酰铁氰化钠（$Na_2[Fe(CN)_5NO]$）溶液和氨水于尿中，如有丙酮存在，即呈鲜红色；另一种是滴加碘溶液和氢氧化钠溶液于尿中，如有丙酮存在，就有黄色的碘仿（CHI_3）析出。

（五）樟脑

樟脑是一种脂环族的酮类化合物，学名 2-莰酮。它是存在于樟脑树中的一种芳香性成分。樟脑是无色半透明的固体，具有穿透性的特异芳香，味略苦而辛，并有清凉感，熔点 176～177 ℃，容易升华，在常温下就可以挥发。樟脑不溶于水，能溶于醇、脂肪油等有机溶剂。樟脑在医药上用途甚广，有兴奋血管运动中枢、呼吸中枢及心肌的功效。$100\ g \cdot L^{-1}$ 的樟脑酒精溶液称为樟脑酊，有良好的止咳功效。成药清凉油、十滴水、消炎镇痛膏等均含有樟脑。樟脑还可用作驱虫防蛀剂。

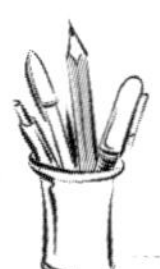

本章小结

1. 醛和酮分子中都含有一个共同的官能团——羰基，统称为羰基化合物。羰基的碳原子分别与烃基和氢相连的化合物称为醛；羰基与 2 个烃基相连的化合物称为酮。

2. 按照分子中烃基的结构不同分为：脂肪醛、酮；脂环醛、酮；芳香醛、酮。

3. 醛和酮有较高的化学活性，容易发生加成反应、α-活泼氢的反应和还原反应。醛和酮由于结构上的差异，醛比酮更活泼，醛与托伦试剂、斐林试剂发生氧化反应；与希夫试剂发生显色反应；生成缩醛的反应等。

4. 常见的醛和酮有甲醛、乙醛、苯甲醛、丙酮、樟脑等。

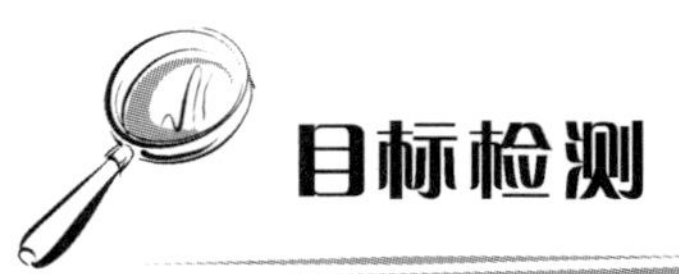

目标检测

一、填空题

1. 羰基的碳原子分别与烃基和氢相连的化合物称为________，羰基与 2 个烃基相连的化合物称为________。

2. ________、________和________个碳原子以下的环酮能与氢氰酸、亚硫酸氢钠饱和溶液发生加成反应。

3. 在催化剂铂、钯和镍的存在下，醛可以加氢还原生成________醇，酮可以加氢还原生成________醇。

4. 托伦试剂的主要成分是________，斐林试剂的主要成分是________。

5. 醛与托伦试剂的反应因有银生成，所以也称为________反应。斐林试剂只能跟________醛反应，不能跟________醛和________反应。

6. 醛与希夫试剂反应显________色。

7. 临床上糖尿病病人的检验方法是向尿液中滴加________和________，如有丙酮存在，即呈________色。

8. 最简单的脂肪醛是________，它能使蛋白质凝固，具有________作用。质量分数为40%的水溶液，医药上称为________，可用来保存动物标本和尸体。

二、选择题

1. 醛和酮都含有的基团是(　　)。

A. 羟基　　B. 羰基　　C. 醛基　　D. 苯基

2. 丁酮加氢能生成(　　)。

A. 丁醇　　B. 异丁醇　　C. 叔丁醇　　D. 2-丁醇

3. 既能与氢发生加成反应又能与希夫试剂反应的是(　　)。

A. 丙烯　　B. 丙醛　　C. 丙酮　　D. 苯

4. 检查糖尿病病人尿液中的丙酮，可采用的试剂是(　　)。

A. 斐林试剂　　B. 希夫试剂　　C. 氢氧化钠和硫酸铜　　D. 碘溶液和氢氧化钠溶液

5. 下列化合物不能与 HCN 发生加成反应的是(　　)。

A. 2-戊酮　　B. 3-戊酮　　C. 环己酮　　D. 丙酮

6. 能与斐林试剂反应的是(　　)。

A 丙酮　　B. 苯甲醇　　C. 苯甲醛　　D. 2-甲基丙醛

7. 鉴别醛和酮最快的试剂是(　　)。

A. 希夫试剂　　B. 托伦试剂　　C. 斐林试剂　　D. 缩醛反应

8. 下列物质不能发生碘仿反应的是(　　)。

A. 乙醛　　B. 丙酮　　C. 乙醇　　D. 3-戊酮

9. 生物标本防腐剂“福尔马林”的成分是(　　)。

A. 40%甲醛水溶液　　B. 40%甲酸水溶液　　C. 40%乙醛水溶液　　D. 40%丙酮水溶液

10. 能区分芳香醛和脂肪醛的试剂是(　　)。

A. 托伦试剂　　B. 斐林试剂　　C. 希夫试剂　　D. 高锰酸钾

11. 能够发生银镜反应的是(　　)。

A. 乙醇　　B. 甘油　　C. 丙酮　　D. 甲醛

12. 苦杏仁精指的是(　　)。

A. 苯甲醇　　B. 苯甲酸　　C. 苯甲醛　　D. 邻甲酚

三、采用系统命名法命名下列化合物

1. 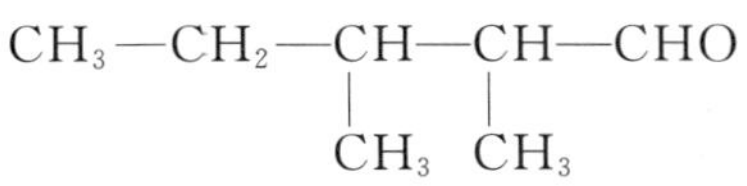 $CH_3—CH_2—\underset{\large CH_3}{\underset{|}{CH}}—\underset{\large CH_3}{\underset{|}{CH}}—CHO$

2. $CH_3—\overset{\large O}{\overset{\|}{C}}—CH_2—\underset{\large CH_3}{\underset{|}{CH}}—CH_3$

3. $C_6H_5—\underset{\large CH_3}{\underset{|}{CH}}—CHO$

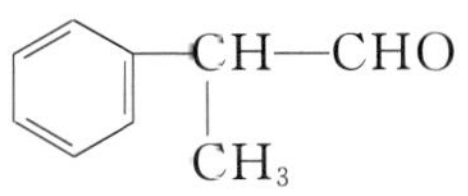

4. 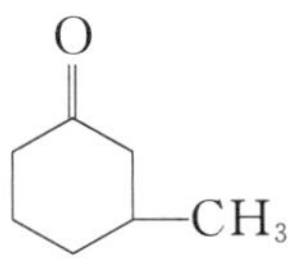 3-位带 $—CH_3$ 的环己酮结构（环上 C=O）

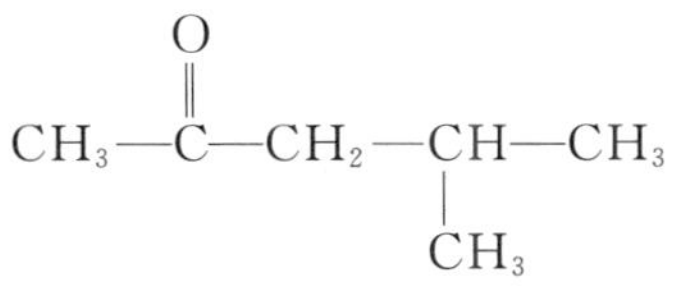

5. 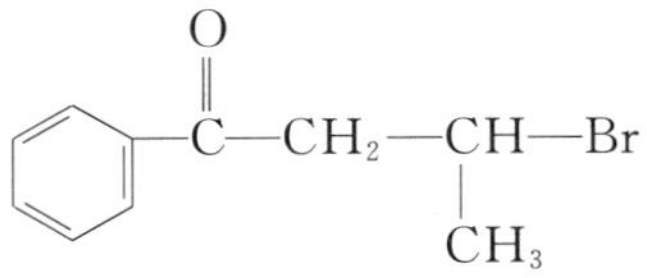 $C_6H_5-\overset{O}{\overset{\|}{C}}-CH_2-\underset{CH_3}{\underset{|}{CH}}-Br$

6. 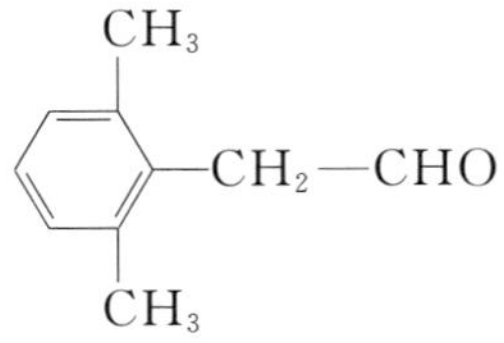 2,6-二甲基苯基$-CH_2-CHO$（苯环上两个 CH_3 分别位于 CH_2CHO 的两个邻位）

四、写出下列化合物的结构式

1. 3-甲基环戊酮　2. 3-苯丙醛　3. 2-甲基-3-戊酮　4. 4,5-二甲基-3-己酮

5. 对羟基苯乙酮　6. 对甲氧基苯甲醛

五、用化学方法鉴别下列各组化合物

1. 丙醛、丙酮和丙醇　2. 乙醛、苯乙醛和苯乙醇

3. 苯甲醇、苯甲醛和苯乙酮　4. 甲醛、乙醛和苯甲醛

5. 丙醛、2-戊酮和 3-戊酮　6. 苯酚、苯甲醛、丙酮

六、完成下列反应式

1. 乙醛加氢氰酸

2. 2-丁酮与碘和氢氧化钠反应

3. 丙酮与 2,4-二硝基苯肼反应

4. 丙醛与托伦试剂反应

七、推断下列化合物的结构

1. 分子式为 $C_6H_{12}O$ 的化合物 A 能与羟胺反应，但不与托伦试剂和饱和 $NaHSO_3$ 作用，A 经催化加氢得到分子式为 $C_6H_{14}O$ 的化合物 B。B 与浓硫酸作用脱水生成分子式为 C_6H_{12} 的化合物 C。C 经高锰酸钾酸性溶液氧化生成化合物 D 和 E。D 能发生碘仿反应，E 有酸性。试推测 A～E 的结构式。

2. 化学式为 $C_5H_{10}O$ 的化合物 A、B、C，均能与 2,4-二硝基苯肼反应产生橙黄色沉淀。A 有银镜反应；B 有碘仿反应；C 既无银镜反应也无碘仿反应。请写出 A、B、C 所有可能的结构式并命名。

（于　辉）

第九章　羧酸和取代羧酸

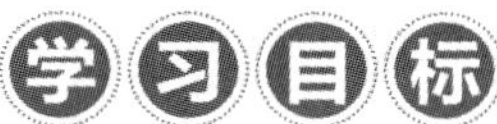

1. 掌握羧酸的结构、分类和命名；羧酸的化学性质；酮体的组成。
2. 熟悉羟基酸和酮酸的结构、分类和命名。
3. 了解常见的羧酸、羟基酸、酮酸的性质及其在医学上的用途。

羧酸、羟基酸和酮酸都含有碳、氢、氧元素，是烃的含氧衍生物。常以游离状态或以盐、酯的形式广泛存在于自然界。其中许多物质在动物代谢、药物合成、化工生产中有着重要作用，与人们的生活、工农业生产、医药工业等都有着密切联系。

第一节　羧　　酸

一、羧酸的结构、分类和命名

（一）羧酸的结构

从结构上看，羧酸可以看作烃分子中的氢原子被羧基（—COOH）取代后生成的化合物（甲酸除外）。羧基（—COOH）是羧酸的官能团。羧酸的结构通式可表示为

$$\text{(Ar)R}-\overset{\overset{\displaystyle O}{\|}}{C}-\text{OH}\qquad(\text{R 代表脂肪烃基；Ar 代表芳香烃基})$$

从结构形式上看：羧基（$-C\begin{matrix}\nearrow O \\ \searrow OH\end{matrix}$）是由羟基和羰基组成的，实际上并非两者的简单组合。科学实验证明，在甲酸中 C ═O 键长为 0.123 nm，比醛、酮的 C ═O 键长（0.120 nm）略长；而 C—O 键长为 0.136 nm，比醇中 C—O 键长（0.143 nm）要短。所以羧基中既不存在典型的羰基，也不存在典型的羟基，而是两者互相影响的统一体，是一种键长“平均化”了的结构。

（二）羧酸的分类

羧酸的分类主要有以下几种方法：根据羧酸分子中烃基不同，可分为脂肪酸、脂环酸和芳香酸；根据烃基中是否含有不饱和键，又可分为饱和羧酸和不饱和羧酸；根据羧酸分子中所含羧基数目不同，可分为一元酸、二元酸和多元酸。

羧酸：

- 脂肪酸
  - 饱和酸（一元酸）$CH_3—COOH$　乙酸；（二元酸）$COOH—COOH$　乙二酸
  - 不饱和酸　$CH_2═CH—COOH$　丙烯酸；$CH—COOH═CH—COOH$　丁烯二酸
- 脂环酸　环戊(基)乙酸（环戊基—$CH_2—COOH$）；1,2-环己(基)二甲酸
- 芳香酸　苯甲酸（苯基—COOH）；邻苯二甲酸

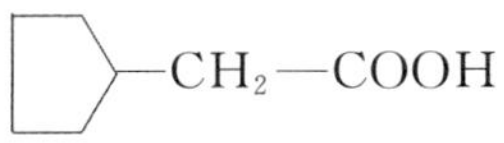

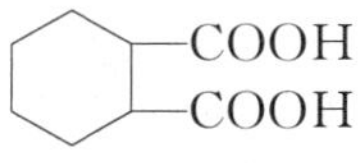

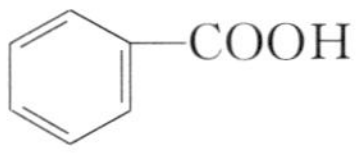

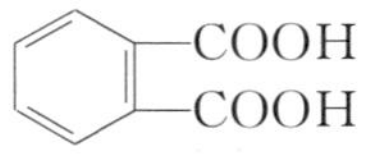

一元脂肪酸的结构通式为 R—COOH。饱和一元脂肪酸的组成通式为 $C_nH_{2n}O_2$。

（三）羧酸的命名

羧酸的命名方法与醛的命名方法相似，只需将“醛”字改成“酸”字。简单羧酸的命名，可根据分子中碳原子的数目称为“某酸”。如甲酸（H—COOH）、乙酸（$CH_3—COOH$）等。结构比较复杂的羧酸仍采用系统命名法。

在用系统命名法命名脂肪酸时，必须先选择含有包括羧基在内的最长碳链为主链，根据主链上碳原子数目称为“某酸”。编号时，从羧基碳原子开始，用阿拉伯数字将主链碳原子依次编号。对于简单的羧酸，也可用希腊字母编号，与羧基直接相连的碳原子定为 α 位，其余依次定为 β、γ、δ 等，碳链末端有时也用 ω 表示。支链可看作取代基，取代基的位置、数目和名称标在“某酸”之前。

$\overset{3}{C}H_3—\overset{2}{C}H(CH_3)—\overset{1}{C}OOH$（$C_3$ 为 β，C_2 为 α）

2-甲基丙酸（α-甲基丙酸）

$\overset{5}{C}H_3—\overset{4}{C}H_2—\overset{3}{C}H(CH_3)—\overset{2}{C}H_2—\overset{1}{C}OOH$（$\delta$、$\gamma$、$\beta$、$\alpha$）

3-甲基戊酸（β-甲基戊酸）

$\overset{5}{C}H_3—\overset{4}{C}H(CH_3)—\overset{3}{C}H_2—\overset{2}{C}H(CH_3)—\overset{1}{C}OOH$（$\delta$、$\gamma$、$\beta$、$\alpha$）

2,4-二甲基戊酸（α,γ-二甲基戊酸）

$\overset{5}{C}H_3\overset{4}{C}H(CH_3)\overset{3}{C}H_2\overset{2}{C}H(CH_2CH_3)\overset{1}{C}OOH$（$\delta$、$\gamma$、$\beta$、$\alpha$）

4-甲基-2-乙基戊酸（γ-甲基-α-乙基戊酸）

不饱和脂肪酸的命名，要选择含羧基和不饱和键都在内的最长碳链为主链，称作“某烯酸”或“某炔酸”，从羧基碳原子开始编号，并把双键或三键的位置标在“某烯酸”或“某炔酸”之前。例如：

$CH_3—CH(CH_3)—CH═CH—COOH$

4-甲基-2-丁烯酸

$CH_3—CH_2—C(═CH_2)—COOH$

2-乙基丙烯酸

脂肪二元酸的命名，是选择含 2 个羧基在内的最长碳链为主链，命名为“某二酸”。如：

HOOC—COOH

乙二酸

$HOOC—CH_2—COOH$

丙二酸

$HOOC—CH_2—CH_2—CH_2—COOH$

戊二酸

$HOOC—CH(CH_3)—CH_2—COOH$

α-甲基丁二酸（2-甲基丁二酸）

芳香酸和脂环酸的命名，是把脂肪酸作为母体，把芳环或脂环看作取代基。例如：

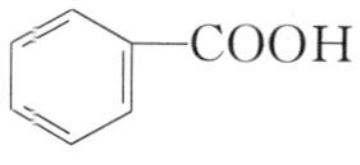

苯甲酸 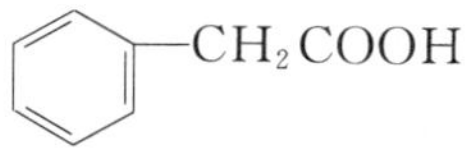　苯乙酸 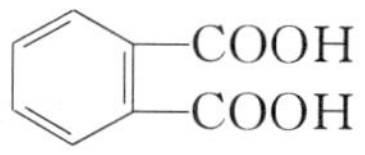　邻苯二甲酸

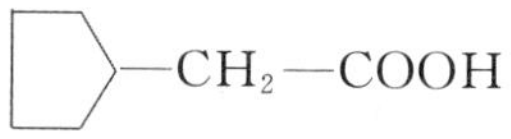

环戊(基)乙酸 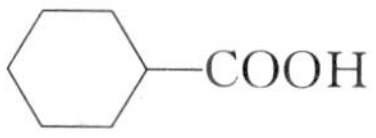　环己(基)甲酸

许多羧酸最初是从天然产物中得到的，习惯上根据酸的来源或性状而采用俗名。例如：甲酸($HCOOH$)最初是从蒸馏蚂蚁得来的，故称为蚁酸；乙酸(CH_3COOH)最早是从食醋中得到的，是食醋的主要成分，因而称为醋酸；乙二酸($HOOCCOOH$)来自于草本植物，故称为草酸；丁酸($CH_3CH_2CH_2COOH$)俗称酪酸，是黄油腐败所产生的酸；己酸($CH_3CH_2CH_2CH_2CH_2COOH$)俗称羊油酸，是存在于山羊脂肪中的酸；此外，还有琥珀酸(丁二酸)、安息香酸(苯甲酸)等，它们都是根据最初的来源命名的。长链羧酸最初是从脂肪和蜡中分离出来的，故把它们列为脂肪酸。

二、羧酸的性质

(一) 羧酸的物理性质

在饱和一元羧酸中，甲酸、乙酸和丙酸都是具有刺激性气味的液体，含 4～9 个碳原子的饱和一元羧酸是具有腐败恶臭气味的油状液体，癸酸以上的脂肪羧酸是蜡状固体；脂肪族二元羧酸和芳香羧酸都是晶状固体。低级脂肪酸可与水混溶，随着相对分子质量的增大，在水中的溶解度逐渐减小。癸酸以上的羧酸不溶于水。低级饱和脂肪族二元羧酸也可溶于水，并随碳链的增长水溶性逐渐减弱。芳香羧酸的水溶性极小。脂肪族一元羧酸都能溶于乙醇、乙醚等有机溶剂。羧酸的熔点、沸点都随碳原子数的增多而升高。

(二) 羧酸的化学性质

羧酸的化学性质主要取决于它的官能团 —— 羧基。羧酸的性质可从结构上预测，有以下几类。

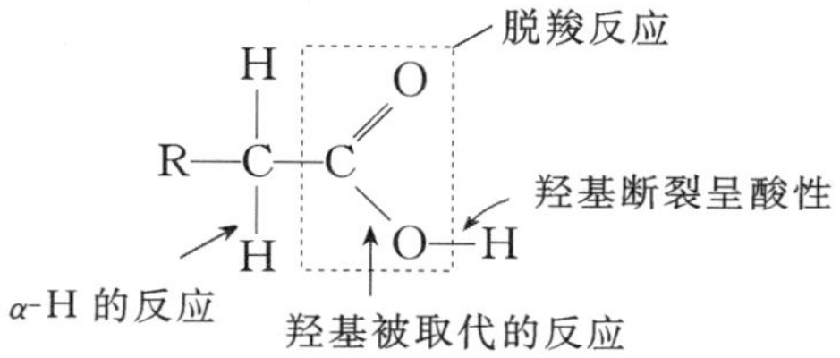

脱羧反应

羟基断裂呈酸性

α-H 的反应

羟基被取代的反应

1. 酸性　羧酸由于羧基中的羰基和羟基之间的相互影响，使得羧基中羟基上的氢原子容易电离出氢离子，从而具有弱酸性，能使紫色石蕊试液变红。

羧酸是一种弱酸，但酸性比碳酸强，能与碱发生中和反应，生成羧酸盐和水；也能与碳酸盐或酸式碳酸盐反应，放出二氧化碳。

【演示实验 9-1】　向 2 支分别盛有少量 Na_2CO_3、$NaHCO_3$ 粉末的试管中，分别加入约 3 mL 乙酸溶液，观察现象。

实验表明，试管中有气泡产生，能使澄清石灰水变浑浊。这说明这种气体是 CO_2 气体。从而表明乙酸的酸性比碳酸强。羧酸可以和氢氧化钠发生酸碱中和反应，生成盐和水。

$$R—COOH+NaOH \longrightarrow R—COONa+H_2O$$

$$R—COOH+NaHCO_3 \longrightarrow \underset{\text{羧酸钠}}{R—COONa}+H_2O+CO_2\uparrow$$

由于苯酚的酸性比碳酸弱，不能与碳酸盐或碳酸氢盐反应。利用这一性质，可以区别和分离羧酸和苯酚。羧酸与盐酸、硫酸等无机强酸相比，它的酸性还是弱得多。但在有机物中是酸性较强的一类化合物。

综上所述，羧酸和其他相关物质的酸性强弱顺序如下：

$$RCOOH > H_2CO_3 > C_6H_5OH$$

羧酸在水中的溶解度随着碳原子数的增加而减小，而羧酸的钠盐、钾盐、铵盐在水中溶解度很大，医药上常把一些含羧基、难溶于水的药物制成可溶性羧酸盐，以便配制水剂或注射液使用。如常用的青霉素 G 常制成青霉素 G 钾或青霉素 G 钠，供注射用。

2. 羧酸衍生物的生成 羧酸分子中去掉羧基上的羟基，剩下的部分称为酰基。酰基命名时，可根据生成酰基的羧酸命名为"某酰基"。

羧酸分子中羧基上的羟基被卤素原子(—X)、酰氧基(RCOO—)、烷氧基(—OR)和氨基($—NH_2$)取代，分别生成酰卤、酸酐、酯和酰胺等羧酸衍生物。

(1) 酯的生成。羧酸与醇脱水生成酯的反应称为酯化反应。酯化反应的速率很慢，加入催化剂后可以大大加快反应速率。在实验室里通常使用浓硫酸作催化剂。

$$\underset{\text{酸}}{R-\overset{\overset{\displaystyle O}{\|}}{C}-OH} + \underset{\text{醇}}{R'-OH} \xrightleftharpoons{\text{浓 } H_2SO_4} \underset{\text{酯}}{R-\overset{\overset{\displaystyle O}{\|}}{C}-OR'} + H_2O$$

酯化反应是可逆反应。在同样的条件下，酯也可以水解为羧酸和醇。

经过实验证明：羧酸与醇的脱水反应，是按羧酸失去羟基(—OH)，醇失去氢原子(—H)的方式进行，其余部分结合生成酯。

$$\underset{\text{乙酸}}{CH_3-\overset{\overset{\displaystyle O}{\|}}{C}-OH} + \underset{\text{乙醇}}{H-O-CH_2CH_3} \xrightarrow{\text{浓 } H_2SO_4} \underset{\text{乙酸乙酯}}{CH_3-\overset{\overset{\displaystyle O}{\|}}{C}-OCH_2CH_3} + H_2O$$

酯的结构通式为 RCOOR′。其中 R 与 R′可以相同也可以不同。低级酯是具有芳香气味的液体，存在于各种水果和花草中。如梨中含有乙酸异戊酯，苹果和香蕉里含有异戊酸异戊酯等。酯可以作溶剂，也可作制备饮料和糖果的香料。

(2) 酸酐的生成。除甲酸外，其他一元羧酸与脱水剂(五氧化二磷等)共热，两个羧酸的羧基间脱水生成酸酐。

$$2\,R-\overset{\overset{\displaystyle O}{\|}}{C}-OH \xrightarrow[\triangle]{P_2O_5} (R-\overset{\overset{\displaystyle O}{\|}}{C})_2O + H_2O$$

(3) 酰卤的生成。羧酸与三氯化磷、五氯化磷、亚硫酰氯等化学试剂反应生成酰卤。如乙酸与五氯化磷反应，羧基中的羟基被氯原子取代生成酰氯。

$$\underset{\text{乙酸}}{CH_3-\overset{\overset{\displaystyle O}{\|}}{C}-OH} + PCl_5 \longrightarrow \underset{\text{乙酰氯}}{CH_3-\overset{\overset{\displaystyle O}{\|}}{C}-Cl} + \underset{\text{三氯氧磷}}{POCl_3} + HCl$$

(4) 酰胺的生成。羧酸与氨作用生成羧酸的铵盐——羧酸铵，羧酸铵加热失去一分子水生成酰胺。

$$R-\overset{\overset{\displaystyle O}{\|}}{C}-OH + NH_3 \longrightarrow R-\overset{\overset{\displaystyle O}{\|}}{C}-ONH_4 \xrightarrow{\triangle} R-\overset{\overset{\displaystyle O}{\|}}{C}-NH_2 + H_2O$$

3. 脱羧反应 羧酸分子中脱去羧基放出二氧化碳的反应称为脱羧反应。饱和一元羧酸比较稳定，一般情况下，不容易发生脱羧反应；只有在特殊条件下，一元羧酸才能进行脱羧反应。例如，甲酸与浓硫酸共热能脱水生成一氧化碳，实验室里常用此法制取少量的一氧化碳。

$$H-COOH \xrightarrow[\triangle]{\text{浓 } H_2SO_4} H_2O + CO_2\uparrow$$

羧酸的碱金属盐与碱石灰(NaOH/CaO)共热，可以发生脱羧反应。

$$R—COONa + NaOH(CaO) \xrightarrow{强热} R—H + Na_2CO_3$$

二元羧酸对热比较敏感，容易发生脱羧反应。不同的二元羧酸加热的产物不同。乙二酸和丙二酸加热脱羧生成一元酸。丁二酸和戊二酸加热脱水生成环状酸酐。己二酸和庚二酸加热脱羧、脱水生成环酮。

$$\begin{matrix} COOH \\ | \\ COOH \end{matrix} \xrightarrow{\triangle} H—COOH + CO_2 \uparrow$$

$$\begin{matrix} CH_2COOH \\ | \\ CH_2COOH \end{matrix} \xrightarrow{300\ ℃} \begin{matrix} CH_2—C(=O) \\ | \quad\quad\quad O \\ CH_2—C(=O) \end{matrix} + H_2O$$

$$\begin{matrix} CH_2CH_2COOH \\ | \\ CH_2CH_2COOH \end{matrix} \xrightarrow[\triangle]{Ba(OH)_2} \begin{matrix} CH_2—CH_2 \\ | \quad\quad\quad \backslash \\ | \quad\quad\quad C{=}O \\ | \quad\quad\quad / \\ CH_2—CH_2 \end{matrix} + H_2O + CO_2 \uparrow$$

脱羧反应在生物化学中占有重要地位。人体内的脱羧反应由于酶的催化作用，在体温下就可顺利进行。

三、重要的羧酸

（一）甲酸

甲酸（HCOOH）俗称蚁酸，存在于昆虫的毒汁中，是有刺激性气味的无色液体，沸点 100.5°C，可与水混溶。甲酸有很强的腐蚀性，被蚂蚁或蜂类蜇咬后会引起皮肤红肿、痛痒，就是由甲酸引起的，可用稀氨溶液涂敷止痛。

甲酸的结构比较特殊，它的羧基直接与氢原子相连。从结构上看，甲酸分子中既含有羧基又含有醛基，因而表现出一些与它的同系物不同的化学性质：

$$\underbrace{H—\overset{\overset{O}{\|}}{C}}_{醛基}\!\!—OH \quad (\overset{\overset{O}{\|}}{C}—OH:羧基)$$

1. 有较强的酸性 甲酸的酸性比其他饱和一元羧酸强。

2. 具有还原性 甲酸能发生银镜反应，能与斐林试剂发生反应，还能使高锰酸钾溶液褪色。这些反应可用于甲酸的鉴别。

甲酸可用作还原剂，也可用作消毒防腐剂。

（二）乙酸

乙酸（CH_3COOH）俗称醋酸，是食醋的主要成分，食醋中含醋酸 3%～5%。醋酸是有强烈刺激性酸味的无色液体，沸点 118 ℃，熔点 16.6 ℃，可与水混溶。纯醋酸在室温低于 16.5 ℃时，结成冰状固体，所以又称冰醋酸。

乙酸具有抗细菌和真菌作用，医药上常用 0.5%～2% 的溶液作为消毒防腐剂，用于烫伤或灼伤感染的创面洗涤；"食醋消毒法"预防流感；使用 30% 乙酸溶液拭浴治疗甲癣等。

乙酸是常用的有机试剂，也是染料、香料、塑料和制药工业的重要原料。

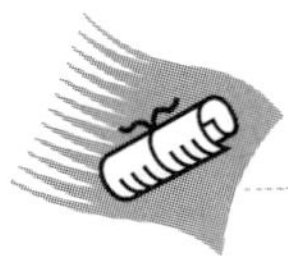

知识链接

食醋的用途

食醋(米醋或白醋)的主要成分是乙酸，是常用的酸性调味品，除食用外，它还有其他方面的广泛用途：①家用水壶使用时间长了易结水垢，利用乙酸可有效除去水垢。②毛料织品穿着时间长了或经常摩擦的地方会产生光亮，可用白醋喷洒光亮部位，用熨斗熨下即可除去。③洗涤丝绸织品，放点白醋能恢复丝绸织品原有的光泽。④烹调时加醋，不仅可以保护维生素C少受破坏，同时可以提高食品的营养价值。⑤吃腌菜时加点醋既能调味又能杀菌，从而防止肠道传染病，还可降低亚硝酸盐(致癌物质)的含量。

(三) 乙二酸

乙二酸(HOOCCOOH)俗称草酸，是最简单的二元羧酸，常以盐的形式存在于草本植物中。草酸是无色结晶，通常含有2分子结晶水，能溶于水和乙醇中。加热到100 ℃，草酸失去结晶水得到无水草酸。无水草酸熔点189 ℃。温度超过熔点则发生脱羧反应。

二元羧酸的酸性比一元羧酸强，草酸的酸性比其他饱和一元羧酸和二元羧酸都强。因草酸中的2个羧基直接相连，由于2个羧基的相互影响使得其更易电离出氢离子。

草酸具有还原性，容易被高锰酸钾所氧化。因此分析化学中常用草酸钠标定高锰酸钾溶液的浓度。高价铁盐可被草酸还原成易溶于水的低价铁盐，所以可用草酸溶液去除铁锈或蓝黑墨水的污迹。工业上也常用草酸作漂白剂，用于漂白麦草、硬脂酸等。

(四) 苯甲酸

苯甲酸(C_6H_5—COOH)俗称安息香酸，是最简单的芳香酸，存在于安息树脂及多种树脂中。苯甲酸是无味的白色结晶，熔点121.7°C，难溶于冷水，易溶于热水、乙醇、乙醚和氯仿中。苯甲酸易挥发，具有抑菌防腐作用，毒性较低，因而苯甲酸及其钠盐常用作食品、药剂和日用品的防腐剂。另外也可用作治疗癣病的药物。

(五) 丁二酸

丁二酸($HOOCCH_2CH_2COOH$)俗名琥珀酸，加热易失水生成丁二酸酐。丁二酸存在于许多植物体内，也存在于动物的脑、肌肉和尿液中，是人体糖代谢的中间产物。丁二酸在医药上有抗痉挛、祛痰和利尿作用。

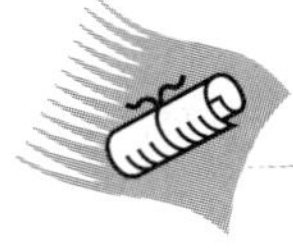

知识链接

过氧乙酸的应用

过氧乙酸具有很强的氧化作用，可将菌体蛋白质氧化而使微生物死亡，是高效、广谱、速效、低毒的杀菌剂。市售的过氧乙酸是质量分数为20%～40%的溶液。医药上常配制成质量分数为0.02% 的过氧乙酸溶液，用于手消毒；质量分数为0.2%～0.5% 的溶液用于医疗器械、生活用品及餐具的消毒；质量分数为1%～2% 的溶液用于室内空气消毒。工业上常用过氧乙酸作氧化剂和漂白剂。

第二节 羟 基 酸

羧酸分子中烃基上的氢原子被其他元素的原子或原子团取代后生成的化合物称为取代羧酸。取代羧酸除含羧基外，还含有其他官能团，称为具有复合官能团的羧酸。根据取代基的种类，取代羧酸可分为卤代酸、羟基酸、酮酸和氨基酸等。一些羟基酸和酮酸具有重要的生理意义，是人体内糖、脂肪和蛋白质代谢的中间产物。

一、羟基酸的结构、分类和命名

羧酸分子中烃基上的氢原子被羟基取代后生成的化合物称为羟基酸。

羟基酸中的羟基有醇羟基和酚羟基之分，所以羟基酸可分为醇酸和酚酸。羟基连在脂肪碳链上的称为醇酸；羟基连在芳香环上的称为酚酸。在结构上，由于羟基与羧基的相对位置不同，羟基酸可分为 α-、β-、γ- 等羟基酸。

醇酸的命名是以羧酸为母体，把羟基看作取代基。选择含羧基和羟基所连碳原子在内的最长碳链为主链，从羧基碳原子开始，用阿拉伯数字或希腊字母（把与羧基直接相连的碳原子称为 α-碳原子，依次称为 β、γ 等）依次编号，称为“某酸”，把羟基的位置、数目、名称写在“某酸”之前。

酚酸是以芳香羧酸为母体，标明羟基在环上的位置即可。

许多羟基酸是天然产物，也常根据其来源或性状使用俗名。例如：

$CH_3—CH(OH)—COOH$

2-羟基丙酸或 α-羟基丙酸（乳酸）

$HO—CH(COOH)—CH_2—COOH$

2-羟基丁二酸或 α-羟基丁二酸（苹果酸）

$HO—CH(COOH)—CH(OH)—COOH$

2，3-二羟基丁二酸

或 α，β-二羟基丁二酸（酒石酸）

$HO—C(COOH)(CH_2—COOH)_2$

3-羟基-3-羧基戊二酸

或 β-羟基-β-羧基戊二酸（柠檬酸）

（苯环，1-COOH，2-OH）

邻羟基苯甲酸（水杨酸）

（苯环，1-COOH，3,4,5-OH）

3，4，5-三羟基苯甲酸（没食子酸）

二、常见的羟基酸

（一）乳酸

乳酸（$CH_3—CH(OH)—COOH$）的系统名称为 2-羟基丙酸或 α-羟基丙酸，最初从牛奶中发现，故俗称乳酸。乳酸是肌肉中糖代谢的中间产物。人在剧烈运动时，糖分解成乳酸，肌肉中乳酸含量增多，肌肉感觉“酸胀”。休息后，肌肉中的乳酸一部分就会转化为水、二氧化碳和糖原，另一部分被氧化为丙酮酸。酸胀感消失。

乳酸为无色或淡黄色黏稠的液体，熔点为 18 ℃，无臭、有酸味，具有很强的吸湿性。易溶于水、乙醇和乙醚。乳酸具有消毒防腐作用，在医药上，乳酸可作为消毒剂和外用防腐剂，用于治疗阴道滴虫；乳酸钙用作治疗佝偻病等缺钙疾病；乳酸钠用于纠正酸中毒。

（二）苹果酸

苹果酸（$\begin{array}{l}HOCHCOOH \\ \quad | \\ CH_2COOH\end{array}$）的系统名称为2-羟基丁二酸。因在未成熟的苹果中含量较多而得名。天然苹果酸为无色针状晶体，熔点100°C。易溶于水和乙醇，微溶于乙醚。苹果酸是人体糖代谢过程中的中间产物，在酶的催化下脱氢氧化生成草酰乙酸。苹果酸用于制药和食品工业。苹果酸的钠盐可作为禁盐病人的食盐代用品。

（三）柠檬酸

柠檬酸（$\begin{array}{c} \quad\quad\quad COOH \\ \quad\quad\quad | \\ HOOC—CH_2—C—CH_2—COOH \\ \quad\quad\quad | \\ \quad\quad\quad OH \end{array}$）的系统名称为3-羟基-3-羧基戊二酸。存在于柑橘等水果中，以柠檬中含量最多，故俗称柠檬酸，又称枸橼酸。柠檬酸通常含一分子结晶水，为无色透明晶体，熔点100°C，易溶于水，有酸味。有清凉解渴作用，常用来配制饮料。

柠檬酸分子中有3个羧基，其酸性较强，能与碱作用生成盐，在医学上有广泛的用途。柠檬酸钠为白色结晶，易溶于水，有防止血液凝固的作用，医药上常用作抗凝血剂。柠檬酸铁铵为棕色固体，易溶于水，常用作补血剂，治疗缺铁性贫血。

柠檬酸是人体内糖、脂肪和蛋白质代谢过程中的中间产物，是糖有氧氧化过程中三羧酸循环的起始物。

（四）水杨酸

水杨酸（苯环邻位取代：—COOH、—OH）的系统名称为邻羟基苯甲酸，也称柳酸，存在于柳树皮或水杨树皮中。水杨酸为白色针状结晶，熔点159°C，微溶于冷水，易溶于沸水、乙醇和乙醚中。水杨酸分子中含酚羟基，遇三氯化铁溶液显紫红色。在空气中易被氧化，水溶液呈酸性，能发生成盐和成酯反应。

水杨酸具有杀菌、防腐能力，是一种重要的消毒剂和食品防腐剂。水杨酸还具有解热镇痛、抗风湿作用，但由于直接内服对胃有强烈的刺激作用，常用其衍生物——乙酰水杨酸（苯环邻位取代：—COOH、—OCCH$_3$（C=O））,俗称阿司匹林，用作解热镇痛剂和抗风湿药物。

由阿司匹林、非那西丁与咖啡三者配伍的制剂为复方阿司匹林，常称APC。近年来，阿司匹林多用于治疗和预防心脑血管疾病，是典型的老药新用的例子。

第三节　酮酸和酮体

一、酮酸的结构和命名

分子中既含有羧基，又含羰基的化合物称为羰基酸。羰基连在碳链首端的称为醛酸，羰基连在碳链其他位置的都称为酮酸。酮酸还可以根据羰基距羧基的远近不同分为α-酮酸、β-酮酸、γ-酮酸等。人体内糖、脂肪和蛋白质代谢的中间产物里就有α-酮酸或β-酮酸。

酮酸的命名与羟基酸类似，也是以羧酸为母体，把酮基看作取代基。选择包含羧基和酮基在内的最长碳链为主链，从羧基碳原子开始，用阿拉伯数字或希腊字母依次编号，称为“某酮酸”。把酮基的位置标在“某酮酸”之前。许多酮酸也常使用俗名。

例如：

$$\underset{\text{丙酮酸}}{CH_3-\overset{\overset{O}{\|}}{C}-COOH} \qquad \underset{\text{2-丁酮酸(}\alpha\text{-丁酮酸)}}{CH_3-CH_2-\overset{\overset{O}{\|}}{C}-COOH} \qquad \underset{\text{3-丁酮酸(}\beta\text{-丁酮酸或乙酰乙酸)}}{CH_3-\overset{\overset{O}{\|}}{C}-CH_2-COOH}$$

对于酮基二酸的命名，选择含酮基和两个羧基在内的最长碳链为主链，命名为“某二酸”，并把酮基的位置、名称标在“某二酸”之前。

$$\underset{\text{2-酮丁二酸(}\alpha\text{-酮丁二酸或草酰乙酸)}}{HOOC-\overset{\overset{O}{\|}}{C}-CH_2COOH} \qquad \underset{\text{2-酮戊二酸(}\alpha\text{-酮戊二酸)}}{HOOC-\overset{\overset{O}{\|}}{C}-CH_2-CH_2-COOH}$$

二、常见的酮酸

（一）丙酮酸

丙酮酸（$CH_3-\overset{\overset{O}{\|}}{C}-COOH$）是最简单的酮酸，为无色液体，沸点 165 ℃，可与水混溶。由于受酮基的影响，丙酮酸的酸性比丙酸的酸性强，也比乳酸的酸性强。丙酮酸是人体内糖、脂肪、蛋白质代谢的中间产物，在体内酶的催化作用下，易脱羧氧化生成乙酸，也可被还原生成乳酸。

（二）β-丁酮酸

β-丁酮酸（$CH_3-\overset{\overset{O}{\|}}{C}-CH_2-COOH$）又称乙酰乙酸，是$\beta$-酮酸中最简单的化合物。$\beta$-丁酮酸为人体内脂肪代谢的中间产物，为无色黏稠液体，酸性比乙酸强，性质不稳定，受热或在脱羧酶的作用下易发生脱羧反应生成丙酮和二氧化碳。

$$CH_3-\overset{\overset{O}{\|}}{C}-CH_2-COOH \xrightarrow[\text{或脱羧酶}]{\text{加热}} CH_3-\overset{\overset{O}{\|}}{C}-CH_3 + CO_2\uparrow$$

β-丁酮酸加氢或在体内还原酶的作用下，可还原生成β-羟基丁酸。

$$CH_3-\underset{\underset{O}{\|}}{C}-CH_2-COOH \underset{-2H}{\overset{+2H}{\rightleftharpoons}} CH_3-\underset{\underset{OH}{|}}{CH}-CH_2-COOH$$

三、酮体

医学上把β-丁酮酸、β-羟基丁酸和丙酮三者合称为酮体。酮体是脂肪酸在肝脏中的代谢产物，正常情况下酮体在肝外组织中迅速分解，因此正常人在血液中酮体的含量很少，只有微量（小于 0.5 $mmol\cdot L^{-1}$）的酮体。但当长期饥饿或患糖尿病时，由于代谢发生障碍，血液和尿液中的酮体含量增高，酮体会从尿液中排出，称为酮尿。酮体呈酸性，如果酮体的增加超过了血液抗酸的缓冲能力，就会引起酸中毒。所以检查血液和尿液中酮体的含量，可帮助诊断疾病。临床上检查酮体主要是检测丙酮。

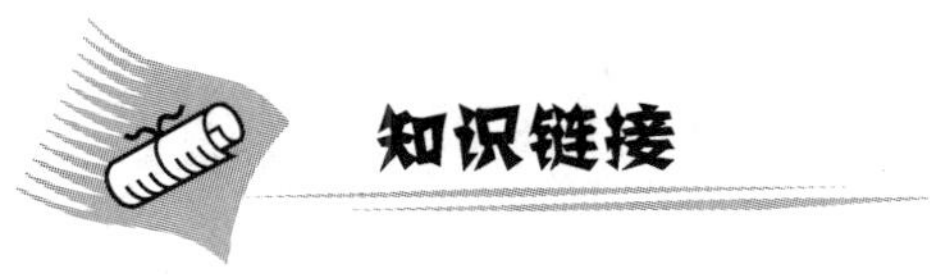

知识链接

尿液中酮体的检验

正常人尿液中不含酮体。如何判断尿液中是否有酮体呢？具体方法：在一支试管中加入尿液 10 mL，然后加入 10% 的 HAc10 滴、新配制的 0.05 $mol\cdot L^{-1}$ 亚硝酰铁氰化钠 10 滴，充分混合后，用移液管沿管壁慢慢加入 1 mL 氨溶液。静置 5 min。若试管中颜色无改变，则无酮体。若尿液上面出现紫色环，则有酮体存在。上述阳性反应及现象是酮体的特性，因此常用作尿液酮体的检验。

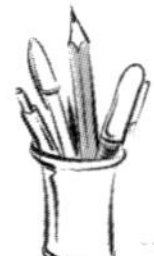

本章小结

1. 羧酸是烃分子中的氢原子被羧基(—COOH)取代后生成的化合物(甲酸除外)。羧基(—COOH)是羧酸的官能团。

2. 根据羧酸分子中烃基不同，可分为脂肪酸、脂环酸和芳香酸；根据烃基中是否含有不饱和键，又可分为饱和羧酸和不饱和羧酸；根据羧酸分子中所含羧基数目不同，可分为一元酸、二元酸和多元酸。

3. 羧酸的命名除了系统命名法还可根据酸的来源或性状而采用俗名。

4. 羧酸的化学性质主要取决于它的官能团——羧基。羧酸的主要化学性质有酸性、羧酸衍生物(酯、酸酐、酰卤、酰胺)的生成、脱羧反应。

5. 常见的羧酸有甲酸、乙酸、乙二酸、苯甲酸、丁二酸等。

6. 羧酸分子中烃基上的氢原子被其他元素的原子或原子团取代后生成的化合物称为取代羧酸。取代羧酸除含羧基外，还含有其他官能团，称为具有复合官能团的羧酸。羧酸分子中烃基上的氢原子被羟基取代后生成的化合物称为羟基酸。

7. 羟基酸中的羟基有醇羟基和酚羟基之分，所以羟基酸可分为醇酸和酚酸。羟基连在脂肪碳链上的称为醇酸；羟基连在芳香环上的称为酚酸。在结构上，由于羟基与羧基的相对位置不同，羟基酸可分为α-、β-、γ-等羟基酸。

8. 常见的羟基酸有乳酸、苹果酸、柠檬酸、水杨酸等。

9. 分子中既含羧基，又含羰基的化合物称为羰基酸。羰基连在碳链首端的称为醛酸，羰基连在碳链其他位置的都称为酮酸。酮酸可根据羰基距羧基的远近不同分为α-酮酸、β-酮酸、γ-酮酸等。

10. 医学上把β-丁酮酸、β-羟基丁酸和丙酮三者合称为酮体。

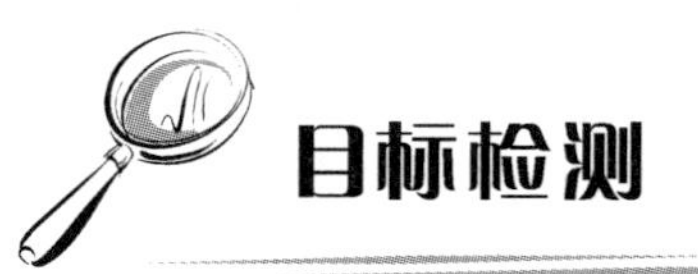

目标检测

一、填空题

1. 羧酸的官能团为________。根据分子中烃基不同，羧酸分为________和________；根据羧基数目不同，分为________、________和________。

2. 甲酸的分子结构式为________，其分子结构中既含有________基，又含有________，所以既有酸性又具有还原性。

3. 医学上把________、________、________三者合称为酮体。血液中酮体含量增高，将会使血液中酸性增强，而引发________中毒的可能。

4. 乙酸是弱酸，能使紫色石蕊试液变________。

5. 乙酸与乙醇发生酯化反应脱水时，________失去的是羟基，而________失去的是羟基上的氢原子。

6. 邻羟基苯甲酸俗称________，由于分子中含有________基，遇三氯化铁溶液显________色，它的衍生物________，俗称阿司匹林，为________药。

7. ________与________脱水生成酯的反应称为酯化反应。

二、选择题

1. 可以说明乙酸是弱酸的事实是(　　)。

A. CH_3COOH 能与 Na_2CO_3 溶液反应,产生 CO_2 气体

B. CH_3COOH 能与水以任意比例混溶

C. CH_3COOH 的水溶液能使紫色石蕊试液变红

D. $1\ mol \cdot L^{-1}$ 的 CH_3COOH 溶液的 pH 值约为 4

2. 下列说法中,不正确的是(　　)。

A. 羧基与烃基相连形成的有机物称为羧酸　　B. 饱和链状一元羧酸的组成符合 $C_nH_{2n}O_2$

C. 羧酸在常温下能发生酯化反应　　D. 羧酸的官能团是—COOH,它具有特殊的性质

3. 下列有关酯的叙述中,不正确的是(　　)。

A. 羧酸与醇在强酸的存在下加热可得到酯　　B. 乙酸与甲醇发生酯化反应生成甲酸乙酯

C. 酯化反应是可逆反应　　D. 果类和花草中存在着有芳香气味的低级酯

4. 下列化合物能发生银镜反应的是(　　)。

A. 甲酸　　B. 乙酸　　C. 丙酮　　D. 乙醇

5. 某有机物的氧化产物甲,还原产物乙都能跟钠反应放出氢气,甲、乙在浓硫酸催化下反应生成丙,丙能发生银镜反应,这种有机物是(　　)。

A. 甲醛　　B. 甲酸　　C. 甲醇　　D. 甲酸甲酯

6. 下列有机物互为同分异构体的是(　　)。

A. 甲苯和二甲苯　　B. 二氯乙烷和氯乙烷　　C. 丁酸和甲酸乙酯　　D. 丙酸和乙酸甲酯

7. 水杨酸与 3-羟基丁酸可用何种试剂鉴别?(　　)

A. 斐林试剂　　B. 托伦试剂　　C. 希夫试剂　　D. 三氯化铁

8. 下列化合物中酸性最强的是(　　)。

A. H_2CO_3　　B. CH_3COOH　　C. C_6H_5OH　　D. $HOCH_2COOH$

9. 下列物质既能与氢氧化钠反应又能与碳酸氢钠反应的是(　　)。

A. 乙醇　　B. 乙酸　　C. 石炭酸　　D. 乙醛

10. 下列化合物不属于酮体成分的是(　　)。

A. 丙酮　　B. 丙酮酸　　C. β-丁酮酸　　D. β-羟基丁酸

三、写出下列化合物的名称

1. CH_3CH_2COOH

2. 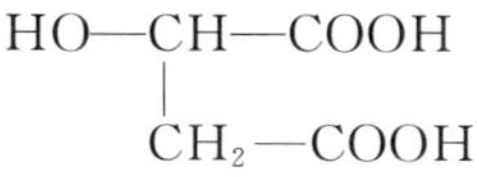
```
HO—CH—COOH
   |
   CH2—COOH
```

3. 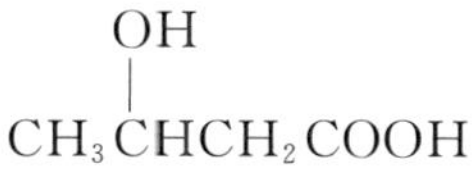
```
     OH
     |
CH3CHCH2COOH
```

4. 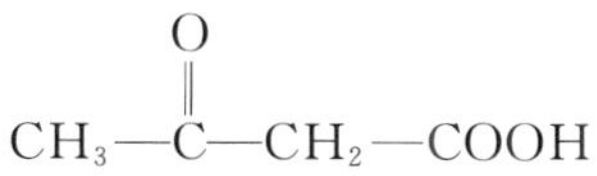
```
       O
       ‖
CH3—C—CH2—COOH
```

5. 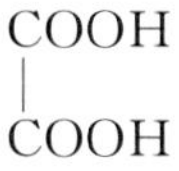
```
COOH
 |
COOH
```

6. 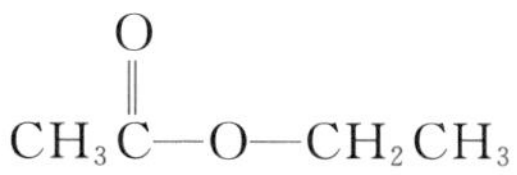
```
    O
    ‖
CH3C—O—CH2CH3
```

7. 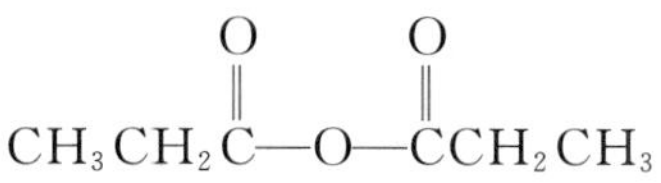
```
        O     O
        ‖     ‖
CH3CH2C—O—CCH2CH3
```

8. 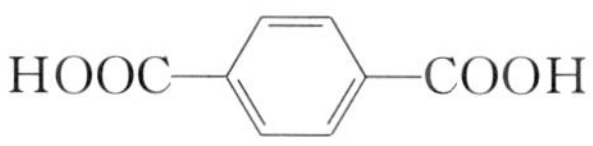 HOOC—⟨苯环⟩—COOH

四、写出下列化合物的结构简式

1. 醋酸　　2. 苯甲酸　　3. β-羟基丁酸　　4. 水杨酸

5. 2-丁烯酸　　6. 乳酸　　7. 丙酮酸　　8. 甲酸乙酯

五、完成下列化学反应

1. 乙醇在浓硫酸存在下与乙酸共热

2. 草酸固体加热

3. 乙醇在浓硫酸存在下与乙酸共热

4. β-羟基丁酸加热

5. β-丁酮酸加热

六、用化学方法鉴别下列各组化合物

1. 甲酸与乙酸

2. 苯甲酸和水杨酸

3. 丙酮、丙醛和丙酸

七、推断化合物的结构

有一无色液态的有机物，相对分子质量为88，与金属钠反应有氢气生成，能发生酯化反应，生成有香味的液体，与碳酸钠反应放出CO_2气体。根据上述性质：①推断该物质属于哪类有机物；②写出该物质可能的结构简式与名称。

（于　辉）

第十章 酯类

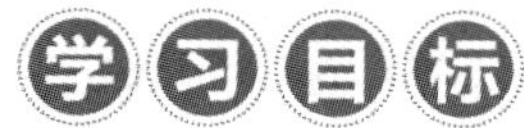

1. 掌握酯的结构、命名和性质。
2. 掌握油脂的组成和性质。
3. 掌握衡量油脂质量的指标：皂化值、碘值和酸值的概念。
4. 熟悉油脂的基本结构。

第一节 酯

一、酯的结构

羧酸与醇作用生成羧酸酯。酯类化合物广泛存在于自然界，许多水果、花草的香味都来源于中、低级酯。

酯可以看作羧酸分子中羧基上的羟基被烃氧基取代后生成的化合物。一元羧酸酯的结构通式为

$$\mathrm{(Ar)R-\overset{O}{\overset{\parallel}{C}}\,\vdots\!-OR'}$$

从结构上看，酯是由酰基和烃氧基共同组成的。

二、酯的命名

酯可看作羧酸与醇或酚作用脱水的产物，所以酯是根据羧酸和醇或酚的名称来命名的。即把羧酸的名称写在前面，醇或酚的名称写在后面，并把“醇”或“酚”字改为“酯”，称为“某酸某酯”。例如：

$\mathrm{H-\overset{O}{\overset{\parallel}{C}}-O-CH_3}$ 或（ $\mathrm{CH_3-O-\overset{O}{\overset{\parallel}{C}}-H}$ ）

甲酸甲酯

$\mathrm{H-\overset{O}{\overset{\parallel}{C}}-O-CH_2-CH_3}$ 或（ $\mathrm{CH_3CH_2-O-\overset{O}{\overset{\parallel}{C}}-H}$ ）

甲酸乙酯

$\mathrm{CH_3-\overset{O}{\overset{\parallel}{C}}-O-CH_3}$ 或（$\mathrm{CH_3OCOCH_3}$）

乙酸甲酯

$\mathrm{CH_3-\overset{O}{\overset{\parallel}{C}}-O-CH_2-CH_3}$ 或（$\mathrm{CH_3CH_2OCOCH_3}$）

乙酸乙酯

$\mathrm{C_6H_5-\overset{O}{\overset{\parallel}{C}}-O-CH_3}$ 或（ $\mathrm{CH_3O-CO-C_6H_5}$ ）

苯甲酸甲酯

$\mathrm{CH_3-\overset{O}{\overset{\parallel}{C}}-O-C_6H_5}$ 或（ $\mathrm{C_6H_5-OCOCH_3}$ ）

乙酸苯酯

$\mathrm{CH_3CH_2CH_2COOCH_2CH_2CH_2CH_3}$

丁酸丁酯

$\mathrm{CH_3CH_2CH_2COOCH_3}$

丁酸甲酯

三、酯的性质

低级酯为易挥发的无色液体，高级酯为蜡状固体。酯一般比水轻，难溶于水，易溶于有机溶剂。低级酯能溶解很多有机化合物，是良好的有机溶剂。

低级酯多存在于各种水果和花草中，具有芳香气味。如：乙酸乙酯、正戊酸异戊酯、戊酸乙酯有苹果香味；丁酸丁酯、丁酸甲酯、丁酸乙酯有菠萝香味；苯甲酸甲酯有茉莉花香味；乙酸异戊酯有香蕉味；乙酸戊酯有梨的香味。酯可作为食品或日用品的香料。酯的沸点比相对分子质量相近的羧酸要低，这是因为酯的分子间不能形成氢键。

酯与其他羧酸衍生物相似，也能发生水解、醇解、氨解等反应。

（一）水解反应

酯与水在一定条件下作用生成酸和醇的反应称为酯的水解反应。酯的水解反应是酯化反应的逆反应。通常情况下，酯的水解反应速率较慢。在酸性或碱性条件下加热，可加快其反应速率。

$$R-\overset{\overset{\large O}{\|}}{C}-OR' + H_2O \xrightleftharpoons{HCl} R-COOH + R'-OH$$

$$R-\overset{\overset{\large O}{\|}}{C}-OR' + H_2O \xrightarrow{NaOH} R-\overset{\overset{\large O}{\|}}{C}-ONa + R'OH$$

酯在碱性条件下能完全水解。

（二）醇解反应

酯和醇在酸或碱的存在下相互作用，生成新的酯和新的醇的反应称为酯的醇解反应，故又称为酯交换反应。

$$R-\overset{\overset{\large O}{\|}}{C}-OR' + R''-OH \rightleftharpoons R-\overset{\overset{\large O}{\|}}{C}-OR'' + R'-OH$$

（三）氨解反应

酯与氨作用生成酰胺和醇的反应，称为醇的氨解反应。

$$R-\overset{\overset{\large O}{\|}}{C}-OR' + NH_3 \longrightarrow R-\overset{\overset{\large O}{\|}}{C}-NH_2 + R'-OH$$

许多氨的衍生物如胺（$R-NH_2$）和肼（H_2N-NH_2）等，只要氮原子上连有氢原子，都可以与酯发生氨解反应。如异羟肟酸铁盐反应，就是酯直接与羟胺（NH_2-OH）作用生成异羟肟酸，再与三氯化铁反应生成异羟肟酸铁，显红色或紫红色。

第二节　油　　脂

油脂是油和脂肪的总称，属于具有特殊结构的酯类化合物。油脂广泛存在于动植物体中，是生命重要的物质基础。人们习惯上把来源于植物体内在常温下呈液态的油脂称为油，如大豆油、花生油、芝麻油、蓖麻油等；把来源于动物体内在常温下呈固态的油脂称为脂肪，如猪脂、牛脂、羊脂（习惯上称为猪油、牛油、羊油等）。

油脂是人类重要的营养物质之一。油脂在人体内氧化时能够产生大量热能，1 g 油脂在人体内完全氧化时可产生 3.891×10^4 J 的热能。油脂是脂溶性维生素 A、D、E、K 等许多生物活性物质的良好溶剂。

一、油脂的组成与结构

油脂是由 1 分子甘油和 3 分子高级脂肪酸生成的甘油酯。由于甘油分子中含有 3 个羟基，因此，它可以和 3 分子的高级脂肪酸结合生成酯。其结构通式和示意图如下：

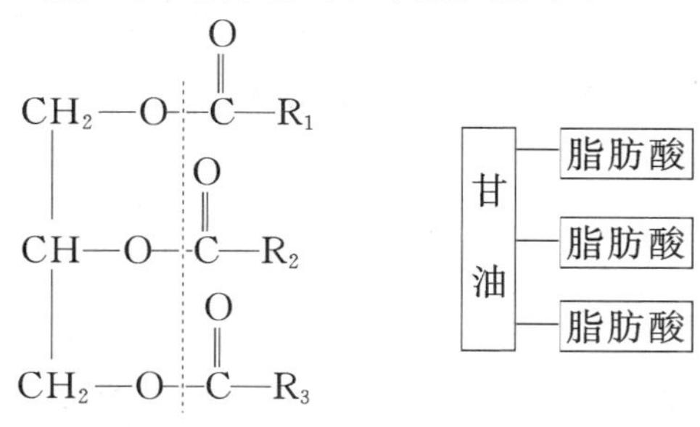

甘油部分　脂肪酸部分

其中，R_1、R_2、R_3分别代表高级脂肪酸的烃基。在脂肪酸甘油酯的分子中，3 个脂肪酸的烃基可以是相同的，也可以是不相同的。如果 3 个脂肪酸的烃基是相同的，这种甘油酯称为单甘油酯。如果 3 个脂肪酸的烃基是不相同的，这种甘油酯称为混甘油酯。在自然界存在的油脂中，构成甘油酯的 3 个脂肪酸在多数情况下是不同的。天然油脂实际上是各种混甘油酯的混合物。此外，油脂中还含有少量的游离脂肪酸、维生素和色素等其他成分。

组成油脂的脂肪酸种类较多，但大多数是含有偶数碳原子的直链的高级脂肪酸，其中以含 16 和 18 个碳原子的高级脂肪酸最为常见。脂肪酸可以是饱和的高级脂肪酸，也可以是不饱和的高级脂肪酸。油脂中的脂肪酸常根据其来源和性质而用俗名。表 10-1 列出了油脂中常见的高级脂肪酸。

表 10-1　油脂中常见的高级脂肪酸

俗名	系统名称	结构式
软脂酸	十六碳酸	$CH_3(CH_2)_{14}COOH$
硬脂酸	十八碳酸	$CH_3(CH_2)_{16}COOH$
花生酸	二十碳酸	$CH_3(CH_2)_{18}COOH$
油酸	9-十八碳烯酸	$CH_3(CH_2)_7CH=CH(CH_2)_7COOH$
亚油酸	9,12-十八碳二烯酸	$CH_3(CH_2)_4CH=CHCH_2CH=CH(CH_2)_7COOH$
亚麻酸	9,12,15-十八碳三烯酸	$CH_3CH_2CH=CHCH_2CH=CHCH_2CH=CH(CH_2)_7COOH$
花生四烯酸	5,8,11,14-二十碳四烯酸	$CH_3(CH_2)_4CH=CHCH_2CH=CHCH_2CH=CHCH_2CH=CH(CH_2)_3COOH$

在油脂分子中如含有较多的低级脂肪酸和不饱和高级脂肪酸成分，这种油脂在常温下一般为液态。在油脂分子中如含有较多的饱和高级脂肪酸，常温下一般为固态。

多数的脂肪酸在人体内都能够自身合成，只有亚油酸、亚麻酸人体不能自身合成，只能从食物中获取，花生四烯酸虽然人体能自身合成，但量太少，仍需从食物中获取。这些脂肪酸是人体不能合成但它们又是营养上不可缺少的，必须由食物供给，因而称为必需脂肪酸。如花生四烯酸是合成体内重要活性物质前列腺素的原料，人体必须从食物中摄取。食物中的必需脂肪酸含量越高，其营养价值也越高。食物中必需脂肪酸最好的来源是植物油和海产鱼类。

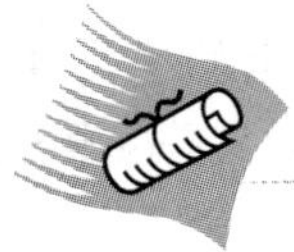

知识链接

脑　黄　金

脑黄金的有效成分为多不饱和脂肪酸，即二十二碳六烯酸(DHA)，DHA 很容易通过大脑屏障进入脑细胞，存在于脑细胞及细胞突起中，人脑细胞脂质中有 10％是 DHA。因此，DHA 对脑细胞的形成、生长发育，以及脑细胞突起的延伸、生长都起着重要作用，是人类大脑形成和智力开发的必需物质，对提高儿童智力有一定好处。研究表明，DHA 是大脑皮层和视网膜的重要组成成分，DHA 可通过胎盘进入胎儿的肝脏和大脑，胎儿从怀孕后期到出生 6 个月，脑和视网膜发育最快，需要充足的 DHA。如果 DHA 摄入偏低，婴儿出生体重可能偏低，并且容易早产。当然，儿童也不是摄入 DHA 越多越好，儿童服用 DHA 过量将造成神经过度兴奋。由于 DHA 是一种多不饱和脂肪酸，因此极易氧化，氧化后对人体产生有害的过氧化物。生产厂家应注意抗氧化问题，产品应密封、隔氧、避光、低温保存。食用者最好同时食用维生素 E。维生素 E 有抗氧化作用。

二、油脂的性质

油脂一般难溶于水，易溶于乙醚、氯仿、四氯化碳和石油醚等有机溶剂中。油脂的密度一般都在0.9～0.95 $g\cdot cm^{-3}$，比水轻。纯净的油脂是无色、无臭、无味的。但一般油脂（尤其是植物油脂）中由于溶有维生素和色素等物质，所以多有颜色。由于天然油脂是混合物，所以没有固定的熔点和沸点。

油脂的主要化学性质如下。

（一）水解反应

油脂和酯一样，在酸、碱或酶等催化剂的作用下，可以发生水解反应。1 分子油脂完全水解后可生成 1 分子甘油和 3 分子高级脂肪酸。

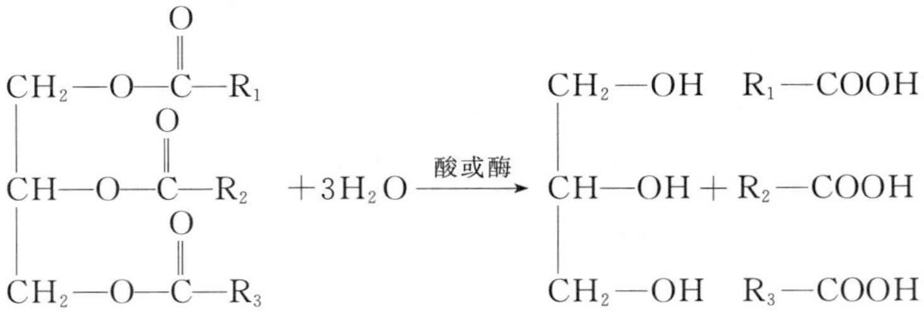

$$\begin{array}{l} CH_2-O-\overset{\overset{O}{\|}}{C}-R_1 \\ | \\ CH-O-\overset{\overset{O}{\|}}{C}-R_2 \\ | \\ CH_2-O-\overset{\overset{O}{\|}}{C}-R_3 \end{array} + 3H_2O \xrightarrow{\text{酸或酶}} \begin{array}{l} CH_2-OH \\ | \\ CH-OH \\ | \\ CH_2-OH \end{array} + \begin{array}{l} R_1-COOH \\ \\ R_2-COOH \\ \\ R_3-COOH \end{array}$$

油脂（甘油三酯）　　　　甘油　　　　脂肪酸

油脂在碱性（NaOH 或 KOH）溶液中水解时，生成甘油和高级脂肪酸盐，这种高级脂肪酸盐通常称作肥皂。所以油脂在碱性溶液中的水解反应又称为皂化反应。

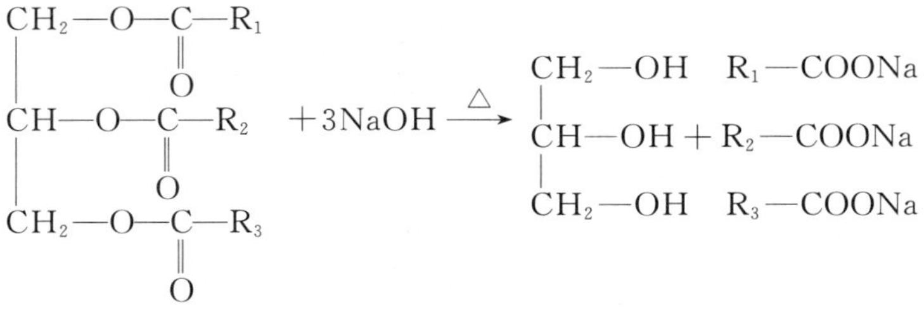

$$\begin{array}{l} CH_2-O-\underset{\underset{O}{\|}}{C}-R_1 \\ | \\ CH-O-\underset{\underset{O}{\|}}{C}-R_2 \\ | \\ CH_2-O-\underset{\underset{O}{\|}}{C}-R_3 \end{array} + 3NaOH \xrightarrow{\triangle} \begin{array}{l} CH_2-OH \\ | \\ CH-OH \\ | \\ CH_2-OH \end{array} + \begin{array}{l} R_1-COONa \\ R_2-COONa \\ R_3-COONa \end{array}$$

甘油三酯　　　　甘油　　　　高级脂肪酸钠（肥皂）

由高级脂肪酸钠盐组成的肥皂，称为钠肥皂，这是常用的普遍肥皂。由高级脂肪酸钾盐组成的肥皂，称为钾肥皂，它就是医药上常用的软肥皂。由于软肥皂对人体皮肤、黏膜刺激性小，医药上常用作灌肠剂或乳化剂。

1 g 油脂完全皂化所需氢氧化钾的量（mg）称为皂化值。根据皂化值的大小，可以判断油脂的平均相对分子质量。皂化值越大，说明油脂的平均相对分子质量越小。皂化值是衡量油脂质量的指标之一，并可反映油脂皂化时所需碱的用量。常见油脂的皂化值见表 10-2。

油脂在不完全水解时，可分别生成脂肪酸、甘油二酯和甘油一酯。

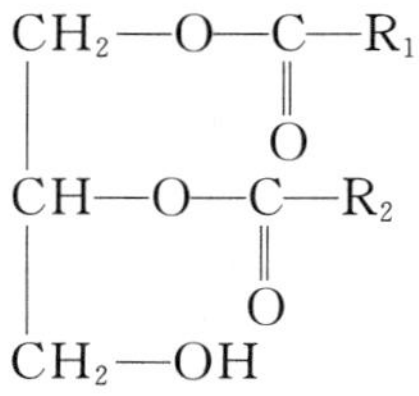

$$\begin{array}{l} CH_2-O-\underset{\underset{O}{\|}}{C}-R_1 \\ | \\ CH-O-\underset{\underset{O}{\|}}{C}-R_2 \\ | \\ CH_2-OH \end{array} \qquad \begin{array}{l} CH_2-O-\underset{\underset{O}{\|}}{C}-R_1 \\ | \\ CH-OH \\ | \\ CH_2-OH \end{array}$$

甘油二酯 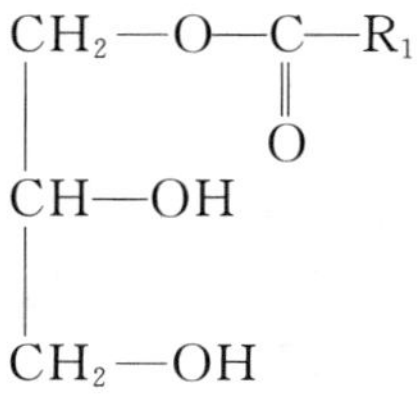　　　　甘油一酯

脂肪经水解后生成的甘油、脂肪酸、甘油一酯和甘油二酯在体内均可被吸收利用。

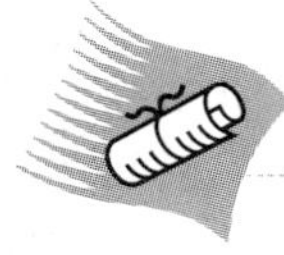

知识链接

肥皂的去污原理

人们在日常生活中经常用肥皂等来洗涤物品,达到清洁去污的目的。肥皂的主要成分是高级脂肪酸盐。肥皂能够去污是因为肥皂分子具有特殊的结构,高级脂肪酸盐从结构上看可以分成两部分,一部分是极性的羧基,它易溶于水而不溶于油,称为亲水基;另一部分是非极性的烃基,它不溶于水而易溶于油,称为憎水基。在洗涤时,污垢中的油脂被分散成细小的油滴,与肥皂接触后,高级脂肪酸盐分子的憎水基(烃基)部分就插入油滴内,与油脂分子结合在一起。而易溶于水的亲水基(羧基)部分伸在油滴外面,插入水中。这样肥皂分子就把油滴包围起来,分散并悬浮于水中形成乳油液,再经摩擦作用,随水漂洗而去,这就是肥皂去污作用的原理(图 10-1)。制取肥皂时根据需要还可以加入各种辅助原料和填料,如松香、硅酸钠、荧光增白剂、杀菌剂、着色剂、香料等。

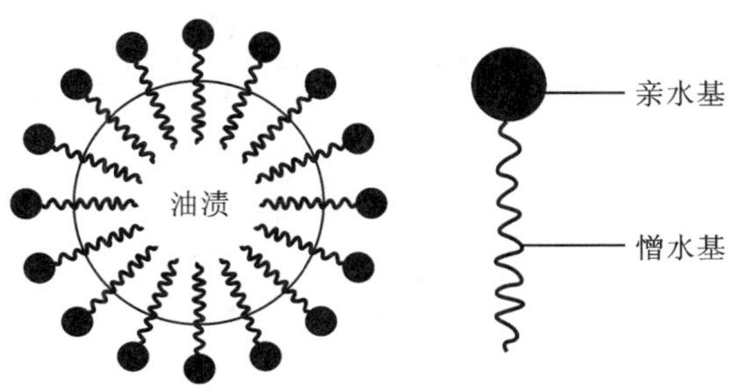

图 10-1 肥皂去污作用示意图

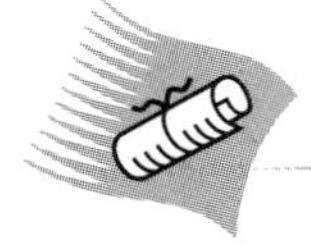

知识链接

表面活性剂

虽然肥皂具有优良的洗涤作用,但肥皂不宜在酸性环境或硬水中使用。生产肥皂要消耗大量的食用油脂,生产成本高。根据肥皂洗涤原理,近年来生产厂家合成了许多具有表面活性剂供洗涤用。表面活性剂是能够显著降低液体表面张力的物质,是一类在分子中同时含有亲水基(如—COOH、—SO_3H、—OSO_3H、—OH、—NH_2)与憎水基(一般为十个碳原子以上的长链烷基)的有机化合物。根据其用途不同,可分为洗涤剂、乳化剂、润湿剂、起泡剂、分散剂、杀菌剂等。目前我国生产的洗衣粉主要成分是十二烷基苯磺酸钠。十二烷基苯磺酸钠是强酸盐,它的钙、镁盐在水中溶解度较大,所以可在酸性溶液或硬水中使用而不会影响去污效果。

(二) 加成反应

1. 加氢 含不饱和脂肪酸的油脂,其分子中的不饱和脂肪酸含有双键,故能在一定条件下与氢、卤素等发生加成反应。例如:

$$
\begin{array}{l}
CH_2-O-\overset{\displaystyle O}{\overset{\|}{C}}-C_{17}H_{33} \\
| \\
CH-O-\overset{\displaystyle O}{\overset{\|}{C}}-C_{17}H_{33} \\
| \\
CH_2-O-\overset{\displaystyle O}{\overset{\|}{C}}-C_{17}H_{33}
\end{array}
+3H_2 \xrightarrow[\text{Ni 粉}]{200\ ^{\circ}\mathrm{C}\text{左右}}
\begin{array}{l}
CH_2-O-\overset{\displaystyle O}{\overset{\|}{C}}-C_{17}H_{35} \\
| \\
CH-O-\overset{\displaystyle O}{\overset{\|}{C}}-C_{17}H_{35} \\
| \\
CH_2-O-\overset{\displaystyle O}{\overset{\|}{C}}-C_{17}H_{35}
\end{array}
$$

甘油三油酸酯　　　　　　　　甘油三硬脂酸酯

通过加氢反应，液体油脂变成固体脂肪。因此，把含不饱和脂肪酸较多的油脂通过完全或部分加氢变成饱和或比较饱和的油脂的过程，称为油脂的氢化，也称为油脂的硬化。由加氢而得到的固体油脂，称为硬化油。硬化油由于不饱和性较小，不易被空气氧化而变质，便于储藏和运输。硬化油可作为制肥皂的原料，是一种重要的工业原料。

2. 加碘　油脂中的不饱和脂肪酸可与碘加成。利用油脂与碘的加成，可判断油脂的不饱和程度。把100g 油脂所能吸收的碘的量(g)称为碘值。碘值与油脂的不饱和程度成正比，碘值越大，表示油脂的不饱和程度越大；碘值越小，表示油脂的不饱和程度越小。一些常见油脂的碘值见表 10-2。

医学研究证实，长期食用低碘值的油脂，易引起动脉血管硬化。因此老年人应多食用碘值较高的豆油等食用油。

表 10-2　常见油脂中脂肪酸的含量(%)和皂化值、碘值

油脂名称	软脂酸	硬脂酸	油酸	亚油酸	皂化值/mg	碘值/g
牛油	24～32	14～32	35～48	2～4	190～200	30～48
猪油	28～30	12～18	41～48	3～8	195～208	46～70
花生油	6～9	2～6	50～57	13～26	185～195	83～105
大豆油	6～10	2～4	21～29	50～59	189～194	127～138
棉籽油	19～24	1～2	23～32	40～48	191～196	103～115

（三）油脂的酸败

油脂在空气中长期放置，受空气中氧气、光、热、水及微生物的作用，发生氧化、水解等反应，生成低级的醛、酮、羧酸等物质的混合物，逐渐变质，产生难闻的气味，这种变化称为油脂的酸败。油脂的酸败是复杂的化学变化过程，一方面，油脂中不饱和脂肪酸的双键被氧化生成过氧化物，这些过氧化物再经分解生成有臭味的小分子醛、酮和羧酸等化合物；另一方面，油脂被水解成甘油和游离的高级脂肪酸。

油脂的酸败程度可用酸值来表示。中和 1 g 油脂中的游离脂肪酸所需氢氧化钾的量(mg)称为油脂的酸值。酸值越大，说明油脂中游离脂肪酸的含量越高，即酸败程度越严重。酸败的油脂有毒性和刺激性，通常酸值大于 6.0 以上的油脂不宜食用。为防止油脂的酸败，油脂应储存在低温、避光的密闭容器中。

三、油脂的乳化

油脂难溶于水，比水轻，与水混合则浮于水面分成两层。若将混合的水和油用力振荡，油脂以小油滴形态分散于水中形成一种不稳定的乳浊液，放置后，小油滴经过互相碰撞又合并成大油滴，很快又分为油层和水层。如果要使油分散在水中，得到较稳定的乳浊液，必须加入乳化剂(如肥皂、胆汁酸盐等)。乳化剂分子中含有亲水基和亲油基两部分。如肥皂($C_{17}H_{35}COONa$)分子中的“$-COONa$”为亲水基，“$-C_{17}H_{35}$”为亲油基，当乳化剂与油滴和水接触时，其亲油基伸向油中，亲水基伸向水中，使油脂液滴表面形成了一层乳化剂分子的保护膜，防止小油滴互相碰撞而合并，从而形成比较稳定的乳浊液。这种利用乳化剂使油脂形成比较稳定的乳浊液的作用，称为油脂的乳化。油脂在小肠内，经胆汁酸盐的乳化，分散成小油滴，从而增大了与脂肪酶的接触面积，便于油脂的水解、消化与吸收，因此油脂的乳化具有重要的生理意义。

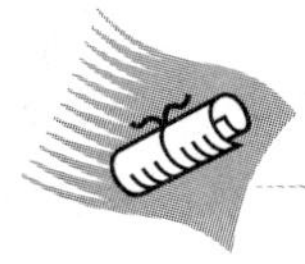

知识链接

油脂的生理意义

1. 储能和供能　油脂是动物体内能源储存和供给的重要物质之一。人体所需总热量的20%～30%来自脂肪,1 g 脂肪氧化产生38.91 kJ热能,是糖类物质的两倍。在饥饿或禁食时,脂肪成为机体所需能量的主要来源。

2. 构成生物膜　脂蛋白是构成生物细胞膜的一部分。细胞膜的完整性是维持细胞正常功能的重要保证。

3. 保护身体组织　脂肪是器官、关节和神经组织的隔离层,并可作为填充衬垫,避免各组织间的摩擦和撞击,对重要器官起保护作用。

4. 供给必需脂肪酸　必需脂肪酸是细胞的重要构成物质,在体内具有多种生理功能。能促进人体发育,维持皮肤和毛细血管的健康,并与精子的形成和前列腺素的合成都有密切关系,与胆固醇的代谢也密切相关。

5. 促进脂溶性维生素的吸收　油脂与人体脂溶性维生素的吸收、代谢和多种激素的生成以及神经介质的传递等都密切相关。维生素A、D、E、K均能溶于油脂而不溶于水,故称为脂溶性维生素。

6. 维持体温　脂肪是热的不良导体,可阻止身体表面的散热,起到保温作用。

7. 提高膳食的饱腹感和美味　脂肪在胃中停留的时间较长,易产生饱腹感。此外,油脂用于烹调,可增加食物的美味。

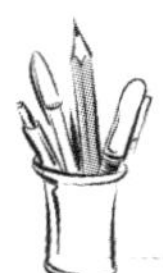

本章小结

1. 酯是羧酸分子中羧基上的羟基被烃氧基取代后生成的化合物。从结构上看,酯是由酰基和烃氧基共同组成的。

2. 酯的命名:根据羧酸和醇的名称而命名为"某酸某酯"。

3. 酯的主要化学性质有水解反应、醇解反应、氨解反应等。

4. 油脂是植物油和动物脂肪的总称。油脂是由甘油和高级脂肪酸生成的羧酸酯,分为单甘油酯和混甘油酯。

5. 油脂的主要化学性质:水解反应、加成反应、酸败等。衡量油脂质量的指标有皂化值、碘值和酸值。

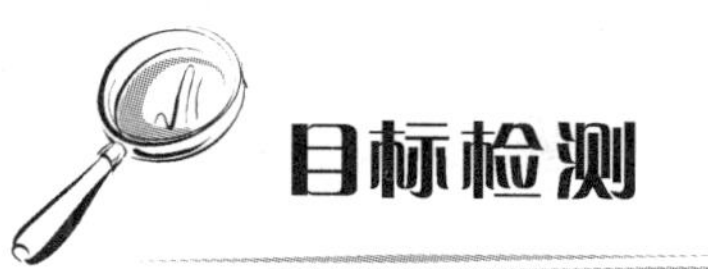

目标检测

一、填空题

1. 从结构上可看,酯是由________基和________基连接而成的化合物。

2. 油脂是________和________的总称。习惯上把常温下呈液态的油脂称为________,一般来自于________;把常温下呈固态的油脂称为________,一般来自于________。

3. 油脂的乳化是指利用________使油脂形成________的作用,它对于油脂在体内的________有重要生理意义。

4. 酯在酸性条件发生水解反应，生成________和________，所以该反应是________反应的逆反应。

5. 油脂在碱性条件下的水解反应称为________。完全皂化________油脂所需氢氧化钾的量(mg)称为________。

6. ________ g 油脂所能吸收碘的量(g)称为碘值。碘值与油脂的不饱和程度成________。

7. 中和________油脂中游离脂肪酸所需要氢氧化钾的量(mg)称为酸值。酸值越大，说明油脂________越大。

8. 乳化剂必须具备的条件是分子中含有________基和________基。

二、选择题

1. 一元羧酸酯的结构通式是(　　)。

A. RCOR′　　B. ROR′　　C. RCOOH　　D. RCOOR′

2. 1 mol 油脂完全水解后能生成(　　)。

A. 1 mol 甘油和 1 mol 甘油二酯　　B. 1 mol 甘油和 1 mol 脂肪酸

C. 3 mol 甘油和 1 mol 脂肪酸　　D. 1 mol 甘油和 3 mol 脂肪酸

3. 加热油脂与氢氧化钾溶液的混合物，可生成甘油和高级脂肪酸钾，这个反应称为油脂的(　　)。

A. 酯化　　B. 乳化　　C. 氢化　　D. 皂化

4. 医药上常用软皂的成分是(　　)。

A. 高级脂肪酸盐　　B. 高级脂肪酸钠盐　　C. 高级脂肪酸钾盐　　D. 高级脂肪酸钾、钠盐

5. 既能发生皂化反应，又能发生氢化反应的物质是(　　)。

A. 乙酸乙酯　　B. 甘油三软脂酸酯　　C. 硬脂酸　　D. 甘油三油酸酯

6. 油脂碘值的大小可以用来判断油脂的(　　)。

A. 相对分子质量　　B. 酸败程度　　C. 不饱和程度　　D. 溶解度

7. 制肥皂的副产物是(　　)。

A. 硬化物　　B. 硬脂酸　　C. 甘油　　D. 乙二醇

8. 既能发生皂化反应，又能发生氧化反应的物质是(　　)。

A. 乙酸乙酯　　B. 甘油三软脂酸酯　　C. 硬脂酸　　D. 甘油三油酸酯

9. 下列物质能跟乙醇发生酯化反应的是(　　)。

A. 乙醚　　B. 乙酸　　C. 丙酮　　D. 苯酚

10. 油脂皂化值的大小可以用来判断油脂的(　　)。

A. 平均相对分子质量　　B. 酸败程度　　C. 不饱和程度　　D. 在水中的溶解度

三、写出下列化合物的结构式或名称

1. 软脂酸　　2. 苯甲酸甲酯　　3. 油酸

4. 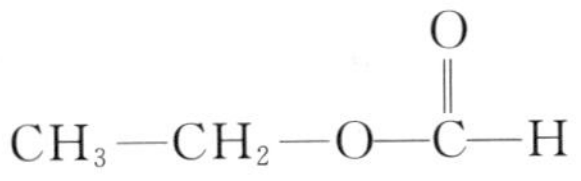 $CH_3-CH_2-O-\overset{\overset{\displaystyle O}{\|}}{C}-H$

5. 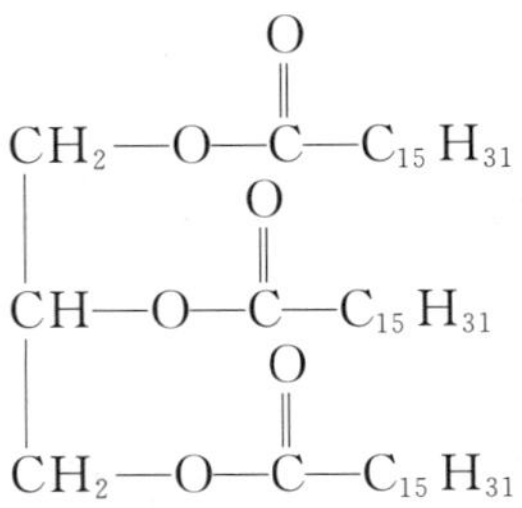
$$\begin{array}{l} CH_2-O-\overset{\overset{\displaystyle O}{\|}}{C}-C_{15}H_{31} \\ | \\ CH-O-\overset{\overset{\displaystyle O}{\|}}{C}-C_{15}H_{31} \\ | \\ CH_2-O-\overset{\overset{\displaystyle O}{\|}}{C}-C_{15}H_{31} \end{array}$$

四、完成下列反应式

1. 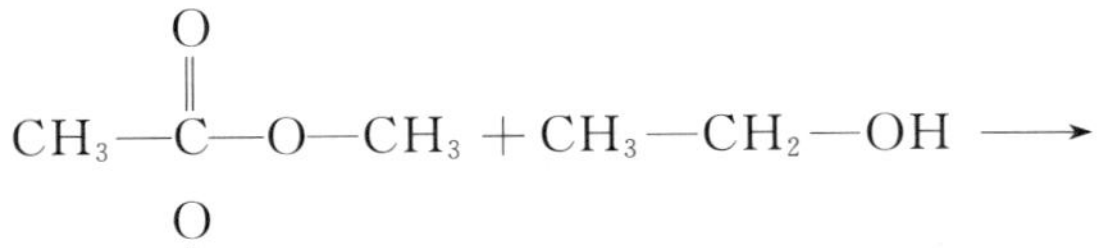 $CH_3-\overset{\overset{\displaystyle O}{\|}}{C}-O-CH_3 + CH_3-CH_2-OH \longrightarrow$

2. $CH_3-\overset{\overset{\displaystyle O}{\|}}{C}-O-CH_3 + NH_3 \longrightarrow$

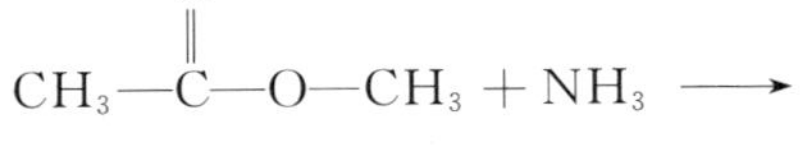

3. 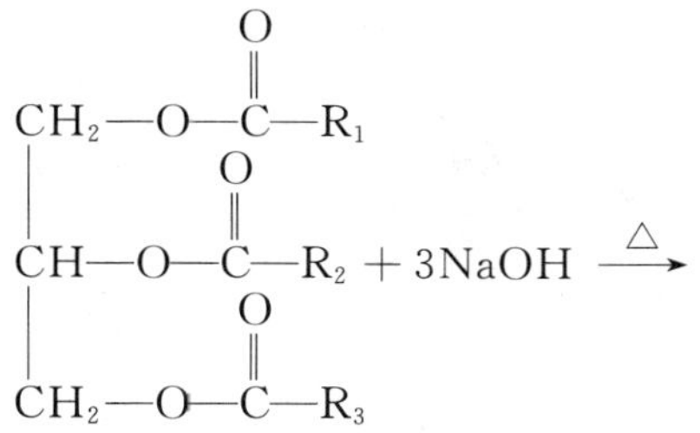
$$\begin{array}{l} CH_2-O-\overset{\overset{O}{\|}}{C}-R_1 \\ | \\ CH-O-\overset{\overset{O}{\|}}{C}-R_2 + 3NaOH \xrightarrow{\triangle} \\ | \\ CH_2-O-\overset{\overset{O}{\|}}{C}-R_3 \end{array}$$

五、用化学方法鉴别下列各组化合物

1. 甲酸乙酯与乙酸甲酯　　　　2. 乙酸与乙酸甲酯

3. 乙酸乙酯与丙醇　　　　　4. 丙烯酸乙酯与丙酸乙酯

六、推断结构式

1. 某烃的含氧衍生物A，分子式为$C_4H_8O_2$，经水解可得到B和C，C在一定条件下氧化可得到B。写出A、B、C的结构式和名称。

2. 某具有香味的有机物分子式为$C_3H_6O_2$，它与Na不发生反应，不能使蓝色或紫色石蕊变红，但它可发生水解反应和银镜反应。写出该有机物的结构式和名称。

（卑占宇）

第十一章 含氮有机化合物

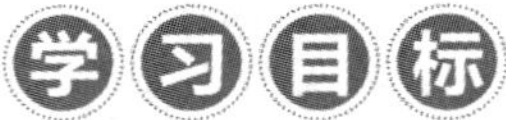

1. 掌握胺和酰胺的结构、分类、命名及主要化学性质。
2. 熟悉苯胺的主要性质及季铵盐、季铵碱的基本结构和用途。
3. 了解重要的含氮杂环化合物及其衍生物的名称及用途。

含氮有机化合物，是指分子中除碳、氢外还含有氮元素的有机物。其种类很多，常见的有硝基化合物、胺、酰胺、氨基酸、生物碱等。含氮有机化合物广泛分布于自然界，与日常生活及生命过程密切相关，在生命科学中占有及其重要的地位。

第一节 胺

胺可看作氨的烃基衍生物，即氨分子中的氢原子被烃基取代所形成的化合物。

一、胺的分类和命名

（一）分类

胺是氨的烃基衍生物。根据氨分子中的氮原子连接烃基数目的不同，将胺分为伯胺（1°胺）、仲胺（2°胺）、叔胺（3°胺）。

NH_3	RNH_2	R_2NH	R_3N
氨	伯胺	仲胺	叔胺

伯、仲、叔胺的官能团分别为氨基（$-NH_2$）、亚氨基（$>NH$）、次氨基（$-N<$）。

根据胺分子中氮原子所连的烃基种类不同，胺可以分为脂肪胺和芳香胺。氮原子直接与脂肪烃相连的胺称为脂肪胺，氮原子直接与芳环相连的胺称为芳香胺。

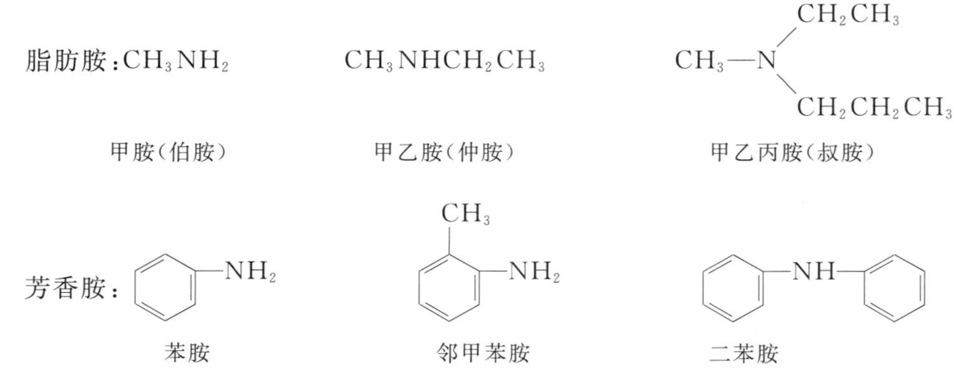

铵盐（$NH_4^+X^-$）中（NH_4^+）中的四个氢原子同时被烃基取代所形成的化合物称为季铵盐。季铵盐分子中的X被OH^-取代而生成的化合物称为季铵碱。R可以相同，也可以不同，X代表酸根离子。

$$\left[\begin{array}{c} R \\ | \\ R—N—R \\ | \\ R \end{array}\right]^{+}X^{-} \qquad \left[\begin{array}{c} R \\ | \\ R—N—R \\ | \\ R \end{array}\right]^{+}OH^{-}$$

季铵盐　　　　季按碱

应当注意:伯、仲、叔胺中的伯、仲、叔的含义与卤代烃和醇中的不同。例如:

$$\begin{array}{c} CH_3 \\ | \\ H_3C—C—CH_3 \\ | \\ OH \end{array} \qquad \begin{array}{c} CH_3 \\ | \\ H_3C—C—CH_3 \\ | \\ NH_2 \end{array}$$

叔丁醇(叔醇)　　　　叔丁胺(伯胺)

胺还可以根据胺分子中所含氨基(—NH_2)的数目不同分为一元胺、二元胺和多元胺。例如:

$$CH_3CH_2NH_2 \qquad H_2NCH_2CH_2NH_2 \qquad \begin{array}{c} NH_2 \\ | \\ H_2N—CH_2CHCH_2—NH_2 \end{array}$$

一元胺　　　　二元胺　　　　多元胺

(二)命名

简单的胺是以胺作母体,烃基作为取代基,命名时将烃基的名称和数目写在母体胺的前面,"基"字一般可以省略;当胺中氮原子所连烃基不同时,则把简单的烃基写在前面。例如:

$$CH_3CH_2NH_2 \qquad CH_3NHCH_3 \qquad CH_3CH_2NHCH_3 \qquad C_6H_5—NH_2$$

乙胺　　　　二甲胺　　　　甲乙胺　　　　苯胺

当氮原子上同时连有芳香基和脂肪烃基时则以芳香胺作为母体,命名时在脂肪烃基前加上字母"N",表示该脂肪烃基直接连在氮原子上。例如:

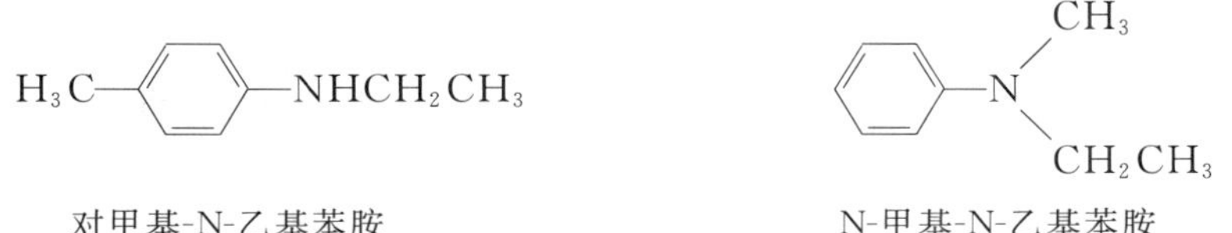

对甲基-N-乙基苯胺　　　　N-甲基-N-乙基苯胺

比较复杂的胺,是以烃作为母体,氨基作为取代基来命名的。例如:

$$\begin{array}{c} CH_3 \quad\quad NH_2 \\ | \quad\quad\quad | \\ CH_3CHCH_2CHCH_2CH_3 \end{array}$$

2-甲基-4-氨基己烷

含有两个氨基的二元胺称为"某二胺",例如:

$$H_2NCH_2CH_2NH_2 \qquad H_2NCH_2CH_2CH_2CH_2NH_2$$

乙二胺　　　　1,4-丁二胺

胺盐及季铵化合物可看作铵的衍生物,胺盐亦可直接称为某胺的某盐。例如:

$$CH_3NH_3^+Cl^- \qquad [(CH_3)_4N]^+I^- \qquad [(CH_3)_3NCH_2CH_3]^+OH^-$$

氯化甲铵　　　　碘化四甲铵　　　　氢氧化三甲乙铵

另外,"氨"、"胺"和"铵"的用法是不同的,在表示气态氨或基团时(如氨基、亚氨基、次氨基等)用"氨",表示 NH_3 的烃基衍生物时用"胺";表示铵盐或季铵碱时用"铵"。

二、胺的性质

（一）胺的物理性质

相对分子质量较低的胺如甲胺、二甲胺、三甲胺和乙胺等在常温下均是无色气体，丙胺以上为液体，高级胺为固体。

六个碳原子以下的低级胺可溶于水，这是因为氨基可与水形成氢键。但随着胺中烃基碳原子数的增多，水溶性逐渐减小，高级胺难溶于水。胺有难闻的气味，许多脂肪胺有鱼腥臭味，丁二胺与戊二胺有腐烂肉的臭味，它们又分别被称为腐胺与尸胺。

（二）胺的化学性质

1. 碱性 胺具有碱性，这是由于氮原子上的孤对电子易与水中的质子 H 相结合。胺在水中存在下列平衡：

$$R—NH_2 + H_2O \rightleftharpoons R—NH_3^+ + OH^-$$

胺都是弱碱，不同的胺碱性强弱不同。在水溶液中，胺的碱性强弱顺序为：脂肪胺＞氨＞芳香胺；仲胺＞甲胺＞叔胺。

胺属于弱碱，只能与强酸反应，形成稳定的盐。

$$\underset{\text{甲胺}}{CH_3NH_2} + HCl \longrightarrow \underset{\text{氯化甲铵}}{H_3C—NH_3^+Cl^-}\ \underset{\text{（盐酸甲胺）}}{(H_3C—NH_2 \cdot HCl)}$$

胺与酸生成的盐一般都易溶于水，其水溶液呈酸性，遇碱胺还会重新游离出来。这一性质可用于胺的鉴别和分离。

$$CH_3NH_3^+Cl^- + NaOH \longrightarrow CH_3NH_2 + NaCl + H_2O$$

胺易被氧化，而胺的盐很稳定。医疗上常利用这一性质将难溶于水的胺类药物制成盐，来增加其水溶性和稳定性。例如，局部麻醉药普鲁卡因就常被制成盐酸普鲁卡因。

2. 酰化反应 伯胺和仲胺都能与酰氯或酸酐反应，反应时胺分子中氮原子上的氢原子被酰基（RCO—）取代生成酰胺。

$$\underset{\text{苯胺}}{C_6H_5—NH—H} + \underset{\text{乙酰氯}}{Cl—\overset{\overset{O}{\|}}{C}—CH_3} \longrightarrow \underset{\text{乙酰苯胺}}{C_6H_5—NH—\overset{\overset{O}{\|}}{C}—CH_3} + HCl$$

$$\underset{\text{乙胺}}{CH_3CH_2NH_2} + \underset{\text{乙酸酐}}{CH_3—\overset{\overset{O}{\|}}{C}—O—\overset{\overset{O}{\|}}{C}—CH_3} \longrightarrow \underset{\text{N-乙基乙酰胺}}{CH_3CH_2NH—\overset{\overset{O}{\|}}{C}—CH_3} + \underset{\text{乙酸}}{CH_3COOH}$$

反应时，胺分子中引入一个酰基。这种使化合物分子中引入酰基的反应称为酰化反应。

3. 与亚硝酸反应 不同的胺都与亚硝酸反应，生成的产物各不相同。此反应可用来鉴别伯、仲、叔胺。由于亚硝酸不稳定，反应中一般由亚硝酸钠与盐酸或硫酸作用产生。

(1) 伯胺与亚硝酸的反应。伯胺与亚硝酸反应形成重氮盐。脂肪族重氮盐极不稳定，即使在低温下也会自动分解，生成醇与烯烃类的混合物，并定量放出氮气。例如，乙胺与亚硝酸的反应：

$$CH_3CH_2NH_2 + NaNO_2 + HCl \longrightarrow [CH_3CH_2—\overset{+}{N}\equiv NCl^-] \longrightarrow CH_3\overset{+}{C}H_2 + Cl^- + N_2\uparrow$$

芳香伯胺与亚硝酸在低温且过量强酸水溶液中反应生成芳香族重氮盐，这一反应称为重氮化反应。

$$C_6H_5—NH_2 + NaNO_2 + HCl \xrightarrow{0\sim5\ ℃} \underset{\text{氯化重氮苯}}{C_6H_5—N^+\equiv NCl^-}$$

芳香族重氮盐只有在水溶液和低温时才稳定。遇热分解，干燥时易爆炸，故制备后直接在水溶液中应用。

（2）仲胺与亚硝酸的反应。脂肪仲胺和芳香仲胺与亚硝酸反应的结果基本相同，都得到亚硝基化合物。

$$(CH_3)(CH_3CH_2)NH \xrightarrow{NaNO_2+HCl} (CH_3)(CH_3CH_2)N-NO + NaCl + H_2O$$

N-亚硝基甲乙胺

$$C_6H_5-NHCH_3 \xrightarrow{NaNO_2+HCl} C_6H_5-N(CH_3)-NO$$

N-甲基-N-亚硝基苯胺

N-亚硝基化合物为中性的黄色油状物或固体。该化合物因氮上没有可供转移的氢，因此产物是稳定的。但生成的N-亚硝基化合物与稀酸共热，则分解成原来的仲胺。因此可利用此性质来精制仲胺。

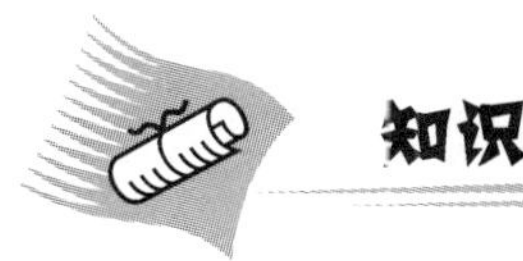

亚硝胺与肿瘤

亚硝胺具有强烈的致癌作用，是不需要活化的直接致癌物，可引起动物多种组织和器官的肿瘤，并能通过胎盘和乳汁引发后代肿瘤。同时，亚硝胺还有致畸和致基因突变作用。据流行病学调查表明，很多癌症如胃癌、食管癌、结肠癌、肝癌等都与亚硝胺的摄入有关。亚硝胺存在于很多食物中，尤其在熏烤肉、腌制鱼、腊肉、火腿、腌酸菜等食品中含量更多。另外，由于亚硝酸盐在胃肠与体内代谢产生的仲胺作用生成亚硝胺，所以长期食用亚硝酸盐高的食品，也会诱发癌症。食物中常见的亚硝基化合物多为挥发性，加热煮沸时随蒸气一起挥发，同时可加快分解使其失去致癌作用。一般煮沸15～20 min，即可消除食物中绝大部分亚硝基化合物。阳光照射也能有效破坏食物或食品中的亚硝基化合物。

（3）叔胺与亚硝酸的反应。叔胺的氮原子上没有氢，与亚硝酸的作用和伯、仲胺不同，脂肪叔胺与亚硝酸作用生成不稳定的盐，该盐若以强碱处理则重新游离析出叔胺。

$$R_3N + HNO_2 \longrightarrow R_3\overset{+}{N}HNO_2^- \xrightarrow{NaOH} R_3N + NaNO_2 + H_2O$$

由于伯、仲、叔胺与亚硝酸作用的产物不同，现象有明显差异，故常利用这些反应来鉴别三类不同的胺。

三、常见的胺

（一）苯胺

苯胺（$C_6H_5NH_2$）最初从煤焦油分离得到，为无色油状液体。熔点为－6.3 ℃，沸点为184 ℃，稍溶于水，易溶于乙醇、乙醚等有机溶剂。苯胺有剧毒，应避免吸入其蒸气或与皮肤长期接触。苯胺是重要的有机合成原料，也用于制造染料和药物。

苯胺的性质不稳定，纯净的苯胺无色，暴露于空气中或日光下易被氧化为棕色。苯胺的碱性很弱，只能与强酸作用生成盐。在苯胺分子中，由于受到氨基的影响，苯环上邻、对位上的氢变得活泼，易发生取代反应，得到邻、对位取代物。

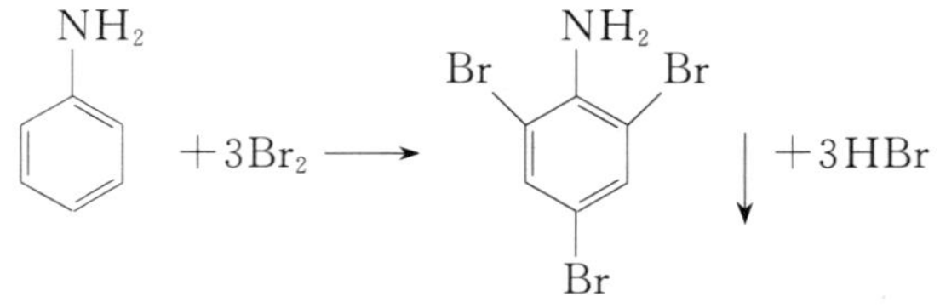

$$C_6H_5NH_2 + 3Br_2 \longrightarrow 2,4,6\text{-}Br_3C_6H_2NH_2\downarrow + 3HBr$$

苯胺　　　　2,4,6-三溴苯胺

这个反应能非常快地定量完成，得到不溶于水的白色沉淀，常用于芳胺的鉴别和定量分析。

（二）苯扎溴铵

苯扎溴铵（新洁尔灭）的系统名称为溴化二甲基十二烷基苄铵，属于季铵盐，它是淡黄色胶状液体，有芳香气味，味极苦，易溶于水，有较强的杀菌和去污作用。它的优点是毒性低、刺激性小，价格低。0.1%的水溶液用于手术前消毒洗手、浸泡消毒皮肤及外科手术器械的消毒。0.01%～0.05%溶液用作阴道、膀胱黏膜及深部感染创的冲洗消毒等。注意应用新洁尔灭时，不可与肥皂同用。浸泡器械时，应加入0.5%亚硝酸钠，以防生锈。

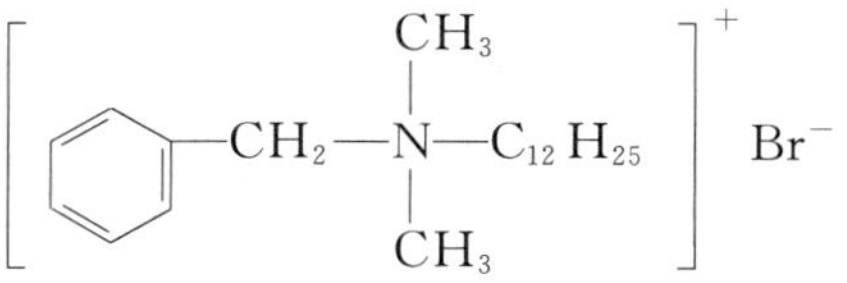

$$\left[C_6H_5-CH_2-\overset{CH_3}{\underset{CH_3}{\overset{|}{\underset{|}{N}}}}-C_{12}H_{25}\right]^+ Br^-$$

溴化二甲基十二烷基苄铵（新洁尔灭）

（三）杜米芬

杜米芬属于季铵盐，系统名称为溴化二甲基十二烷基-(2-苯氧乙基)铵。它为白色或微黄色片状晶体。毒性更小，常用于口腔、咽喉感染的辅助治疗和皮肤及器械的消毒。

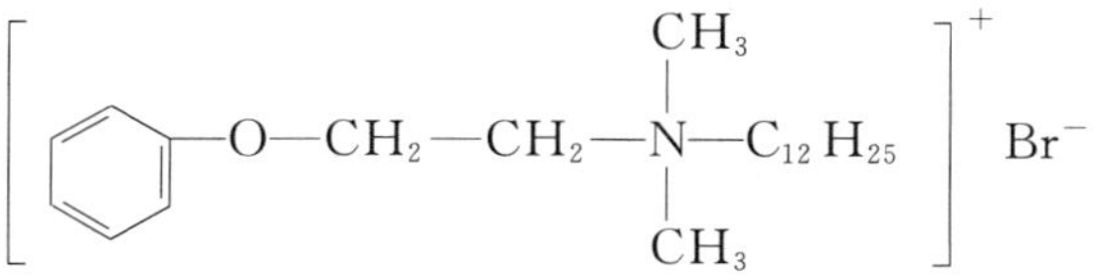

$$\left[C_6H_5-O-CH_2-CH_2-\overset{CH_3}{\underset{CH_3}{\overset{|}{\underset{|}{N}}}}-C_{12}H_{25}\right]^+ Br^-$$

溴化二甲基十二烷基-(2-苯氧乙基)铵（杜米芬）

第二节　酰　　胺

一、酰胺的结构和命名

（一）酰胺的结构

酰胺在结构上可看作羧酸分子中的羟基被氨基（$-NH_2$）或烃氨基（$-NHR$、$-N\langle^{R}_{R'}$）取代后的产物，也可看作氨或胺分子中的氢原子被酰基取代后的产物。其结构通式为

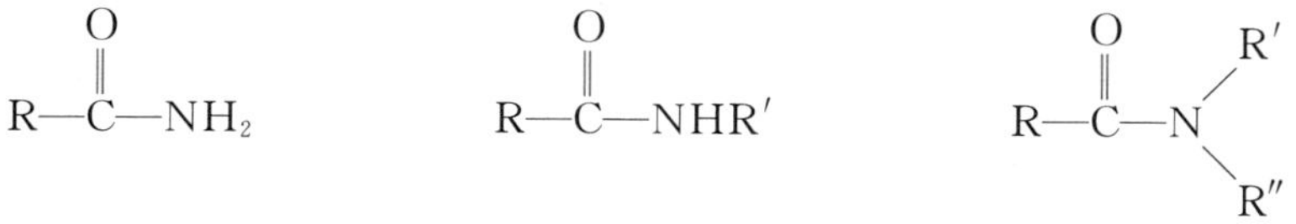

$$R-\overset{O}{\overset{\|}{C}}-NH_2 \qquad R-\overset{O}{\overset{\|}{C}}-NHR' \qquad R-\overset{O}{\overset{\|}{C}}-N\langle^{R'}_{R''}$$

（二）酰胺的命名

酰胺的命名是根据相应的酰基和氨基或烃氨基而称为“某酰胺”或“某酰某胺”。

$$H-\overset{\overset{O}{\|}}{C}-NH_2 \qquad H_3C-\overset{\overset{O}{\|}}{C}-NH-C_6H_5 \qquad C_6H_5-\overset{\overset{O}{\|}}{C}-NH_2$$

甲酰胺　　乙酰苯胺　　苯甲酰胺

当酰胺氮原子上连接有取代基时，也可依照芳香胺的命名方法，在取代基名称前面加上字母“N”。

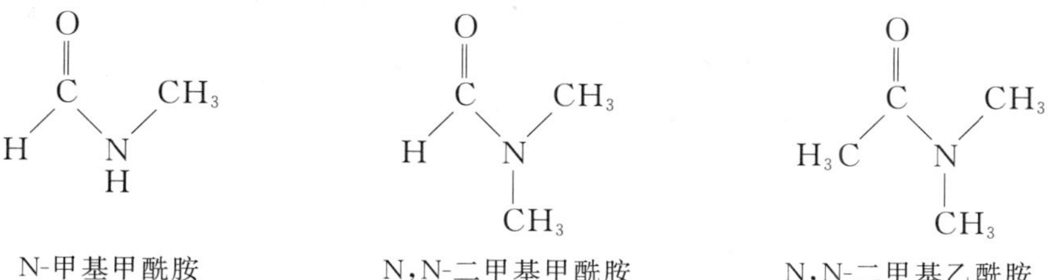

N-甲基甲酰胺　　N,N-二甲基甲酰胺　　N,N-二甲基乙酰胺

二、酰胺的性质

（一）酸碱性

氨是碱性物质，当氨分子中的氢被酰基取代后其碱性减弱，不能使石蕊试剂变色，一般来说，酰胺是中性或接近中性的化合物。

（二）水解反应

酰胺在酸或碱催化下水解反应的产物不同，酸催化水解产物是羧酸和铵盐；碱催化水解产物是羧酸盐和氨或胺。

$$R-\overset{\overset{O}{\|}}{C}-NH_2 \xrightarrow{\text{酸性}} R-\overset{\overset{O}{\|}}{C}-OH \ +NH_4^+$$

$$R-\overset{\overset{O}{\|}}{C}-NH_2 \xrightarrow{\text{碱性}} R-\overset{\overset{O}{\|}}{C}-O \ +NH_3$$

三、尿素

尿素又叫脲，它可以看成是碳酸的酰二胺，分子式为［$CO(NH_2)_2$］，结构式为 $H_2N-\overset{\overset{O}{\|}}{C}-NH_2$，为白色结晶固体，熔点 135 ℃，易溶于水和乙醇，不溶于氯仿和乙醚。

尿素的主要化学性质有弱碱性、水解反应、与亚硝酸反应、双缩脲反应。

（一）弱碱性

尿素具有弱碱性，与酸作用生成盐，硝酸盐和草酸盐难溶于水，易结晶，可从尿液中提取尿素，也可鉴别尿素。

$$H_2N-\overset{\overset{O}{\|}}{C}-NH_2 + H_2C_2O_4 \longrightarrow \left[H_2N-\overset{\overset{O}{\|}}{C}-NH_2\right]\cdot H_2C_2O_4\downarrow$$

（二）水解反应

尿素在酸、碱或尿素酶的催化下水解，生所二氧化碳、铵盐或氨。

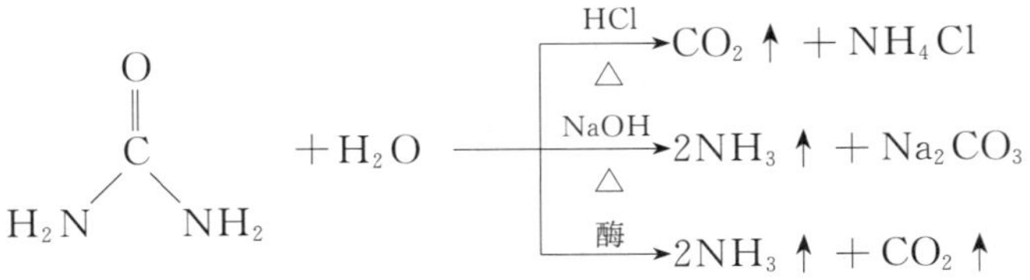

$$H_2N-CO-NH_2 + H_2O \begin{cases} \xrightarrow[\triangle]{HCl} CO_2\uparrow + NH_4Cl \\ \xrightarrow[\triangle]{NaOH} 2NH_3\uparrow + Na_2CO_3 \\ \xrightarrow{酶} 2NH_3\uparrow + CO_2\uparrow \end{cases}$$

（三）与亚硝酸反应

尿素与亚硝酸反应生成碳酸并定量放出氮气。反应是定量完成的，通过测定氮气的体积，可定量测定溶液中尿素的含量。同时，也可利用这一反应破坏和除去亚硝酸。

$$CO(NH_2)_2 + 2HONO \longrightarrow 2N_2\uparrow + CO_2\uparrow + 3H_2O$$

（四）双缩脲反应

将尿素缓慢加热，则两分子尿素脱去一分子氨而缩合成缩二脲。

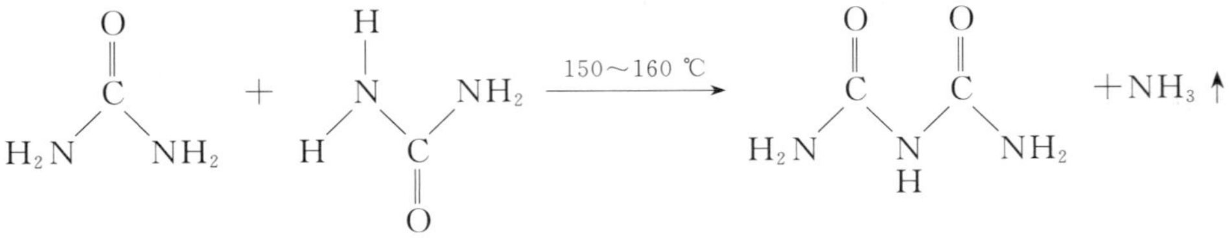

$$H_2N-CO-NH_2 + H-NH-CO-NH_2 \xrightarrow{150\sim160\ ℃} H_2N-CO-NH-CO-NH_2 + NH_3\uparrow$$

缩二脲在碱性溶液中与极稀的硫酸铜溶液能产生紫红色的颜色反应，这种颜色反应称为缩二脲反应。凡分子中含有两个以上酰胺键（—CO—NH—）的化合物，如多肽、蛋白质都能发生这个颜色反应。因此常用缩二脲反应鉴别多肽和蛋白质。

第三节　含氮杂环化合物

杂环化合物是分子中含有杂环结构的有机化合物。构成环的原子除碳原子外，还至少含有一个杂原子，是数目最庞大的一类有机化合物。最常见的杂原子是氮原子、硫原子、氧原子。杂环化合物广泛存在于自然界，杂环化合物在自然界分布很广，功用很多。例如，中草药的有效成分生物碱大多是含氮杂环化合物，在动植物体内起着重要生理作用的血红素、叶绿素、核酸的碱基都是含氮杂环化合物，一部分维生素和抗菌素以及一些植物色素和植物染料都含有杂环。

一、杂环化合物的分类和命名

杂环化合物的数量十分庞大，种类非常复杂，通常是根据杂环化合物的结构特征进行分类的，分为单杂环和稠杂环。单杂环按环的大小分为五元杂环和六元杂环。稠杂环通常由苯环与单杂环稠合而成或单杂环互相稠合而成。杂环化合物的命名根据国际通用英文名称译音，选用同音汉字加“口”字旁的专用字作为杂环名称。具体见表 11-1。

表 11-1　杂环化合物的分类及命名

杂环分类		碳环母核	杂环
单杂环	五元杂环	环戊二烯	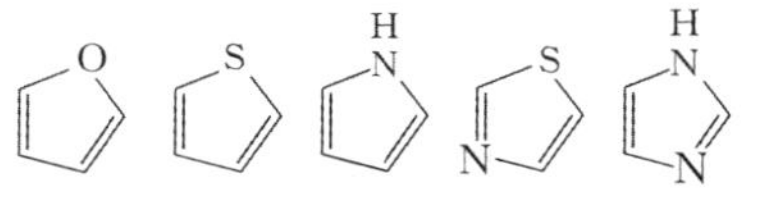 呋喃　噻吩　吡咯　噻唑　咪唑
	六元杂环	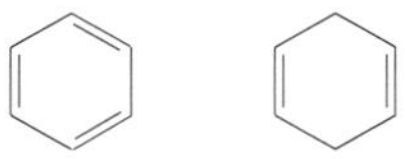 苯　环己二烯	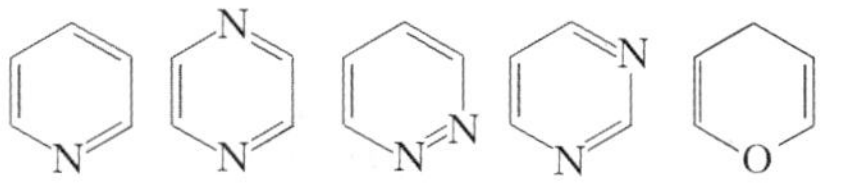 吡啶　吡嗪　哒嗪　嘧啶　吡喃

续表

杂环分类	碳环母核	杂环
稠杂环	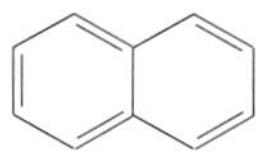 萘	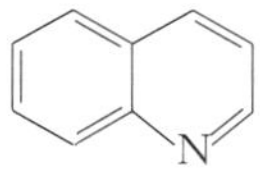 喹啉 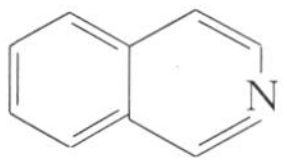　异喹啉
	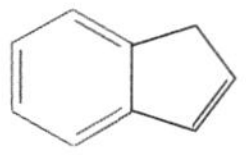 茚	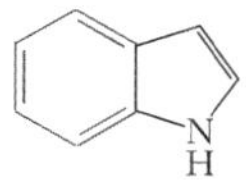 吲哚（苯并吡咯） 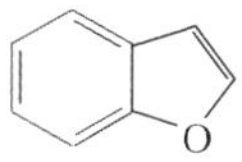　苯并呋喃 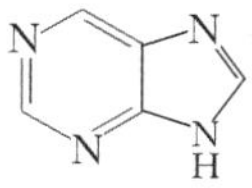　嘌呤
	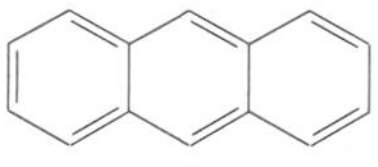 蒽	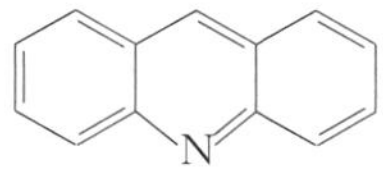 吖啶

二、常见的含氮杂环化合物及其衍生物

（一）吡咯及其衍生物

吡咯是含有一个氮杂原子的五元杂环化合物，分子式为 C_4H_5N，为无色液体，沸点 130～131 ℃，微溶于水，易溶于乙醇、乙醚等有机溶剂。吡咯在微量氧的作用下就可变黑；吡咯蒸气遇盐酸浸湿的松木片呈红色，借此可鉴定吡咯及其低级同系物。吡咯的衍生物广泛存在于自然界，有些是重要的工业原料，有些具有重要的生理作用，如叶绿素、血红素、维生素 B_{12} 及多种生物碱中均含有吡咯环。

（二）吡啶及其衍生物

吡啶是含有一个氮杂原子的六元杂环化合物，可以看作苯分子中的一个（C—H）被 N 取代的化合物，故又称氮苯，为有特殊臭味的无色液体，沸点 115.5 ℃，相对密度 0.982，可与水、乙醇、乙醚等任意混合。吡啶及其同系物存在于骨焦油、煤焦油、煤气、页岩油、石油中。吡啶在工业上可用作变性剂、助染剂，以及合成一系列产品（包括药品、消毒剂、染料等）的原料。吡啶衍生物广泛存在于自然界，例如，植物所含的生物碱不少都具有吡啶环结构，维生素 PP、维生素 B_6、辅酶Ⅰ及辅酶Ⅱ也含有吡啶环。

（三）嘧啶及其衍生物

嘧啶是由 2 个氮原子取代苯分子间位上的 2 个碳形成的杂环化合物。熔点 22 ℃，沸点 123～124 ℃，有臭味，溶于水和乙醇，呈弱碱性。嘧啶及其同系物具有芳香性，氧化和亲电取代反应不活泼，亲核反应也不显著。嘧啶本身不存在于自然界，其衍生物在自然界分布很广，在形成 DNA 和 RNA 的五种碱基中，有三种是嘧啶的衍生物，尿嘧啶、胞嘧啶、胸腺嘧啶是遗传物质核酸的重要组成部分，维生素 B_1 也含有嘧啶环，合成药物磺按嘧啶也含这种结构。

（四）嘌呤及其衍生物

嘌呤是一类带碱性、有两个相邻的碳氮环的杂环化合物，是核酸的组成成分。它主要以嘌呤核苷酸的形式存在，在能量供应、代谢调节及组成辅酶等方面起着十分重要的作用。嘌呤为无色晶体，易溶于水，其水溶液呈中性，但能与酸或碱成盐。纯嘌呤环在自然界不存在，嘌呤的衍生物广泛存在于动植物体内，如尿酸、咖啡碱、茶碱和可可碱。

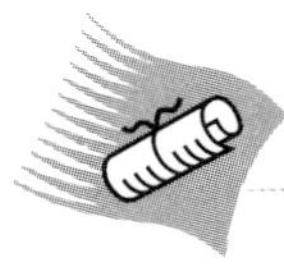

知识链接

痛风与尿酸

痛风是由于嘌呤代谢紊乱所致的一种常见病，多发病于男性。血液中尿酸长期过高是发生痛风的关键所在。人体内尿酸主要来源于两个方面：一是内源性尿酸，体细胞内蛋白质分解代谢产生核酸和其他嘌呤类化合物，经酶的作用生成尿酸，约占80%。二是外源性尿酸，食物中含有的嘌呤类化合物、核酸及蛋白质，经消化吸收后，在酶的作用下生成尿酸，约占20%。正常情况下人体内尿酸的生成与排泄是平衡的，在血液中维持一定的浓度，但是当嘌呤代谢紊乱时，尿酸的合成量增加或排出量减少，血液和尿液中含量会增加。血液中尿酸浓度高于0.4 $mol \cdot L^{-1}$时，尿酸盐晶体会沉积在关节、软组织、软骨和肾脏中，临床表现为痛风性关节炎、痛风结石及肾脏损伤。

如果血液中尿酸含量超标，应限制饮食中含嘌呤类食物和蛋白质的摄入量。禁食海鲜和动物内脏；少食火锅等各种肉类的浓汤，减少外源性尿酸。

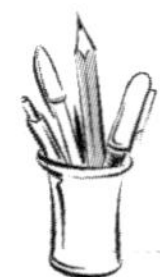

本章小结

1. 胺可以看作氨(NH_3)分子中的氢原子被烃基取代的衍生物。

2. 根据氨分子中的氮原子连接烃基数目的不同，将胺分为伯胺(1°胺)、仲胺(2°胺)、叔胺(3°胺)。根据胺分子中氮原子所连的烃基种类不同，胺可以分为脂肪胺和芳香胺。

3. 胺具有碱性，能发生酰化反应和与亚硝酸反应。

4. 酰胺在结构上可看作氨或胺分子中的氢原子被酰基取代后的产物。酰胺的主要化学性质：酸碱性、水解反应。尿素的化学性质：水解、与亚硝酸反应、双缩脲反应。

5. 杂环化合物按碳原子个数不同可分为三元环、四元环、五元环、六元环。重要的含氮杂环化合物有吡咯、吡啶、嘧啶、嘌呤。

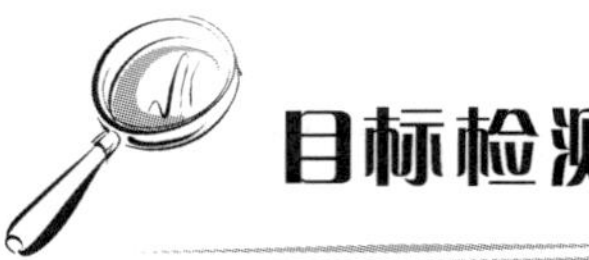

目标检测

一、填空题

1. 根据氨分子中________、________或________氢原子被烃基取代的情况，将胺分为________、________、________。脂肪胺的碱性比芳香胺________，胺的主要化学性质有________、________、________、________。

2. 最简单的芳香胺是________，为无色油状________体，微溶于水，易溶于________溶剂。

3. 能与酰化试剂反应的胺有________和________。常见的酰化试剂主要有________和________。

4. 将尿素加热，超过其熔点时则有________气体和________固体生成，该固体在碱性溶液中加入少量硫酸铜溶液呈现________，这个反应称为________。

5. 苯胺最简便的检验方法是加入________，立即生成________，其生成物的名称为________。

二、选择题

1. 能使苯胺发生酰化反应的物质是(　　)。

A. 苯酚　　B. 甲胺　　C. 乙酐　　D. 尿素

2. 下列物质不能与溴水反应的是(　　)。

A. 苯酚　　B. 乙烯　　C. 氯化钾　　D. 苯胺

3. 下列有机化合物不能发生酰化反应的是(　　)。

A. 甲胺　　B. 乙胺　　C. 苯胺　　D. 三甲胺

4. 苯胺与乙酰氯的反应是(　　)。

A. 加成反应　　B. 水解反应　　C. 消除反应　　D. 酰化反应

5. 下列物质不能发生水解的是(　　)。

A. 尿素　　B. 甲酸乙酯　　C. 苯胺　　D. 乙酰苯胺

6. 通式为 $RCONH_2$ 的有机化合物属于下列(　　)类

A. 酚　　B. 胺　　C. 酰胺　　D. 醚

7. 对于物质 $HO-C_6H_4-NH-\overset{O}{\overset{\|}{C}}-CH_3$ 命名正确的是(　　)。

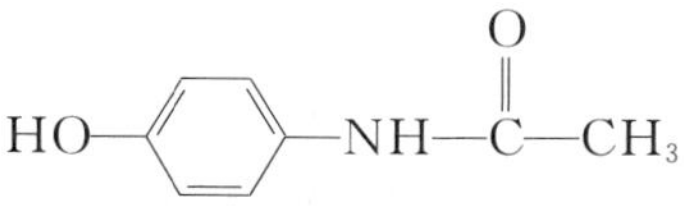

A. 苯酚　　B. 苯胺　　C. 乙酰苯胺　　D. 对羟基乙酰苯胺

8. 下列物质显弱碱性的是(　　)。

A. 苯酚　　B. 苯胺　　C. 乙醇　　D. 苯甲醛

三、用系统方法命名或写出结构简式

1. 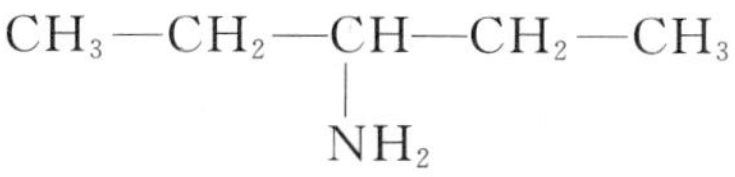 $CH_3-CH_2-\underset{NH_2}{\underset{|}{CH}}-CH_2-CH_3$

2. $(CH_3)_2N-CH_2-CH_3$

3. $C_6H_5-NH-CH_2-CH_3$

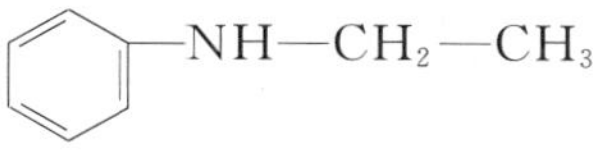

4. 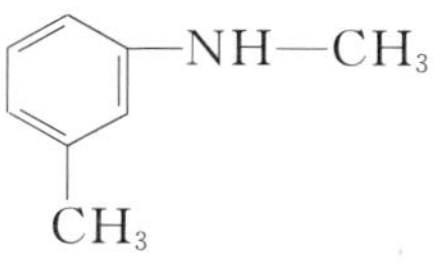 间位带 CH_3 的苯环$-NH-CH_3$

5. 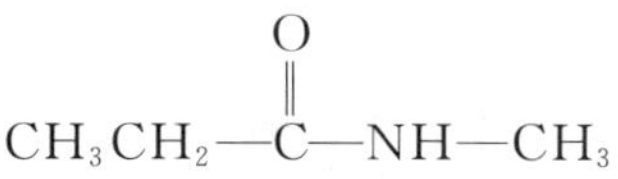 $CH_3CH_2-\overset{O}{\overset{\|}{C}}-NH-CH_3$

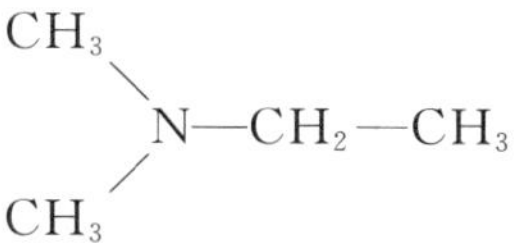

6. 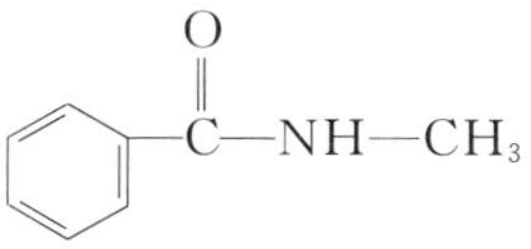 $C_6H_5-\overset{O}{\overset{\|}{C}}-NH-CH_3$

7. 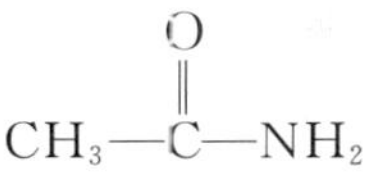 $CH_3-\overset{O}{\overset{\|}{C}}-NH_2$

8. 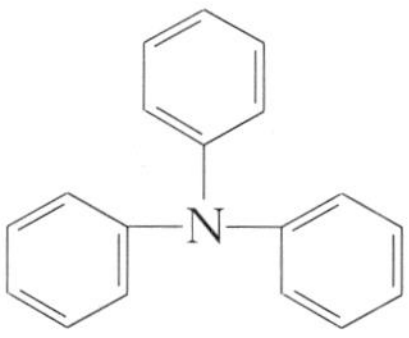 $(C_6H_5)_3N$

9. 邻甲基苯胺　　10. 对苯二胺　　11. 甲乙胺　　12. N-甲基乙酰胺

四、用化学方法鉴别下列各组化合物

1. 苯胺、苯酚、二苯胺

2. 乙胺、甲乙胺、三甲胺

(周恩红)

第十二章 糖类

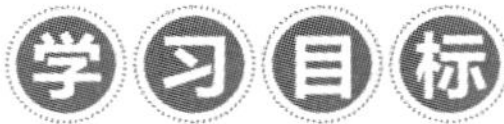

1. 掌握糖的概念、分类及单糖的结构及性质。
2. 熟悉双糖、多糖的特性。
3. 了解重要的单糖和多糖在生理上的意义。

糖类化合物(简称糖类)又称碳水化合物,是自然界广泛存在的一类重要的有机化合物,来源于绿色植物的光合作用,是人类生命活动能量的来源。人体所需要能量的50%～70%来自于糖。

糖类化合物由C、H、O三种元素组成,分子中H和O的比例通常为2∶1,与水分子中的比例一致,用通式$C_m(H_2O)_n$表示,因此,这类化合物曾称为碳水化合物。但是后来发现有些化合物的组成并不符合$C_m(H_2O)_n$通式,如鼠李糖($C_6H_{12}O_5$)、脱氧核糖($C_5H_{10}O_4$)等;但按其构造和性质应属于糖类化合物。而有些化合物如甲醛(CH_2O)、乳酸($C_3H_6O_3$)等,其组成虽符合通式$C_m(H_2O)_n$,但结构与性质并不是糖类化合物。所以,碳水化合物这个名称并不确切,但因使用已久,迄今仍在沿用。

糖类是多羟基醛或多羟基酮及其脱水缩合产物。根据能否水解及水解产物情况,糖类化合物可分为单糖、低聚糖和多糖。

第一节 单糖

单糖是不能水解的最简单的糖,一般是含有3～6个碳原子的多羟基醛或多羟基酮。按其碳原子数目多少,单糖可分为丙糖、丁糖、戊糖、己糖等。按其结构不同,单糖又可分为醛糖和酮糖,多羟基醛称为醛糖,多羟基酮称为酮糖。

自然界中的单糖主要是戊糖和己糖。例如,葡萄糖为己醛糖,果糖为己酮糖。单糖中最重要的与人们关系最密切的是葡萄糖、果糖、核糖、脱氧核糖等。

一、葡萄糖的结构

1. 开链式 葡萄糖的分子式为$C_6H_{12}O_6$,是己醛糖。在葡萄糖链状分子中,第1位碳上连有1个醛基,其余5个碳原子上各连接1个羟基。在费歇尔投影式中第3位碳上的羟基排在碳链的左边,其余2、4、5位上的羟基均排在右边。

2. 氧环式 由于葡萄糖分子中既含有醛基又含有羟基,两者之间发生能加成反应。醛基一般与第5位碳上的羟基发生反应,生成环状的半缩醛结构。糖分子中的半缩醛羟基称为苷羟基。由于1位碳上的苷羟基和氢原子在空间有2种排列方式,通常把苷羟基排在费歇尔投影式右边的称为α型,排在左边的称为β型。这2种异构体在溶液中可以通过开链式结构互相转变,成为一个平衡体系。由于葡萄糖的环状结构是由1个氧和5个碳形成的六元环,与含氧六元杂环吡喃相似,故称为吡喃型葡萄糖。

α-吡喃葡萄糖和β-吡喃葡萄糖的互变关系如下:

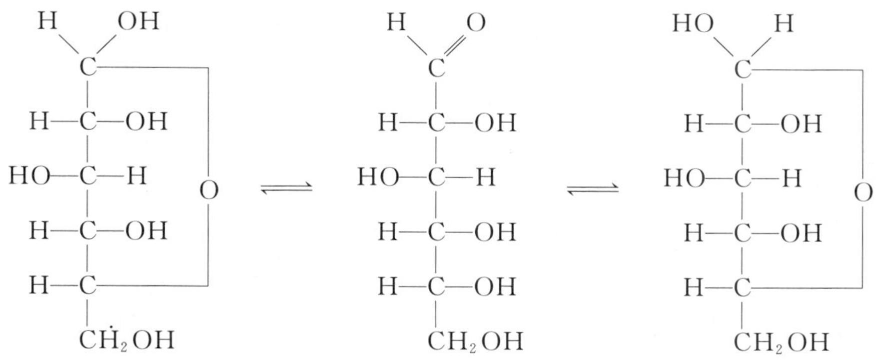

α-吡喃葡萄糖(37%)　　开链式葡萄糖　　β-吡喃葡萄糖(63%)

在葡萄糖的环状结构中,碳原子不可能是直线排列的,1 位和 5 位碳原子通过氧桥连接的键不可能那样长。为了更真实地表示葡萄糖分子在空间的环状结构,常用哈沃斯式来表示其环状结构:

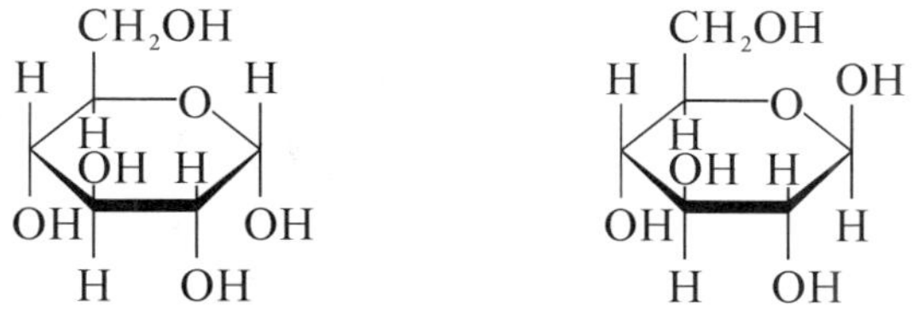

α-吡喃葡萄糖　　β-吡喃葡萄糖

由氧环式结构式改写为哈沃斯式可用下面的方法,先画出含有一个氧原子的六元环,并标出碳原子的编号,其中 1 位碳在右边,4 位碳在左边。1、2、3、4 位碳原子之间的键均用粗线,意为在纸平面之前,5 位碳和氧原子在纸平面之后。连在氧环式碳链右边的原子或原子团(如 2 位和 4 位上的羟基、3 位上的氢原子),写在环平面的下方,碳链左边的原子或原子团(如 2 位和 4 位上的氢原子,3 位上的羟基)写在环平面的上方。注意:5 位碳上的羟甲基写在环平面的上方。氢原子在环平面的下方。在葡萄糖的哈沃斯式中,苷羟基与 5 位碳上羟甲基异侧的为 α 型,同侧的为 β 型。

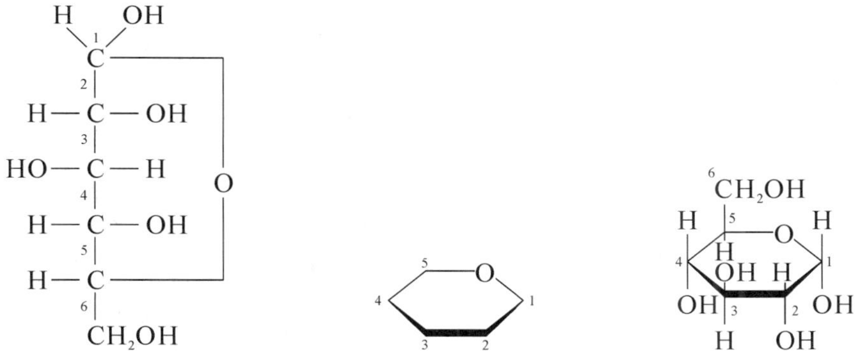

α-吡喃葡萄糖

二、单糖的性质

单糖都是具有吸湿性的结晶,不溶于乙醚,难溶于酒精,极易溶于水。单糖具有甜味,甜度各不相同,天然糖类中最甜的是果糖。单糖的开链式属于多羟基醛或多羟基酮,不但具有醇羟基和醛酮的化学性质,而且存在二者相互影响所形成的特性,同时也表现出环状结构的性质。单糖不论是醛糖还是酮糖都具有相似的化学性质。

(一) 氧化反应

单糖中醛糖或 α-羟基酮糖能被托伦试剂、斐林试剂和班氏试剂等弱氧化剂氧化。单糖中的醛糖和酮糖能够在稀碱溶液中发生相互转化,上述弱氧化剂都是碱性试剂,表现出还原性。凡是能被上述弱氧化剂氧化的糖称为还原糖,单糖都是还原糖。

1. 与托伦试剂的反应 单糖被托伦试剂氧化，生成复杂的氧化产物，托伦试剂被还原，生成单质银，形成明亮的银镜或析出黑色银单质。

$$\text{单糖}+[Ag(NH_3)_2]OH \xrightarrow{\triangle} \text{糖酸(混合物)}+Ag\downarrow$$

2. 与班氏试剂的反应 单糖被班氏试剂氧化，生成复杂的氧化产物，班氏试剂被还原，生成砖红色氧化亚铜沉淀。

$$\text{单糖}+Cu(OH)_2 \xrightarrow{\triangle} \text{糖酸(混合物)}+Cu_2O\downarrow$$

班氏试剂是斐林试剂的改进，它是由碳酸钠、硫酸铜和柠檬酸钠配制而成的，其主要成分是氢氧化铜。与斐林试剂反应原理相同，但班氏试剂比较稳定，不需临时时配制，临床上常用班氏试剂检查尿液中的葡萄糖。

（二）成酯反应

单糖分子中的半缩醛羟基和醇羟基都能与酸作用生成酯。单糖的磷酸酯是体内许多代谢过程的中间产物，在生命过程中具有重要的意义。人体内葡萄糖在酶存在下生成酯的反应如下：

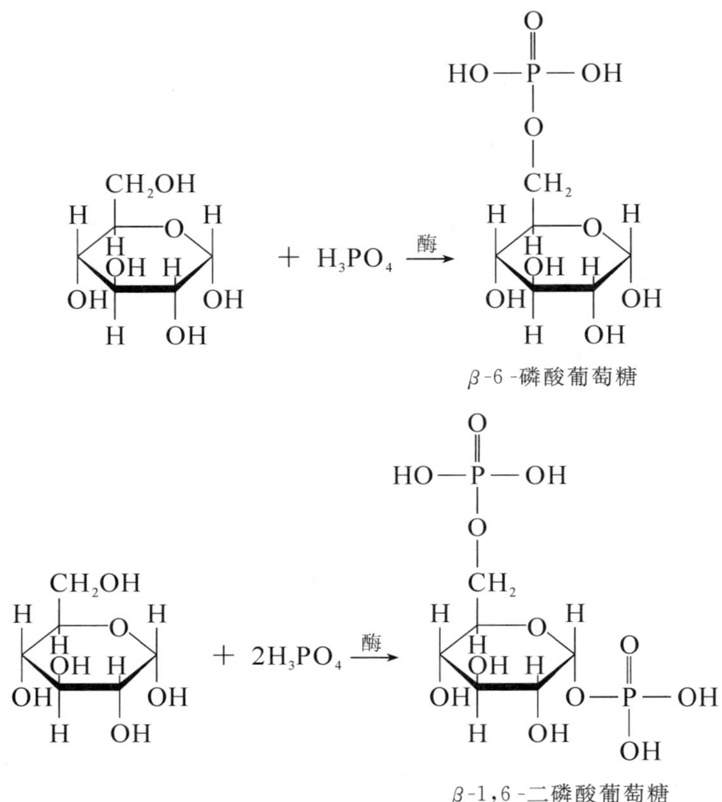

β-6-磷酸葡萄糖

β-1,6-二磷酸葡萄糖

（三）成苷反应

与半缩醛一样，糖分子环状结构中的半缩醛羟基即苷羟基，比分子中其他羟基活泼，容易与其他含羟基的化合物（如醇、酚等）作用，脱水生成缩醛的反应称为成苷反应。其产物在糖化学中称为糖苷。糖苷大多数具有生理活性，是某些中草药的有效成分。由于糖苷分子中不存在苷羟基，所以糖苷没有还原性，不与托伦试剂、斐林试剂及班氏试剂反应，也不与苯肼反应成脎。但在稀酸或酶的作用下，糖苷可发生水解。葡萄糖与甲醇的成苷反应如下：

$$\text{α-D-葡萄糖} + CH_3OH \xrightarrow{\text{干燥HCl}} \text{α-D-甲基葡萄糖苷}$$

α-D-葡萄糖　　　　*α*-D-甲基葡萄糖苷

（四）颜色反应

糖能与浓的硫酸、盐酸作用，脱水，从而形成糠醛或者糠醛的衍生物，在一定条件下糠醛及其衍生物能够与酚类、蒽酮类等缩合，生成各种有颜色的物质，常用于鉴别糖类化合物。

1. 莫立许(Molisch)反应 糖在浓无机酸(硫酸、盐酸)作用下，脱水生成的衍生物能与 α-萘酚生成紫红色物质。

在糖的水溶液中加入莫氏试剂，充分混合。沿管壁慢慢加入浓硫酸，切勿摇动，使浓度较大的浓硫酸沉入管底，溶液形成两层。在两液分界处有紫红色环出现，该反应称为莫立许反应。

2. 塞利凡诺夫(Seliwanoff)反应 在酸作用下，酮糖脱水产物能与间苯二酚作用生成红色物质。此反应是酮糖的特异反应。醛糖在同样条件下呈色反应缓慢，只有在糖浓度较高或煮沸时间较长时，才呈微弱的阳性反应。

在酮糖的水溶液中加入塞氏试剂，加热很快出现红色，而醛糖此时没有变化。该反应称为塞利凡诺夫反应。

三、常见的单糖

（一）葡萄糖($C_6H_{12}O_6$)

葡萄糖是己醛糖，为无色结晶或白色结晶性或颗粒性粉末，味甜，有吸湿性。易溶于水，在碱性条件下加热易分解，需密闭保存。

葡萄糖广泛存在于生物体中，因最初从葡萄汁中分离结晶得到而得名。人体血液中的葡萄糖称为血糖，正常人血糖含量为 3.9～6.1 $mmol \cdot L^{-1}$(或 0.70～1.10 $g \cdot L^{-1}$)。葡萄糖是人类重要的营养物质，因为不需消化就可直接被人体吸收利用，所以体弱病人和血糖过低者可利用静脉注射葡萄糖溶液的方式来迅速补充营养，并且葡萄糖还有强心、利尿、解毒的作用，临床上用于治疗水肿、血糖过低、心肌炎等。在人体失水、失血时用于补充体液，增加人体能量。

（二）果糖($C_6H_{12}O_6$)

纯净的果糖为无色晶体，熔点为 103～105 ℃，它不易结晶，通常为黏稠性液体，易溶于水、乙醇和乙醚。

果糖以游离状态大量存在于水果的浆汁和蜂蜜中。果糖还能与葡萄糖结合生成蔗糖，是所有的糖中最甜的一种，广泛分布于植物中。果糖广泛用于食品工业，如制糖果、糕点、饮料等。

（三）核糖($C_5H_{10}O_5$)和脱氧核糖($C_5H_{10}O_4$)

核糖和脱氧核糖是自然界中最重要的两种戊糖，一般常见的型态为 D-核糖和 D-2-脱氧核糖。

D-核糖是 RNA 的组成物之一，也是 ATP 及 NADH 等生化代谢所需分子的原料，同时还出现在许多核苷和核苷酸以及其衍生物中。D-核糖也是多种维生素、辅酶以及某些抗生素，如新霉素 A、B 和巴龙霉素的成分。

D-2-脱氧核糖是核糖的一个 2 位羟基被氢取代的衍生物。它在细胞中作为脱氧核糖核酸 DNA 的组分，十分重要。最早由胸腺核苷中析离得到。脱氧核糖核酸 DNA 是一种生物大分子，可组成遗传指令，引导生物发育与生命机能运作。

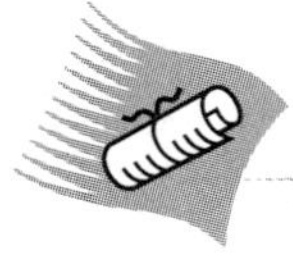

知识链接

高血糖和低血糖

人体血液中的葡萄糖称为血糖。空腹血糖正常值为 3.9～6.1 $mmol \cdot L^{-1}$。当空腹(8 h 内无糖及任何含糖食物摄入)血糖高于正常范围时，称为高血糖，餐后 2h 血糖高于 7.8 $mmol \cdot L^{-1}$，也可以称为高血糖。高血糖不是一种疾病的诊断，只是一种血糖监测结果的判定，高血糖不完全等于糖尿病。临床上做糖尿病的诊断试验时，通常是测定静脉空腹血糖。当静脉空腹血糖低于 5.0 $mmol \cdot L^{-1}$ 时，可排除糖尿病；当静脉空腹血糖高于 7.0 $mmol \cdot L^{-1}$ 并且有临床症状时，则可以诊断为糖尿病。成年人空腹血糖浓度低于 2.8 $mmol \cdot L^{-1}$ 称为低血糖，但血糖低于更低的水平才会导致一些症状的出现，称为低糖血症。低糖血症是糖尿病治疗过程中最常见，也是最重要的并发症。低血糖发作时可出现如虚弱、多汗、心悸、震颤、饥饿感、注意力不集中、视力障碍、意识模糊，甚至抽搐、昏迷等症状。持续性严重低血糖将导致不可逆性脑损害，甚至致死。

第二节　双　　糖

单糖分子中的半缩醛羟基和另一个单糖分子的羟基脱去一分子水而形成的糖苷称为双糖。双糖是最简单的低聚糖。由一分子单糖的半缩醛羟基与另一分子单糖的羟基脱水缩合而成的双糖称为还原性双糖，由两分子单糖的半缩醛羟基脱水缩合而成的双糖称为非还原性双糖。双糖广泛存在于自然界中，物理性质类似于单糖，能形成结晶，易溶于水，有甜味。常见的双糖有麦芽糖、乳糖、蔗糖等。

一、麦芽糖

麦芽糖的分子式为 $C_{12}H_{22}O_{11}$，是由一分子的 α-D-葡萄糖的苷羟基和一分子的 α-D-葡萄糖的醇羟基脱水而形成的糖苷。

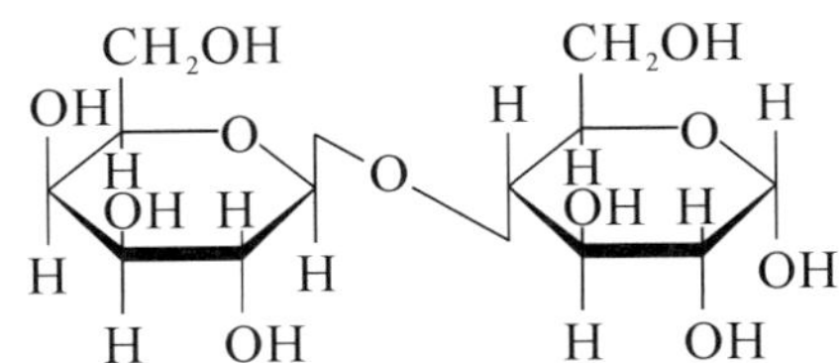

4-O-α-D-吡喃葡萄糖基-D-葡萄糖(麦芽糖)

麦芽糖分子结构中有一个苷羟基，是还原糖，能与托伦试剂、斐林试剂及班氏试剂反应。在稀酸或酶存在时，1 mol 麦芽糖水解生成 2 mol 葡萄糖。

$$C_{12}H_{22}O_{11} + H_2O \xrightarrow{\text{酶或稀酸}} 2C_6H_{12}O_6$$

麦芽糖是白色晶体，溶于水，微溶于乙醇，几乎不溶于乙醚。麦芽糖甜度不如蔗糖，存在于发芽的麦芽和谷粒中。麦芽糖是市售的饴糖的主要成分，在麦芽中的淀粉酶作用下，可得到含麦芽糖为主的产物，有营养价值，可用作糖果，也可用作细菌的培养基。

二、乳糖

乳糖的分子式为 $C_{12}H_{22}O_{11}$，是由一分子的 β-D-半乳糖的苷羟基和另一分子 α-D-葡萄糖醇羟基脱水而形成的糖苷。

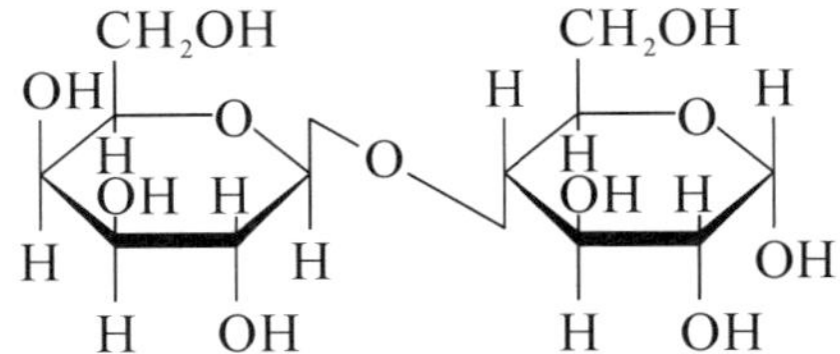

4-O-β-D-吡喃半乳糖基-D-葡萄糖(乳糖)

乳糖分子结构中有一个苷羟基，是还原糖，能与托伦试剂、斐林试剂及班氏试剂反应。在稀酸或酶存在时，1 mol 乳糖水解生成 1 mol 半乳糖和 1 mol 葡萄糖。半乳糖是己醛糖，它与葡萄糖的区别在 4 位碳上的羟基的空间位置不同。

$$\underset{\text{乳糖}}{C_{12}H_{22}O_{11}} + H_2O \xrightarrow{\text{酶或稀酸}} \underset{\text{葡萄糖}}{C_6H_{12}O_6} + \underset{\text{半乳糖}}{C_6H_{12}O_6}$$

乳糖是白色粉末，微溶于水，甜度小。乳糖存在于哺乳动物的乳汁中。人乳中含量为6%～8%，牛乳中含量为4%～6%。乳糖是奶酪生成的副产品。工业中从乳清中提取用于制造婴儿食品、糖果、人造牛奶等。医学上常用作矫味剂。

三、蔗糖

蔗糖的分子式为$C_{12}H_{22}O_{11}$，是由一分子的α-D-葡萄糖的苷羟基和一分子的β-D-果糖的苷羟基脱水而形成的糖苷。

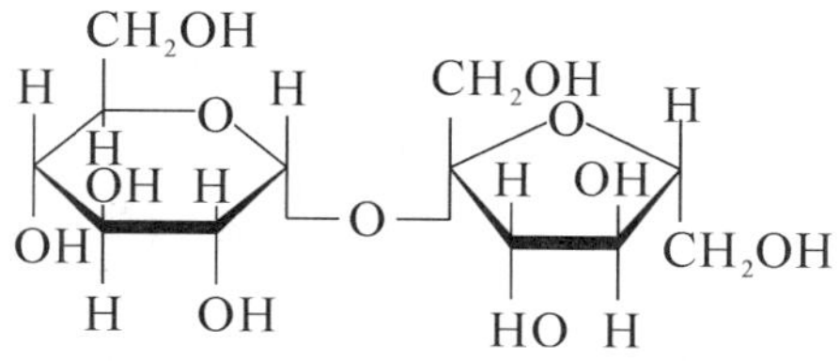

β-D-呋喃果糖基-α-D-吡喃葡萄糖（蔗糖）

蔗糖分子结构中没有苷羟基，是非还原糖。不能与托伦试剂、斐林试剂及班氏试剂反应。在稀酸或酶存在时，1 mol蔗糖水解生成1 mol葡萄糖和1 mol果糖。

$$\underset{\text{蔗糖}}{C_{12}H_{22}O_{11}} + H_2O \xrightarrow{\text{酶或稀酸}} \underset{\text{葡萄糖}}{C_6H_{12}O_6} + \underset{\text{果糖}}{C_6H_{12}O_6}$$

蔗糖是白色晶体，易溶于水，甜度仅次于果糖。蔗糖是自然界中分布最广的双糖。蔗糖是光合作用的主要产物，广泛分布于植物体内，特别是甜菜、甘蔗和水果中含量极高。蔗糖是植物储藏、积累和运输糖分的主要形式。平时食用的白糖、红糖都是蔗糖。

第三节　多　　糖

多糖是重要的天然高分子化合物，是由多个单糖分子脱水聚合而成的，可呈直链或有分支的长链，是一种分子结构复杂且庞大的糖类物质。其通式为$(C_6H_{10}O_5)_n$。在自然界分布最广，最重要的多糖有淀粉、糖原和纤维素。

多糖的特性是无还原性，无甜味，多数难溶于水，少数能和水形成胶体溶液。不能通过细胞膜，不可直接被吸收，故必须先水解成单糖，才可被细胞吸收和利用。

一、淀粉

淀粉是绿色植物进行光合作用的产物，是植物储存营养物质的一种形式，亦是人类最重要的食物之一，广泛存在于植物的种子和块茎等部位。

淀粉是匀多糖，其组成单元是α-葡萄糖，可用通式$(C_6H_{10}O_5)_n$表示。天然淀粉由直链淀粉和支链淀粉组成。直链淀粉是一种没有或有很少分支的长链多糖，其分子由3800个以上的α-葡萄糖单元组成，葡萄糖之间由α-1,4-苷键相连接。支链淀粉的相对分子质量比直链淀粉大，主链部分的葡萄糖之间是α-1,4-苷键，支链以α-1,6-苷键与主链相连接。如以小圆圈表示葡萄糖单元，直链淀粉和支链淀粉的结构如图12-1、图12-2所示。玉米淀粉中直链淀粉占27%，其余为支链淀粉；而糯米中几乎全部是支链淀粉。有些豆类淀粉全是直链淀粉，直链淀粉比支链淀粉容易消化。

直链淀粉又称可溶性淀粉，溶于热水后呈胶体溶液，与碘作用显深蓝色；支链淀粉与碘作用显蓝紫色。淀粉在酸或酶的作用下能水解。人体内，在淀粉水解酶作用下水解生成糊精，继续水解生成麦芽糖，在麦芽水解酶作用下，最后水解得到α-葡萄糖。

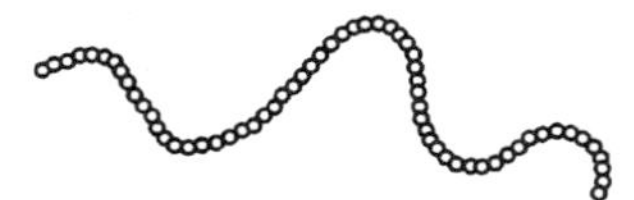

图 12-1　直链淀粉结构示意图

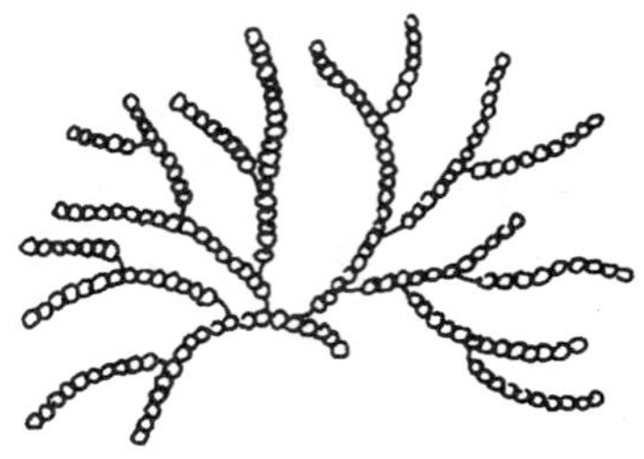

图 12-2　支链淀粉结构示意图

$$\underset{\text{淀粉}}{(C_6H_{10}O_5)_n} \xrightarrow{\text{水}} \underset{\text{糊精}}{(C_6H_{10}O_5)_m} \xrightarrow{\text{水}} \underset{\text{麦芽糖}}{C_{12}H_{22}O_{11}} \xrightarrow{\text{水}} \underset{\text{葡萄糖}}{C_6H_{12}O_6} (n>m)$$

二、糖原

糖原是人和动物体内储存葡萄糖的一种多糖，也属匀多糖，又称肝糖或动物淀粉。糖原主要存在于肝脏和肌肉中，因此有肝糖原和肌糖原之分。

糖原的组成单元是 α-葡萄糖，结构与支链淀粉相似，但支链更多、更稠密，相对分子质量更大，各支链点之间的间隔大约是 5 个或 6 个葡萄糖单元。其结构如图 12-3 所示。

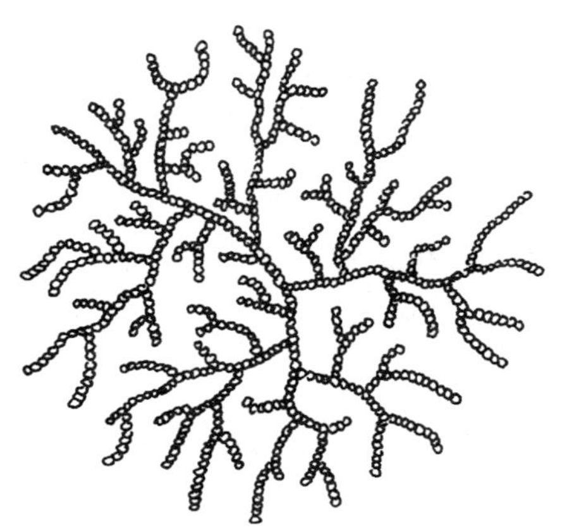

图 12-3　糖原结构示意图

糖原是无定形粉末，不溶于冷水，溶于热水，形成透明胶体溶液，与碘作用显红棕色。糖原水解的最终产物是 α-葡萄糖。

糖原对维持人体血糖浓度有着重要的调节作用。当血糖浓度增高时，在胰岛素的作用下，肝脏把多余的葡萄糖转变成糖原储存起来；当血糖浓度降低时，在体内高血糖素的作用下，肝糖原就分解为葡萄糖进入血液，以保持血糖浓度正常。

三、纤维素

纤维素的组成单元是 β-葡萄糖，它们之间以 β-1,4-苷键连接而成，是匀多糖。其相对分子质量很大，结构与直链淀粉相似。

纤维素是自然界分布最广的多糖，它是构成植物细胞壁的基础物质。木材中含纤维素 50%～70%，棉花中含 90%以上。纤维素是白色固体，韧性强，一般不溶于水和有机溶剂，但在一定条件下，某些酸、碱和盐的水溶液可使纤维素产生无限溶胀、溶解。如纤维素能溶于浓硫酸和二硫化碳的氢氧化钠溶液中。纤维素比淀粉难水解，要在高温高压下与无机酸共热，才能水解成 β-葡萄糖。牛、羊、马等食草动物的胃能分泌纤维素水解酶，将纤维素水解成葡萄糖，所以纤维素可作为食草动物的饲料。人的胃肠不能分泌纤维素水解酶，因此纤维素不能直接作为人类的能源物质。膳食中的纤维素虽不能被人体消化吸收，但能促进肠蠕动，防止便秘，排出有害物质，减少胆酸和中性固醇的肝肠循环，降低血清胆固醇，影响肠道菌丛，抗肠癌等。所以纤维素在人类的食物中也是不可缺少的。因此，多吃蔬菜、水果以保持一定的纤维素对人类健康是有益的。

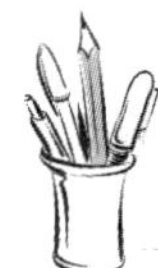

本章小结

1. 糖类从结构上看是多羟基醛、多羟基酮以及它们的脱水缩合物。根据水解情况可分为单糖、低聚糖和多糖。

2. 重要的单糖有葡萄糖、果糖、核糖和脱氧核糖。单糖的化学性质有氧化、成酯、成苷和颜色反应等。血液中的葡萄糖称为血糖，果糖在糖代谢过程起到重要作用。核糖和脱氧核糖是核糖核酸和脱氧核糖核酸的重要组成部分。

3. 双糖中的麦芽糖、乳糖为还原糖，蔗糖为非还原糖。它们都是由2分子的单糖脱水而形成的糖苷。

4. 多糖中的淀粉由直链淀粉和支链淀粉组成，碘遇淀粉显蓝色。糖原存在于肝细胞和肌肉组织中，对维持人体血糖浓度有着重要的调节作用。纤维素可作为食草动物的饲料，不能作为人类能量的来源，被营养学家称为没有营养的营养素，对人体健康起重要的作用。

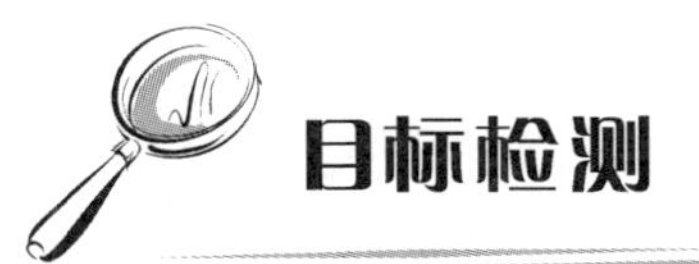

目标检测

一、填空题

1. 从化学结构上看，糖类化合物是________或________和它们的脱水缩合物。

2. 根据水解情况，糖类化合物可分为________糖、________糖和________糖三类。

3. 血液中的________称为血糖，正常人的血糖含量为________ $mmol \cdot L^{-1}$或________ $g \cdot L^{-1}$。临床上常用________试剂来检查尿中的葡萄糖。

4. 多糖没有甜味，大多________溶于水，普通淀粉中________淀粉占20%，________淀粉占80%；淀粉遇碘显________色，淀粉水解的最终产物是________。

二、选择题

1. 下列物质中属于非还原糖的是(　　)。

A. 核糖　　B. 蔗糖　　C. 乳糖　　D. 葡萄糖

2. 下列物质中遇碘显深蓝色的是(　　)。

A. 直链淀粉　　B. 葡萄糖　　C. 麦芽糖　　D. 糖原

3. 不能氧化单糖的是(　　)。

A. 溴水　　B. 稀硝酸　　C. 班氏试剂　　D. 乙醇

4. 临床上检查尿液中的葡萄糖常用的试剂是(　　)。

A. 托伦试剂　　B. 斐林试剂　　C. 班氏试剂　　D. 碘试剂

5. 在人体中起到调节血糖浓度作用的糖是(　　)。

A. 糖原　　B. 葡萄糖　　C. 果糖　　D. 乳糖

6. 下列糖中属于酮糖的是(　　)。

A. 葡萄糖　　B 果糖　　C. 核糖　　D. 脱氧核糖

7. 不能被人体消化酶消化的是(　　)。

A. 蔗糖　　B. 淀粉　　C. 糊精　　D. 纤维素

8. 可用于区分葡萄糖和果糖的试剂是(　　)。

A. 斐林试剂　　B. 托伦试剂　　C. 莫立许试剂　　D. 塞利凡诺夫试剂

9. 下列糖中存在苷羟基的糖是(　　)。

A. 葡萄糖　　B. 果糖　　C. 麦芽糖　　D. 蔗糖

10. 下列物质在一定条件下既能发生水解反应,又能与托伦试剂产生银镜的是(　　)。

A. 葡萄糖　　B. 麦芽糖　　C. 蔗糖　　D. 脱氧核糖

三、用化学方法区别下列各组物质

1. 葡萄糖和蔗糖
2. 蔗糖和淀粉

(盛文文)

第十三章　氨基酸和蛋白质

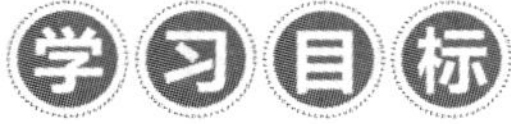

1. 掌握α-氨基酸的结构通式和主要化学性质。
2. 熟悉蛋白质的组成、基本结构和理化性质。
3. 了解核酸的分类、组成、结构及其生理功能。

蛋白质和核酸是构成生命最基本的物质，是一切活细胞的组织物质，也是酶、抗体及一些激素中的主要物质。蛋白质是生命的物质基础，是细胞组分中含量最丰富、功能最多的生物大分子。人体的各种生命现象和生理功能都与蛋白质有着密切关系。而氨基酸是构成蛋白质的基本单位。核酸也是生物大分子化合物，分为核糖核酸(RNA)和脱氧核糖核酸(DNA)两种，被称为“遗传大分子”，它包含遗传信息，在生物体的生长、繁殖、遗传、变异等生命活动中，起着决定性作用。

第一节　氨　基　酸

氨基酸是含有氨基和羧基的一类有机化合物的统称，是构成蛋白质的基本单位。

一、氨基酸的结构、分类和命名

(一) 氨基酸的结构

从结构上看，氨基酸是羧酸分子中烃基上的氢原子被氨基($-NH_2$)取代后形成的化合物。或者说分子结构中既含有氨基又含有羧基的化合物，称为氨基酸。自然界中蛋白质水解的最终产物都是羧基的α位上H被$-NH_2$取代的，因此称之为α-氨基酸。

羧基($-COOH$)和氨基($-NH_2$)是氨基酸的官能团，前者是酸性基团，后者是碱性基团，其结构通式如下：

$$\begin{array}{c} \mathrm{H} \\ | \\ \mathrm{R-C-COOH} \\ | \\ \mathrm{NH_2} \end{array}$$

α-氨基酸

(二) 氨基酸的分类和命名

(1) 根据氨基酸分子中烃基结构不同，氨基酸可分为脂肪族氨基酸、芳香族氨基酸和杂环氨基酸。

(2) 根据氨基酸分子中氨基和羧基的相对位置，氨基酸可分为α-氨基酸、β-氨基酸和γ-氨基酸等。

(3) 根据氨基酸分子中氨基和羧基的相对数目不同，氨基酸可分为酸性氨基酸、碱性氨基酸、中性氨基酸。

(4) 根据氨基酸的营养作用，可分为必需氨基酸和非必需氨基酸。

组成人体蛋白质的20种氨基酸见表13-1。

表 13-1 组成人体蛋白质的 20 种氨基酸

分类		名称	结构	简写符号 中文	简写符号 字母代号	等电点
脂肪族氨基酸	中性氨基酸	甘氨酸 (α-氨基乙酸)	H_2C—COOH | NH_2	甘	Gly	5.97
		丙氨酸 (α-氨基丙酸)	H H_3C—C—COOH | NH_2	丙	Ala	6.00
		*缬氨酸 (α-氨基异戊酸)	H H H_3C—C—C—COOH | | CH_3 NH_2	缬	Val	5.96
		*亮氨酸 (α-氨基异己酸)	H H_2 H H_3C—C—C—C—COOH | | CH_3 NH_2	亮	Leu	5.98
		*异亮氨酸 (β-甲基-α-氨基戊酸)	H_2 H H H_3C—C—C—C—COOH | | CH_3 NH_2	异亮	Ile	6.02
		丝氨酸 (β-羟基-α-氨基丙酸)	H H_2C—C—COOH | | OH NH_2	丝	Ser	5.68
		*苏氨酸 (β-羟基-α-氨基丁酸)	CH_3—CH—CH—COOH | | OH NH_2	苏	Thr	5.60
		*蛋氨酸 (γ-甲硫基-α-氨基丁酸)	H_2 H_2 H H_3C—S—C—C—C—COOH | NH_2	蛋	Met	5.74
		半胱氨酸 (α-氨基-β-巯基丙酸)	H H_2C—C—COOH | | SH NH_2	半胱	Cys	5.05
		天冬酰胺 (α-氨基-γ-氨基甲酰丙酸)	O ‖ H_2 H H_2N—C—C—C—COOH | NH_2	天胺	Asn	5.41
		谷氨酰胺 (α-氨基-δ-羧基戊酰胺)	O ‖ H_2 H_2 H H_2N—C—C—C—C—COOH | NH_2	谷胺	Gln	5.65
	酸性氨基酸	天冬氨酸 (α-氨基丁二酸)	H_2 H HOOC—C—C—COOH | NH_2	天	Asp	2.77
		谷氨酸 (α-氨基戊二酸)	H_2 H_2 H HOOC—C—C—C—COOH | NH_2	谷	Glu	3.22
	碱性氨基酸	*赖氨酸 (α,ε-二氨基己酸)	H_2 H_2 H_2 H H_2C—C—C—C—C—COOH | | NH_2 NH_2	赖	Lys	9.74
		精氨酸 (δ-胍基-α-氨基戊酸)	H H H_2N—C—N—$[C(H_2)]_3$—C—COOH ‖ | NH NH_2	精	Arg	10.76

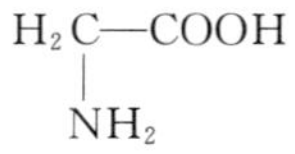

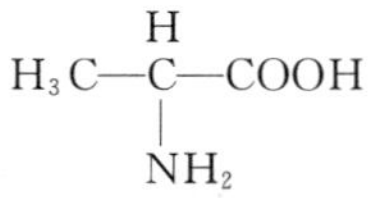

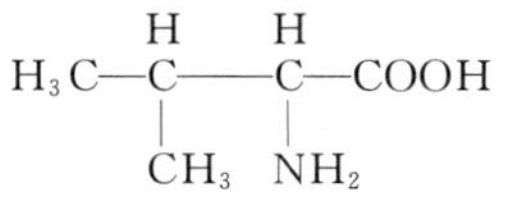

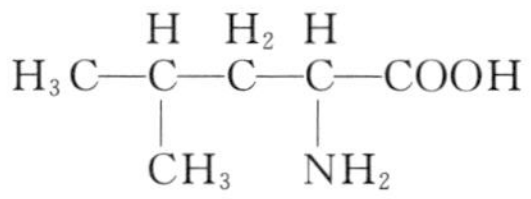

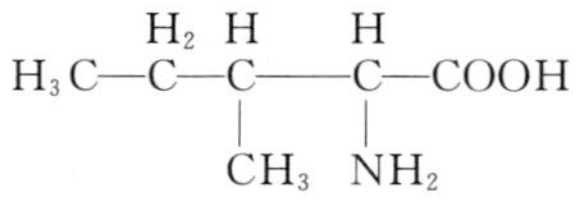

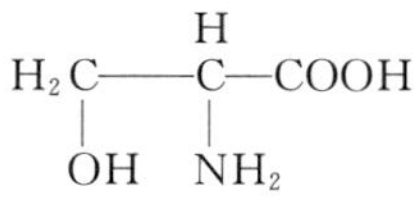

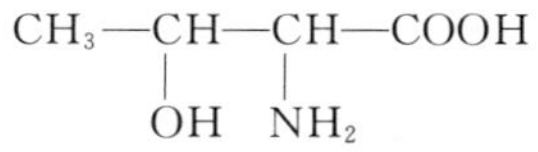

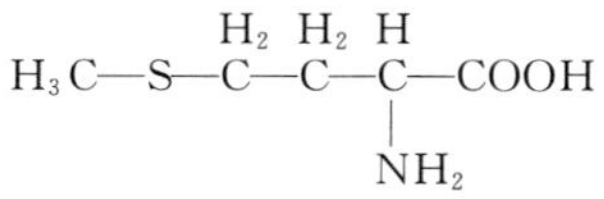

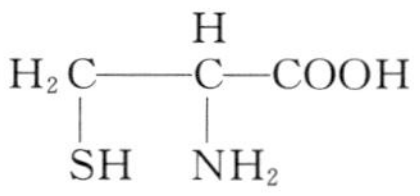

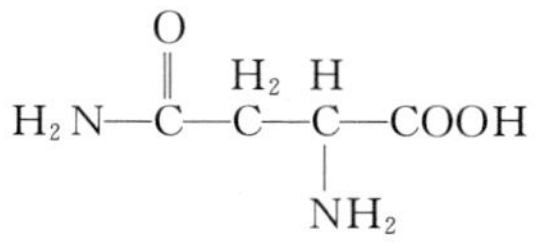

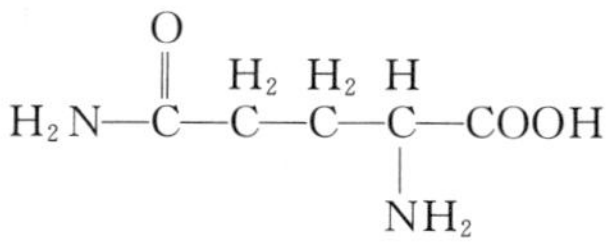

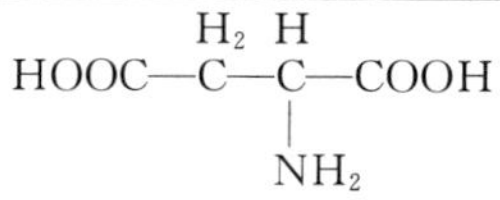

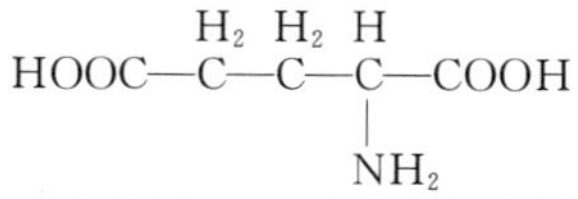

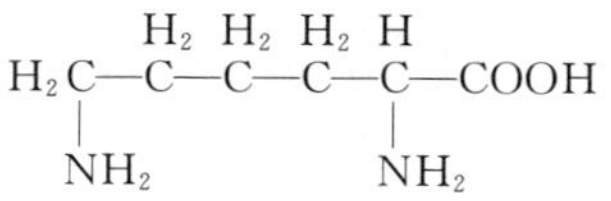

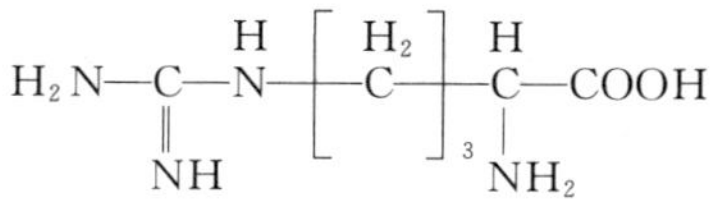

续表

分类		名称	结构	简写符号		等电点
				中文	字母代号	
芳香族氨基酸		*苯丙氨酸（β-苯基-α-氨基丙酸）	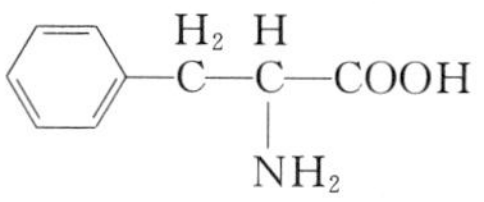 H_2 H —C—C—COOH NH_2	苯	Phe	5.48
		酪氨酸（β-对羟苯基-α-氨基丙酸）	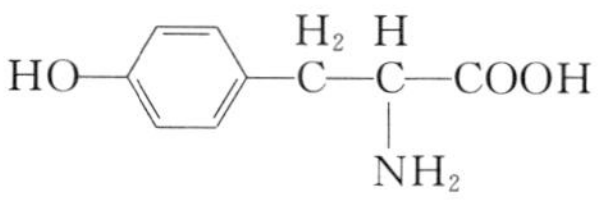 HO— H_2 H —C—C—COOH NH_2	酪	Tyr	5. 66
杂环氨基酸		脯氨酸（α-羧基四氢吡咯）	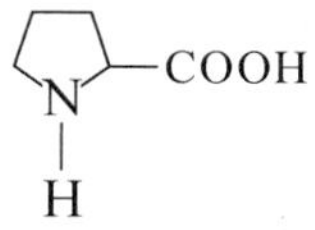 N —COOH H	脯	Pro	6.30
		*色氨酸（β-3-吲哚-α-氨基丙酸）	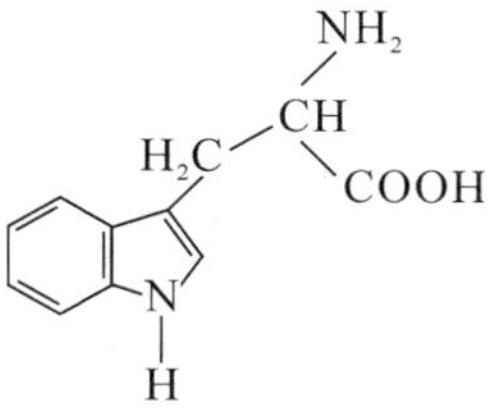 NH_2 CH H_2C COOH N H	色	Trp	5.98
		组氨酸（β-5-咪唑-α-氨基丙酸）	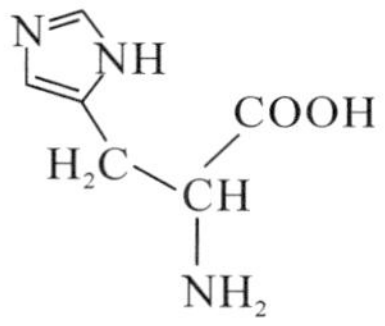 N NH COOH H_2C CH NH_2	组	His	7.59

注：标有*号的为必需氨基酸。

氨基酸的系统命名法一般以羧酸作为母体，氨基作为取代基来命名。但氨基酸常根据其来源和性质而采用俗名，如：甘氨酸因具有甜味而得名；胱氨酸最先得于尿结石。例如：

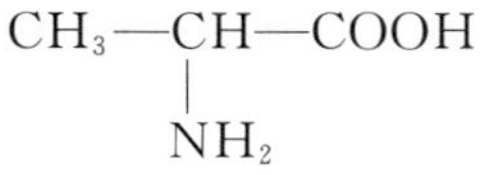

$$\underset{\displaystyle NH_2}{CH_3—\underset{|}{CH}—COOH}$$

α-氨基丙酸

$$C_6H_5—CH_2—\underset{\displaystyle NH_2}{\underset{|}{CH}}—COOH$$

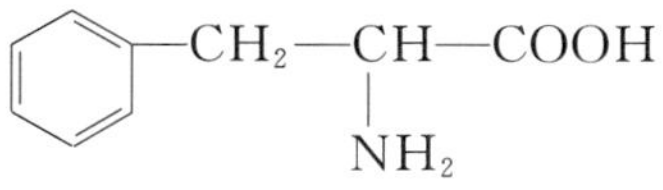

β-苯基-α-氨基丙酸

二、氨基酸的性质

α-氨基酸都是无色晶体，熔点较高，一般在 200 ℃以上。不同的氨基酸其味不同，有的无味，有的味甜，有的味苦，谷氨酸的单钠盐有鲜味，是味精的主要成分。各种氨基酸在水中的溶解度差别很大，但都能溶解于强酸或强碱中，难溶于有机溶剂乙醇、乙醚和苯等。通常乙醇能将氨基酸从其溶液中沉淀析出。

氨基酸分子中既含有氨基又含有羧基，具有氨基和羧基的典型性质。氨基和羧基相互影响也产生一些特殊性质。天然蛋白质水解得到的氨基酸都是 L-氨基酸。

（一）两性电离和等电点

1. 两性电离 氨基酸分子中含有酸性的羧基和碱性的氨基，因此具有两性电离的性质。

（1）酸式电离。氨基酸分子中的羧基具有典型的羧基性质，可发生酸式电离，电离出氢离子，形成阴离子。

$$R-\underset{NH_2}{\overset{H}{C}}-COOH \rightleftharpoons R-\underset{NH_2}{\overset{H}{C}}-COO^- + H^+$$

(2) 碱式电离。氨基酸分子中的氨基具有典型的氨基性质,可发生碱式电离,电离出氢氧根离子,形成阳离子。

$$R-\underset{NH_2}{\overset{H}{C}}-COOH + H_2O \rightleftharpoons R-\underset{NH_3^+}{\overset{H}{C}}-COOH + OH^-$$

(3) 两性电离。氨基酸分子中既有氨基又有羧基,是两性化合物,分子内的羧基和氨基相互作用也能生成盐,这种由分子内部酸性基团和碱性基团相互作用所形成的盐,称为内盐。

$$R-\underset{NH_2}{\overset{H}{C}}-COOH \rightleftharpoons R-\underset{NH_3^+}{\overset{H}{C}}-COO^-$$

内盐分子中既有带正电荷的部分,又有带负电荷的部分,故又称为两性离子。

2. 等电点 实验表明,在氨基酸的晶体中,氨基酸是以两性离子存在的。这种特殊的两性离子结构,是氨基酸具有低挥发性、高熔点、可溶于水和难溶于有机溶剂的根本原因。氨基酸在水溶液中的电离程度和方向取决于溶液的 pH 值。在一般情况下,羧基与氨基电离的程度并不相等,在酸性溶液中主要以阳离子存在,向负极移动,在碱性溶液中主要以阴离子存在,向正极移动。当氨基酸主要以两性离子存在,氨基酸所带的正、负电荷相等,净电荷等于零,在电场中不移动,这时溶液的 pH 值称为该氨基酸的等电点,常用 pI 表示。

随着溶液 pH 值的变化,氨基酸在溶液中的存在形式可表示如下:

$$R-\underset{NH_2}{\overset{H}{C}}-COOH$$

$$\Updownarrow$$

$$\underset{\substack{\text{阴离子}\\ pH>pI}}{R-\underset{NH_2}{\overset{H}{C}}-COO^-} \underset{OH^-}{\overset{H^+}{\rightleftharpoons}} \underset{\substack{\text{两性离子}\\ pH=pI}}{R-\underset{NH_3^+}{\overset{H}{C}}-COO^-} \underset{OH^-}{\overset{H^+}{\rightleftharpoons}} \underset{\substack{\text{阳离子}\\ pH<pI}}{R-\underset{NH_3^+}{\overset{H}{C}}-COOH}$$

由于各种氨基酸的组成和结构不同,羧基和氨基的电离程度也不同。酸性氨基酸的等电点一般在 2.8~3.2;碱性氨基酸的等电点一般在 7.6~10.8;中性氨基酸的等电点一般在 5.0~6.5。在等电点时,氨基酸的酸式电离和碱式电离的程度相等,但 pH 值不等于 7。

在等电点时,氨基酸的溶解度最小,容易析出。利用这一性质,通过调节溶液的 pH 值,使不同的氨基酸在各自的等电点分别结晶析出,达到分离和提纯氨基酸的目的。

(二) 成肽反应

两分子 α-氨基酸在酸或碱存在下受热,可脱水而缩合成酰胺键,称为肽键($-\overset{O}{\overset{\|}{C}}-\overset{H}{\overset{|}{N}}-$),所生成的化合物称为肽。反应时 1 分子 α-氨基酸中的羧基和另 1 分子 α-氨基酸中的氨基脱去一分子水。例如:

$$H_2N-\underset{R_1}{\overset{H}{C}}-\overset{O}{\overset{\|}{C}}-\boxed{OH+H}-\overset{H}{N}-\underset{R_2}{\overset{H}{C}}-COOH \xrightarrow{-H_2O} \underset{\text{二肽}}{H_2N-\underset{R_1}{\overset{H}{C}}-\overset{O}{\overset{\|}{C}}-\overset{H}{\overset{|}{N}}-\underset{R_2}{\overset{H}{C}}-COOH}$$

由于二肽分子中仍含有自由的氨基和羧基，因此还可以继续与氨基酸脱水成为三肽、四肽以至多肽。一般由 10 个以下氨基酸脱水缩合的肽称为寡肽，由 10 个以上氨基酸形成的肽称为多肽。多肽分子中的氨基酸通过肽键彼此相连形成长链，称为多肽链。由多种 α-氨基酸分子按不同的排列顺序以肽键相互结合，可以形成成千上万种多肽链，一般将相对分子质量在 10000 以上的多肽称为蛋白质。

在多肽中，将带有游离氨基的一端写在左边，称为 N-末端，将带有游离羧基的一端写在右边，称为 C-末端。例如：

$$H_2N-\underset{R_1}{\underset{|}{\overset{H}{\overset{|}{C}}}}-\overset{O}{\overset{\|}{C}}-\overset{H}{\overset{|}{N}}-\underset{R_2}{\underset{|}{\overset{H}{\overset{|}{C}}}}-\overset{O}{\overset{\|}{C}}-\overset{H}{\overset{|}{N}}-\underset{R_3}{\underset{|}{\overset{H}{\overset{|}{C}}}}-\overset{O}{\overset{\|}{C}}-\cdots-\overset{H}{\overset{|}{N}}-\underset{R_n}{\underset{|}{\overset{H}{\overset{|}{C}}}}-COOH$$

N 端　　　　　　　　　　　　　　　　　　C 端

α-羟基酸

（三）茚三酮反应

α-氨基酸与水合茚三酮溶液共热，生成蓝紫色化合物。该反应非常灵敏，是鉴别 α-氨基酸最迅速、最简单的方法。

第二节　蛋　白　质

蛋白质是生命物质的基础，生命活动的基本特征就是蛋白质的不断自我更新。蛋白质和多肽都是由 α-氨基酸脱水缩合而成的，因此，在蛋白质和多肽之间没有严格的界限。

通常将相对分子质量在 10000 以上的称为蛋白质，低于 10000 的称为多肽。胰岛素的相对分子质量在 6000，应是多肽，但在溶液中受锌离子作用形成二聚体，因此相对分子质量超过 10000。

一、蛋白质的组成和结构

（一）蛋白质的组成

组成蛋白质的元素主要有碳、氢、氧、氮、硫等。有些蛋白质还含有铁、碘、磷、锰、锌、钼、钴等元素。对各种天然蛋白质经过元素分析可知其各种元素的含量（表 13-2）。

表 13-2　天然蛋白质中各元素含量

元素	C	O	N	S	H
含量/(%)	50～55	19～24	13～19	0～4	6.0～7.3

由于生物体内含氮化合物主要是蛋白质，生物体内的蛋白质含氮量相当接近，平均约为 16%，即每含 1 g 氮大约相当于 6.25 g 蛋白质，因此，将 6.25 称为蛋白质系数。因此测定生物样品的含氮量，可以按照以下公式计算出蛋白质的大约含量：

样品中蛋白质含量＝样品中含氮量×6.25

（二）蛋白质的结构

蛋白质是多肽链构成的具有特定结构的高分子化合物，其种类极其繁多，结构相当复杂。蛋白质的分子结构，决定了蛋白质的理化性质和生物学功能。根据蛋白质分子结构的水平，可将其分为一级结构、二级结构、三级结构和四级结构。一般将一级结构称为基本结构，二级结构、三级结构和四级结构称为高级结构。

1. 蛋白质的一级结构　蛋白质的一级结构也称为基本结构，是指蛋白质多肽链中氨基酸的种类、数量、排列顺序和连接方式。蛋白质多肽链中各种氨基酸是通过肽键连接起来的，蛋白质的一级结构是最稳定、最基本的结构。

不同的蛋白质具有不同的一级结构，因此具有不同的空间结构和功能。若蛋白质多肽链中氨基酸的排列顺序有所改变，蛋白质的性质、生理功能就会发生相应变化。

2. 蛋白质的二级结构 蛋白质分子在一级结构的基础上，多肽链需进一步卷曲、折叠，形成特定的球状或纤维状空间结构才能发挥其生理功能，即蛋白质的空间构象。蛋白质的空间结构主要靠分子中原子团间非键合的相互作用形成副键，主要有氢键、疏水作用力、盐键、范德华引力等非共价键。由于副键的作用，使肽链和肽链中的某些部分联系在一起，形成特定的空间结构。

二级结构主要是指蛋白质分子中多肽链的 α-螺旋（图 13-1）和 β-折叠（图 13-2）两种构象。氢键在维系和固定蛋白质的二级结构中起了重要作用。

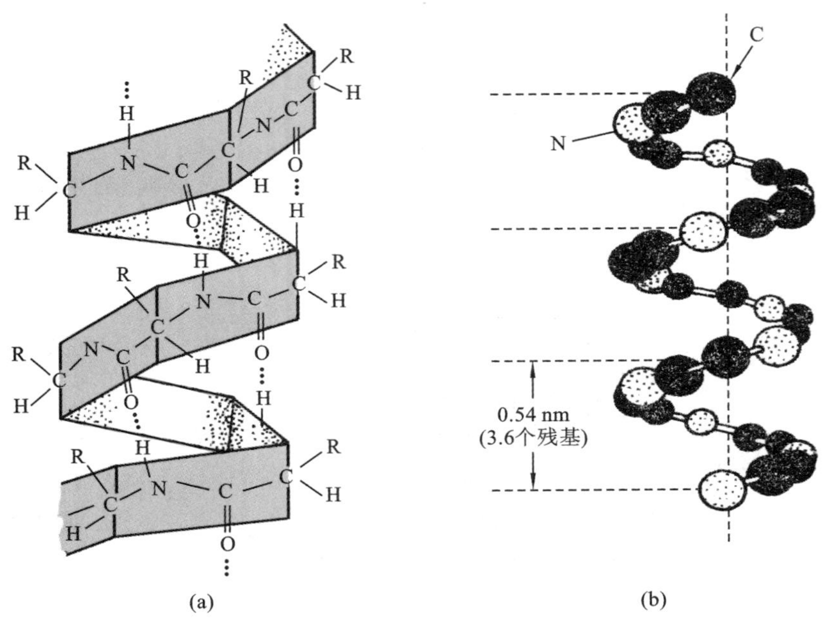

图 13-1 α-螺旋

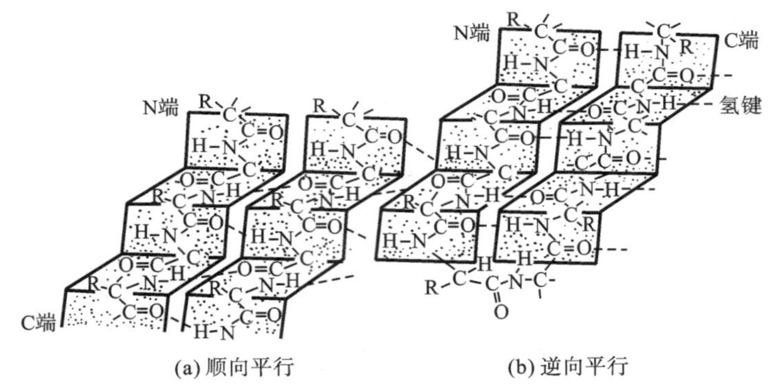

图 13-2 β-折叠

3. 蛋白质的三级结构 由蛋白质的二级结构在空间盘绕、折叠、卷曲而形成的更为复杂的空间构象称为蛋白质的三级结构。三级结构表示整条肽链中全部氨基酸残基的相对空间位置，即肽链中所有原子在三维空间的排布位置。维持三级结构的作用力有氢键、二硫键、疏水作用力和盐键。肌红蛋白的三级结构如图 13-3 所示。

4. 蛋白质的四级结构 有些蛋白质分子含有两条或多条多肽链，每一条多肽链都有独立的三级结构，称为蛋白质的亚基。蛋白质分子中各亚基的相互作用，各亚基之间以非共价键结合形成的复杂结构称为蛋白质的四级结构。亚基之间的结合主要是氢键和疏水键，其中疏水键起主导主用。

大多数蛋白质分子只有一条多肽链，具有三级结构就具有生物学活性，相对分子质量更大或具有调节

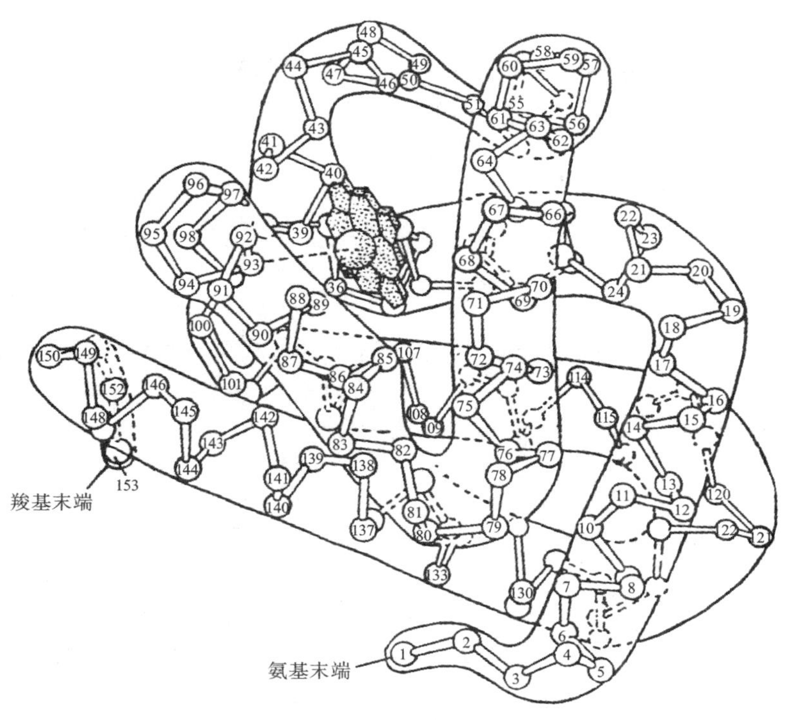

图 13-3　肌红蛋白的三级结构

功能的蛋白质需具有四级结构才具有生物学活性。

二、蛋白质的性质

（一）两性电离和等电点

蛋白质分子中仍然存在游离的氨基和游离的羧基，因此蛋白质与氨基酸一样具有两性电离的性质。当蛋白质溶液处于某一 pH 值时，蛋白质电离成正、负离子的趋势相等，净电荷为零，此时溶液的 pH 值称为蛋白质的等电点。

如果以 P(NH_2)(COOH) 代表蛋白质分子，则蛋白质在不同 pH 值溶液中的电离情况如下：

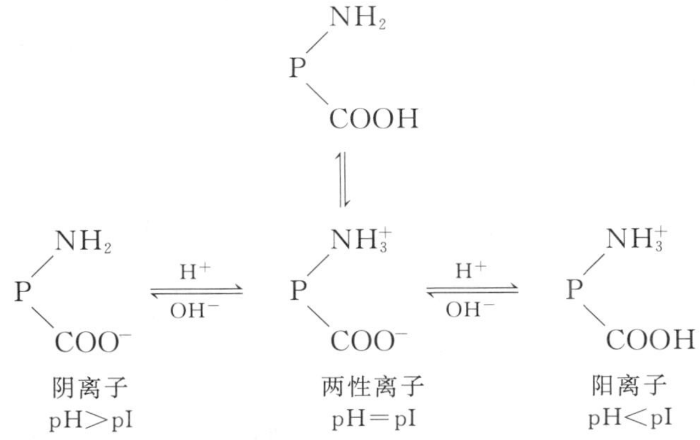

由于不同蛋白质的氨基酸的组成或排列顺序不同，其所含有的游离的氨基和羧基数目也不同，所以不同蛋白质具有不同的等电点。一般含酸性氨基酸较多的蛋白质，其等电点较低（pH＜7），含碱性氨基酸较多的蛋白质，其等电点较高（pH＞7）。在等电点时，蛋白质分子呈电中性，其溶解度、黏度、渗透压和膨胀性都最小，用于分离、纯化和分析鉴定蛋白质。一些常见蛋白质的等电点见表 13-3。

表 13-3 常见蛋白质的等电点

蛋白质	等电点	来源	蛋白质	等电点	来源
胃蛋白酶	2.88	猪胃	胰蛋白酶	5.3	猪胰液
乳清蛋白	4.12	牛乳	血红蛋白	6.7	血液
卵清蛋白	4.86	鸡蛋	肌球蛋白	7.0	肌肉
血清蛋白	4.88	马血	细胞色素	10.7	组织细胞
脲酶	5.0	人尿	鱼精蛋白	12.3	鲑鱼精

大多数蛋白质的等电点在5左右，而人的体液、血液和组织液中的pH值约为7.4，所以，人体内的蛋白质大多以电离成带负电荷的阴离子形式存在，或与体内的 K^+、Na^+、Ca^{2+}、Mg^{2+} 等结合成盐。蛋白质和蛋白质盐可组成缓冲对，在血液中起着重要的缓冲作用。

（二）蛋白质沉淀

蛋白质分子从溶液中凝聚析出的现象称为蛋白质沉淀，蛋白质变性与沉淀的关系是：变性的蛋白质大多沉淀，沉淀的蛋白质不一定变性。

如将蛋白质溶液pH值调节到等电点，蛋白质分子呈等电状态，虽然分子间同性电荷相互排斥作用消失了，但是还有水化膜起保护作用，一般不致于发生凝聚作用，如果这时再加入某种脱水剂，除去蛋白质分子的水化膜，则蛋白质分子就会互相凝聚而析出沉淀。常用的沉淀剂有中性盐、有机溶剂、生物碱试剂及某些酸和重金属盐等。

1. 盐析 在蛋白质溶液中加入大量的中性盐，导致蛋白质的胶体稳定性被破坏从而析出的方法，称为盐析。常用的中性盐有硫酸铵（$(NH_4)_2SO_4$）、硫酸钠（Na_2SO_4）、氯化钠（NaCl）等。盐析的蛋白质一般不会变性，所以常用于分离天然蛋白质。

在含有多种蛋白质的溶液中，各种蛋白质盐析时所需的盐浓度及pH值不同，故可用于对混合蛋白质组分的分离。例如，用半饱和的硫酸铵来沉淀血清中的球蛋白，饱和硫酸铵可以使血清中的白蛋白、球蛋白都沉淀出来，盐析沉淀的蛋白质，经透析除盐，仍能保证蛋白质的活性。

2. 加入有机溶剂 与水混合的有机溶剂，如酒精、甲醇、丙酮等，对水的亲和力很大，能破坏蛋白质颗粒的水化膜，在等电点时使蛋白质沉淀。在常温下，有机溶剂沉淀蛋白质易引起变性，如酒精消毒灭菌就是如此。但若在低温条件下，则可减缓变性的速度，如分离制备各种血浆蛋白质。

3. 加入重金属盐 蛋白质可以与重金属离子（如汞、铅、铜、银离子）等结合成盐沉淀，沉淀的条件为 $pH > pI$。重金属沉淀的蛋白质常是变性的，但若在低温条件下，并控制重金属离子浓度，也可用于分离制备不变性的蛋白质。临床上利用蛋白质能与重金属盐结合的这种性质，抢救误服重金属盐中毒的病人，给病人口服大量蛋白质，然后用催吐剂将结合的重金属盐呕吐出来，从而起到解毒的作用。

（三）蛋白质的变性

蛋白质受到某些物理因素或化学因素作用时，其空间结构遭到破坏，导致其理化性质改变，生物活性丧失，这种现象称为蛋白质的变性。引起蛋白质变性的物理因素有：高温、高压、振荡或搅拌、紫外线、X射线、电离辐射、超声等。化学因素有：强酸强碱、重金属盐、生物碱试剂、有机溶剂等。变性后的蛋白质，由于空间结构遭到破坏，不能恢复原状，因而失去生理活性。

蛋白质的变性原理在医学上已得到广泛运用。在临床工作中经常应用加热、紫外线、酒精消毒等手段来灭菌及消毒，使细菌和病毒的蛋白质变性，从而失去其致病性和繁殖能力。此外，防止蛋白质变性也是有效保存蛋白质制剂（如激素、疫苗、血清等）的必要条件。

（四）蛋白质的颜色反应

1. 缩二脲反应 蛋白质分子中有很多肽键，因此在强碱性溶液中，蛋白质与稀硫酸铜作用，可以发生缩二脲反应，使溶液显红色或紫色。医学上利用这个反应来测定血清蛋白质的总量及其中白蛋白和球蛋白的含量。

2. 黄蛋白反应 某些蛋白质遇浓硝酸立即变成黄色，再加氨水变为橙色，这个反应称为黄蛋白反应。含有苯环的蛋白质能发生此反应。

3. 茚三酮反应 蛋白质与水合茚三酮在溶液中共热时，蛋白质经水解后产生的氨基酸与茚三酮反应生成蓝紫色化合物。

（五）蛋白质的水解

蛋白质在酸、碱或酶催化下被水分解的反应称为蛋白质的水解反应。水解反应是肽键逐步断裂水解，肽链逐渐缩短成低分子肽，最后生成α-氨基酸等结构单元。

蛋白质→䏡（初解蛋白质）→胨（消化蛋白质）→多肽→二肽→α-氨基酸

食物中的蛋白质在人体中酶的催化下，水解成各种α-氨基酸后，才能被人体吸收，其中的部分氨基酸在体内重新合成人体所需的蛋白质。

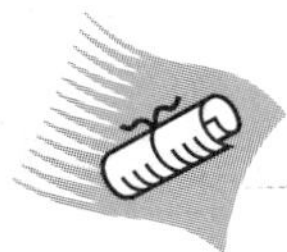

知识链接

糖、脂肪和蛋白质

人体的三大营养物质是指糖、脂肪和蛋白质。糖的主要功能是提供热能。人体所需要的70%左右的能量由糖提供，此外，糖还是构成组织和保护肝脏功能的重要物质。

蛋白质是一切生命的物质基础，是机体细胞的重要组成部分，是人体组织更新和修补的主要原料。人体的每个组织均由蛋白质组成，蛋白质对人的生长发育非常重要。一个人如果蛋白质的摄入、吸收、利用都不是很好，那么组织受损后，包括外伤，不能得到及时和高质量的修补，便会加速机体衰退。蛋白质还能维持机体正常的新陈代谢和帮助各类物质在体内进行输送。

人体的脂肪来源主要是动物性脂肪和植物性脂肪，用于供给人体热量。脂肪在人体内氧化后变成二氧化碳和水，放出热量。由脂肪所产生的热量约为等量的蛋白质或碳水化合物的2.2倍。脂肪是构成身体细胞的重要成分之一，尤其是脑神经，肝脏、肾脏等重要器官中含有很多脂肪。脂肪在体内还构成身体组织和生物活性物质，如细胞膜的主要成分，形成磷脂、糖脂等。脂肪有保持体温的作用。因为脂肪不是良好的导热体，所以皮下的脂肪组织构成了保护身体的隔离层，能防止体温的发散。脂肪还可以为身体储存“燃料”作为备用，进食脂肪以后，消耗不完的部分可以储存在体内，等身体需要热量时再利用。此外，脂肪还有保护内脏器官，滋润皮肤，防震，溶解营养素等作用。有些不溶于水而只溶于脂类的维生素，只有在脂肪存在时才能被人体吸收利用。

糖、脂肪和蛋白质在一定的情况下是可以相互转化的。糖类可以大量转化成脂肪，而脂肪也可以转化成糖类。只有当糖类代谢发生障碍时才由脂肪和蛋白质来供能，当糖类和脂肪摄入量都不足时，蛋白质的分解才会增加。

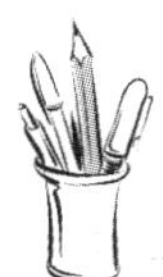

本章小结

1. 构成人体蛋白质的氨基酸都是α-氨基酸，有20余种。结构上氨基酸既含有酸性的羧基又含有碱性的氨基。

2. 根据酸分子中烃基结构不同，氨基酸可分为脂肪族氨基酸、芳香族氨基酸和杂环氨基酸；根据氨基酸分子中氨基和羧基的相对位置，氨基酸可分为α-氨基酸、β-氨基酸和γ-氨基酸等；根据氨基酸分子中氨基和羧基的相对数目不同，氨基酸可分为酸性氨基酸、碱性氨基酸、中性氨基酸；根据氨基酸的营养作用，可分为必需氨基酸和非必需氨基酸。

3. 氨基酸具有两性电离和等电点、成肽反应和茚三酮反应等性质。

4. 蛋白质是由α-氨基酸脱水缩合而成的。蛋白质具有四级结构。其中，蛋白质的一级结构是蛋白质空间结构和理化性质的基础，肽键是一级结构中最主要的化学键。蛋白质的二级结构主要有α-螺旋和β-折叠，维持蛋白质二级结构的主要作用力是氢键。

5. 蛋白质也具有两性电离和等电点、沉淀、变性、颜色反应和水解反应等性质。

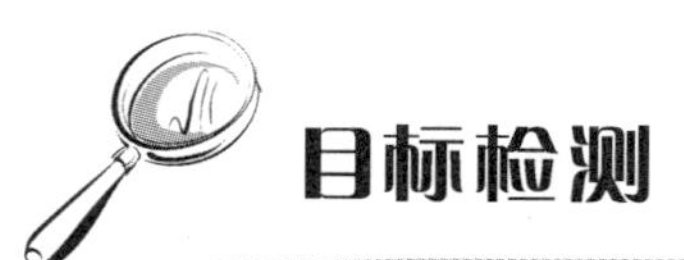

目标检测

一、填空题

1. 羧酸分子中________上的氢原子被________取代后生成的化合物，称为氨基酸。氨基酸分子中既有________，又有________，因此氨基酸具有两性。

2. 根据氨基酸分子中氨基与羧基的相对数目，可将氨基酸分为__________、__________、__________三类。

3. 在等电点时，氨基酸或蛋白质在溶液中以________存在，溶解度________。

4. 蛋白质分子中维持蛋白质一级结构稳定的化学键为________，维持二级结构稳定的化学键为________。

5. 蛋白质溶液稳定的主要因素是________和________。

二、选择题

1. 蛋白质分子中的主键是(　　)。
A. 肽键　　B. 氢键　　C. 二硫键　　D. 酯键

2. 谷氨酸(pI=3.22)在pH为5.30的溶液中，存在的主要形式是(　　)。
A. 两性离子　　B. 阳离子　　C. 阴离子　　D. 中性分子

3. 人体必需氨基酸有(　　)。
A. 6种　　B. 7种　　C. 8种　　D. 9种

4. 鸡蛋煮熟了，蛋白质发生了(　　)。
A. 盐析　　B. 水解　　C. 显色　　D. 变性

5. 重金属盐能使人畜中毒，这是由于它在体内(　　)。
A. 发生了盐析作用　　B. 使蛋白质变性
C. 与蛋白质生成配合物　　D. 发生了氧化反应

6. 重金属盐中毒的急救措施是给病人服用大量的(　　)。
A. 牛奶　　B. 生理盐水　　C. 消毒酒精　　D. 醋

7. 构成蛋白质的基本单位是(　　)。
A. α-氨基酸　　B. 葡萄糖　　C. β-氨基酸　　D. 蔗糖

8. 下列可以发生黄蛋白反应的是(　　)。
A. 甘氨酸　　B. 丙氨酸　　C. 苯丙氨酸　　D. 赖氨酸

9. 下列关于氨基酸的叙述，正确的是(　　)。
A. 与酸反应，不与碱反应　　B. 与碱反应，不与酸反应
C. 与酸、碱都不反应　　D. 与酸、碱都反应

10. 蛋白质分子中的主要化学键为(　　)。

A. 酯键　　B. 肽键　　C. 氢键　　D. 二硫键

（盛文文）

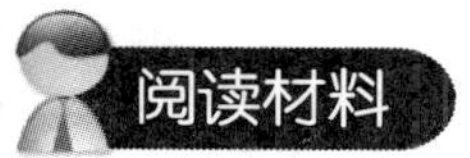

营养与膳食

健康是人类永恒的主题。世界卫生组织给健康的定义是："一个人只有在躯体健康、心理健康、社会适应良好和道德健康四个方面健全，才是健康的人。"与躯体健康关系密切的是营养与膳食。

一、人体营养素

营养素是指食物中含有的可给人体提供能量、构成机体成分和组织修复、维持生理调节功能的化学成分，包括蛋白质、脂肪、碳水化合物、维生素、无机盐、水和膳食纤维等。

（一）蛋白质

蛋白质是组成人体的主要成分。人体的各组织、器官都是由细胞组成的，而细胞的主要成分就是蛋白质，因此蛋白质是生命的基础。蛋白质既可以形成新组织又能修补身体组织。小儿正处于不断生长发育阶段，新组织不断增长，需要蛋白质作为原料合成更多的新细胞、新组织，满足体内各器官的生长。人体各部分的组织，不断地在进行新陈代谢，需要蛋白质来修补；蛋白质还可以增强抵抗力。身体内一些具有特殊功能的物质，如各种酶、激素及抵抗疾病的免疫物质，主要是由蛋白质组成的。缺少蛋白质时，机体的功能衰退，抵抗力降低；同时蛋白质也是体内能量的重要来源。每克蛋白质能产生 16 kJ 热量。常见食物中蛋白质的含量见表 13-4。

表 13-4　常见食物中蛋白质的含量

食物	蛋白质含量/(%)	食物	蛋白质含量/(%)	食物	蛋白质含量/(%)
大米	7～8	土豆	2～3	瘦肉	16.7
玉米	7～8	黄瓜	0.6	鸡蛋	14.7
面粉	9.9	白菜	1.1	牛奶	3.3
大豆	36.3	西瓜	0.7	带鱼	18

（二）脂肪

脂肪是人体重要的组成部分，它分为类脂和中性脂肪。类脂包括磷脂和胆固醇，中性脂肪又称甘油三酯，广泛存在于皮下、腹腔、脏器周围及肌肉间隙中。脂肪约占人体体重的 13%，女性高于男性。它主要有以下几个方面的生理功能。

(1) 脂肪供给维持生命所必需的热能，保持体温和储存热能。脂肪的产热量占人体需要总能量的16%～20%。

(2) 脂肪是构成身体细胞的重要成分之一。脂肪中的磷脂、固醇是形成新组织和修补旧组织、调节代谢、合成激素所不可缺少的物质。

(3) 脂肪是脂溶性维生素 A、D、E、K 等的溶剂。

(4) 脂肪给人体提供必需脂肪酸。必需脂肪酸是指机体生理需要而机体不能合成，必须由食物供给的脂肪酸，如亚油酸、亚麻酸和花生四烯酸。必需脂肪酸有着重要的生物学作用。它们是构成细胞膜的重要成分；参与胆固醇的代谢，可以降血脂、防止脂质在肝脏和动脉壁沉积，软化血管、扩张冠状动脉、防止血凝、防止血栓形成、降低血液黏稠度；参与精细胞的生成、前列腺素的合成。

(5) 多数芳香物质都是脂溶性的，脂肪有利于提高食品的香气和味道，以增进食欲。

(6) 脂肪可延长食物在消化道内的停留时间，有利于各种营养素的消化吸收。

脂肪的主要食物来源为植物油(花生油、菜籽油、豆油、葵花籽油、红花油，亚麻油、苏紫油、鱼油)和动物的肉、内脏，以及各类坚果(核桃仁、杏仁、花生仁、葵花籽仁等)和各种豆类(黄豆、红小豆、黑豆等)，还有部分粮食(玉米、高粱、大米、红小豆、小米等)。

(三) 碳水化合物

碳水化合物是组成生命细胞的重要成分及其主要供能物质，并承担调节细胞活动的重要功能。人体中碳水化合物的存在形式主要有三种：葡萄糖、糖原和含糖的复合物，碳水化合物的生理功能主要与摄入食物的碳水化合物的种类及其在机体内存在的形式有关。

(1) 碳水化合物的来源广泛，在体内消化、吸收及利用较其他热源物质迅速、完全并且安全，即使在缺氧的情况下，仍能通过酵解作用提供身体最必需的能量。它不但是肌肉活动最有效的燃料，而且是心脏、脑、红细胞及白细胞等重要组织细胞唯一依赖的能量来源，对维持其正常功能、增加耐力、提高工作效率有极其重要的意义。

(2) 碳水化合物也是构成机体组织的重要物质，并参与细胞的组成和多种活动，如核糖和脱氧核糖是细胞中核酸的成分。

(3) 脂肪在体内代谢也需要碳水化合物的参与，脂肪在体内代谢所产生的乙酰基必须与草酰乙酸结合进入三羧酸循环中才能被彻底氧化，而草酰乙酸是由糖代谢产生的。因此如果膳食中碳水化合物的摄入量过少，草酰乙酸供应相应减少，导致脂肪氧化不全而产生过多的酮体，酮体积聚在体内易引起酮血症。由于碳水化合物的充分供给使酮体生成减少，从而防止了机体酮体的积累，因此，碳水化合物被誉为具有抗生酮作用。

(4) 碳水化合物是机体最直接、最经济的能量来源，若食物能提供足量的可利用碳水化合物，人体首先利用它作为能量来源，从而减少了蛋白质作为能量的消耗，使更多的蛋白质参与组织构成等更重要的生理功能，因此碳水化合物起到了节约蛋白质的作用。

(5) 碳水化合物具有保肝、解毒作用。葡萄糖醛酸是体内一种重要的结合解毒剂，在肝中能与许多有害物质如细菌毒素、酒精、砷等结合，以消除这些物质的毒性或生物活性，起到解毒作用。机体肝糖原丰富时对有害物质的解毒作用增强，肝糖原不足时，机体对有害物质的解毒作用显著下降。

(6) 非淀粉多糖类如纤维素和果胶，抗性淀粉、功能性低聚糖等抗消化的碳水化合物，虽不能在小肠消化吸收，但可刺激肠道蠕动，有助于正常消化和增加排便量。近年来已证实某些不消化的碳水化合物在结肠发酵、有选择性地刺激肠道菌群的生长，特别是刺激某些有益菌群(如乳酸菌、双歧杆菌)的生长。益生菌提高了消化系统功能，尤其是肠道的消化吸收功能，能促进肠道特定菌群的生长繁殖。因此，抗消化碳水化合物被称为“益生元”。

(四) 维生素

维生素是人体为维持正常的生理功能而必须从食物中获得的一类微量有机物质，在人体生长、代谢、发育过程中发挥着重要的作用。它分为脂溶性维生素和水溶性维生素两类。前者包括维生素 A、维生素 D、维生素 E、维生素 K 等，后者有 B 族维生素和维生素 C。

(1) 维生素 A 也叫胡萝卜素，主要作用是促进人体生长，增强对传染病的抵抗力。它可以维持上皮细胞的健康，预防夜盲症、干性眼炎、结膜硬化、皮肤干燥、蛀虫、生长迟缓和发育不良等。含维生素 A 的食物有鱼肝油、动物肝、牛奶、菠菜、番茄、胡萝卜等。

(2) B 族维生素是人体组织必不可少的营养素，与人体关系密切的有维生素 B_1、维生素 B_2、维生素 B_6 和维生素 B_{12}。维生素 B_1 可以促进食欲、帮助消化、维持神经健康、促进生长和增强抗病能力。它能防止消化不良、便秘、脚气病、神经炎和各种神经痛。含维生素 B_1 的食物有米糠、花生米、胡桃、蚕豆、酵母片；维生素 B_2 也能维持神经、消化器官和视觉器官的健康，并为生长发育所必需。人体缺少了它会产生口角溃烂、唇炎、舌炎和眼内干燥、角膜炎等症状。含维生素 B_2 丰富的食物有干酵母、动物肝、蛋黄、卷心菜、菠菜和萝卜；维生素 B_6 能促进氨基酸和脂肪的代谢。人体缺少它会产生贫血、肌肉无力和粉刺等。含维生

素 B_6 丰富的食物有酵母、肝、蛋、牛奶、豆类、花生等；维生素 B_{12} 又称抗恶性贫血维生素，它缺乏会引起慢性腹泻、癞皮病等。含维生素 B_{12} 丰富的食物有动物肝脏、奶、肉、蛋、鱼等，植物中一般不含。

(3) 维生素 C，也叫抗坏血酸。其主要作用是维持人体细胞间联络组织的正常机能，促进人体生长。人体缺乏它时，会引起齿骨不固、血管脆弱、发育不良，严重时会出现皮下出血，口腔和消化器官黏膜出血和坏血病。含维生素 C 丰富的食物有柠檬、橘子、菠菜、番茄、茶叶等。

(4) 维生素 D 的主要作用是增进人体的钙化，促使齿、骨正常发育。人体缺乏维生素时，儿童会出现佝偻病，成人会患软骨病，齿质生长不良。含维生素 D 的食物有鱼肝油、蛋黄、动物肝、牛奶等。

(5) 维生素 E 也叫生育酚。它能辅助脑下垂腺分泌促进卵巢黄体激素，是安胎助产、促进生殖能力的重要物质。缺乏维生素 E 会出现不孕、早产和肌肉萎缩、疼痛等症状。含这类维生素的食物有各种植物油、花生、莴苣、蛋黄、牛奶等。

(6) 维生素 K 也叫凝血维生素。它是人体肝脏制造凝血物质所必需的。人体缺少它，凝血时间会延长并容易产生皮下出血。含这种维生素的食物有卷心菜、菠菜、番茄和其他绿叶蔬菜。

(7) 维生素 P 也叫柠檬皮精，主要功能是能与蛋白质化合成酵素，促进细胞复原，增强微血管的抵抗力。缺乏这种维生素会产生皮下出血、鼻出血及其他微血管出血的症状。含维生素 P 的食物有柠檬、橘子、蔬菜和水果。

(五) 无机盐(矿物质)

在人体的各种元素中，除碳、氢、氧、氮主要以有机化合物形式存在外，其余各种元素无论其含量多少，可统称为无机盐。根据无机盐在体内含量的多少，大致可分为宏量元素和微量元素两大类。钙、镁、钾、钠、硫、氯、磷等 7 种含量较多的称为宏量元素。其他元素在体内含量极少，称为微量元素，其中碘、铁、铜、锌、锰、钴、钼、锡、铬、镍、硒、硅、氟、矾等 14 种元素是机体生命活动中必不可少的，称为必需微量元素。无机盐是构成机体组织的重要材料，是细胞内外液的重要成分。它能维持细胞液的酸碱平衡，维持神经肌肉的兴奋性，是机体内具有特殊生理功能物质的重要成分。无机盐在人体内不能生产与合成，需由食物来提供。而与青年学生饮食密切相关的常量元素有钙、磷、钾、钠，微量元素有铁、锌、碘、硒。

钙：构成骨骼和牙齿的主要成分，调节心脏、肌肉的正常活动，参与体内酸碱平衡。缺钙会导致小腿抽筋、多汗、佝偻病、软骨病。奶和奶制品是最好的含钙食品，鲜奶中的钙在人体内的吸收率很高，每天都应该喝奶或奶制品约 300 mL。另外，蔬菜、虾皮、海带、豆类及其制品、芝麻酱等食物钙含量丰富。

磷：在能量和物质代谢中起着重要作用。它与钙一起构成骨骼和牙齿。磷是人体中的高能物质——三磷酸腺苷的组成成分。磷还有一个作用是参与葡萄糖、脂肪、蛋白质代谢，维持酸碱平衡。磷的食物来源是蔬菜、肉、蛋。但是，过多的摄入磷对身体是有害的。汽水、可口可乐等饮料含磷高，会引起人体内的钙丢失。

铁：人体中的铁大部分存在于血红蛋白和肌红蛋白中，是血液的主要成分，参与氧的运输和组织呼吸，促进生物氧化还原反应，是保持体力和脑力活动的重要物质。缺铁会导致头晕、疲乏、抵抗力下降、贫血等。在动物肝脏、瘦肉、蛋黄、木耳、菠菜等食物中铁含量丰富。每周应吃 1～2 次富含铁的食物，补铁同时吃些富含维生素 C 的食物和高钙膳食可帮助铁吸收，用铁锅炒菜铁容易被吸收。

锌：人体 18 种酶的组成部分，还与许多酶的活性有关。锌对促进组织细胞的修复、生长发育、智力发育、营养物质的代谢有重要作用。青少年若缺锌，会导致机体抵抗力下降，创口愈合差，生长发育出现障碍。牡蛎是含锌最高的食物，瘦肉、肝脏、蛋黄是孩子们从食物中获取锌的主要食物来源，鱼类和海产品也含有丰富的锌。

碘：在人体内的需要量微乎其微，但它参与甲状腺素的合成，是人体所必需的微量元素，与儿童的生长发育有密切的关系，同时可促进智力发育。缺碘会导致甲状腺肿(大脖子病)、智力障碍、发育迟缓。海产品如龙虾、牡蛎、海带和紫菜是含碘最丰富的食物。加碘食盐是碘的良好食物来源。每周至少要吃 1 次富含碘的食物。

钾：细胞内首要的电解质。它在调节酸碱平衡、血压，传递神经冲动，肌肉组织建设和心跳方面扮演重要的角色。它也是碳水化合物和蛋白质代谢所必需的。儿童每天需要约 1600 mg。鲑鱼、鳕鱼、比目鱼和沙丁鱼等鱼类是钾很好的来源。蔬菜,如西兰花、豌豆、利马豆、番茄、马铃薯、菠菜、生菜和香菜也含有钾。香蕉、苹果和杏(杏干含钾最多)等水果也是钾很好的食物来源。通常没必要补钾,但呕吐和腹泻会导致缺钾,运动员因为激烈运动会消耗大量的钾,所以需要额外补充。

(六) 水

水是生命之源泉,没有水就没有生命。

(1) 水参与人体内新陈代谢的全过程,水的溶解力很强,并有较大的电离能力,可使人体内的水溶物质以溶解状态存在,电解质以离子状态存在;又由于水具有较大的流动性,在人体消化、吸收、循环及排泄过程中可加速协助营养物质的运送和废物的排泄,使人体内新陈代谢和生理生学反应得以顺利进行。

(2) 水是细胞和体液的重要组成部分之一。人体的每个细胞及其基本单元均含有水分,人体的各种腺体分泌物均为液体。如果缺水,则消化液分泌减少,食物消化受影响,食欲下降,血流减缓。体内废物积累,代谢活动降低,导致体内衰竭致病,并加重病情。

(3) 水保持着人体一定的血容量。人体的血液含水量约为 80%,如果大量失水,则使血容量减少而产生低血压,从而影响着人体的各种器官,特别是心、脑、肾的机能活动,故血容量与水的含量有着密切的关系。

(4) 水对调节人体体温起着重要作用。水的比热数值高,每克水升高或降低 10 ℃,就需要 1000 cal(1 cal=4.2 J)热值。由于人体含有大量的水,代谢过程中所产生的热能被水吸收,使体温不至于显著升高;其次水的蒸发数值大,每毫升水的蒸发热约为 579.5 kcal,人体只要蒸发少量的水即可散发大量的热,以维持人体一定的体温。外界环境温度高,体热可随水分经皮肤蒸发散热,以维持人体体温的恒定。

人体所必需的这些营养素,还有一些有益健康的膳食成分都必须从膳食中获得。人类的食物是多种多样的,每种食物都至少可提供一种必需营养素,但任何一种天然食物都不能提供人体所需的全部营养素。由适宜数量的多种食物合理搭配,能够提供人体所需各种营养成分的膳食称为平衡膳食。平衡膳食是人们获得合理营养、维持健康的基本保障。

(七) 膳食纤维

膳食纤维又称纤维素或食物纤维,属于糖类化合物,是不能被人体吸收的多糖。以是否溶解于水可分为两个基本类型:水溶性纤维与非水溶性纤维。纤维素、半纤维素和木质素是 3 种常见的非水溶性纤维,存在于植物细胞壁中;而果胶和树胶等属于水溶性纤维,存在于自然界的非纤维性物质中。

膳食纤维对促进良好的消化和排泄固体废物有着举足轻重的作用。适量地补充纤维素,可使肠道中的食物增大变软,促进肠道蠕动,从而加快排便速度,防止便秘和降低肠癌的风险。另外,纤维素还可调节血糖,有助于预防糖尿病。同时,还可以减少消化过程对脂肪的吸收,从而降低血液中胆固醇、甘油三酯的水平,防治高血压、心脑血管疾病。

常见食物中的大麦、豆类、胡萝卜、柑橘、燕麦和燕麦糠等都含有丰富的水溶性纤维。非水溶性纤维包括纤维素、木质素和一些半纤维,来自于食物中的小麦糠、玉米糠、芹菜、果皮和根茎蔬菜等。

二、平衡膳食

(一) 品种多样化

膳食品种应多样化,既有动物性食物,也有植物性食物,即膳食是由谷、豆、肉、奶、蛋、水果类、蔬菜、油脂类以及糖等各种调味品组合而成的混合食物。任何单一的食物都不能满足人体对各种营养素的需要,因为每种食物都有它的营养特点(有提供能量的、有功能性的、有保健性的),只有将多种食物合理搭配起来,使其比例适当,并同时进食,才能取长补短,达到营养合理的目的。

(二) 比例适当

机体对各种营养素的需求量应有一定的比例。由于摄入人体内的各种营养素之间存在着相互配合与相互制约的关系，如果摄食某种营养素超量，非但对人体无益，甚至还有害。如果不能保持营养素之间的协调平衡，甚至不能保持各种营养物质内部之间的分量匹配，机体的正常机能就会受到不利影响。

例如：动物性食物（肉类等）在体内代谢利用后的最终产物呈酸性，称为酸性食物；蔬菜、水果、豆类等在体内代谢利用后的最终产物呈碱性，称为碱性食物。一个健康的人其体液呈弱碱性，这个稳定的内环境非常重要，机体在此适宜的环境中才能发挥最高的工作效能，即工作耐力增强，机体免疫力增强。儿童体内调节酸碱平衡的功能相对较成人低，因此，更应该重视儿童的膳食营养合理及平衡。爱吃肉、不爱吃蔬菜的孩子容易生病，在一定程度上与此有关。

（三）饮食定量

多数的食物都有潜在的毒性，这是物质的一般属性。但只有在过量摄食时，才会危害人体健康。因此膳食营养素的摄入量应定在合理范围内，摄入量过低会产生营养缺乏症，过高将出现毒副作用，都对健康不利。

合理膳食可以总结为两句话，十个字，即“一、二、三、四、五；红、黄、绿、白、黑”，这十个字就基本上能满足我国人群健康需要。“一”是每日一袋牛奶；“二”是指每日 250 g 左右碳水化合物；“三”是指每日 3～4 份高蛋白食品；“四”是指四句话，就是有粗有细，不甜不咸，三四五顿，七八分饱；“五”是指每日 500 g 蔬菜及水果；“红”是指红葡萄酒；“黄”是指黄色蔬菜；“绿”是指绿茶及绿叶蔬菜；“白”是指燕麦粉和燕麦片；“黑”是指黑木耳。

三、食品添加剂

食品添加剂是指用于改善食品品质、延长食品保存期、便于食品加工和增加食品营养成分的一类化学合成或天然物质。食品添加剂具有以下三个特征：一是为加入到食品中的物质，因此，它一般不单独作为食品来食用；二是既包括人工合成的物质，也包括天然物质；三是加入到食品中的目的是为改善食品品质和色、香、味，以及为防腐、保鲜和加工工艺的需要。目前我国食品添加剂有 23 个类别，2000 多个品种，包括酸度调节剂、抗结剂、消泡剂、抗氧化剂、漂白剂、膨松剂、着色剂、护色剂、酶制剂、增味剂、营养强化剂、防腐剂、甜味剂、增稠剂、香料等。

（一）常用的食品添加剂

防腐剂：常用的有苯甲酸钠、山梨酸钾、二氧化硫、乳酸等。用于果酱、蜜饯等的食品加工。

抗氧化剂：与防腐剂类似，可以延长食品的保质期。常用的有维生素 C、异维生素 C 等。

着色剂：常用的合成色素有胭脂红、苋菜红、柠檬黄、靛蓝等。它可改变食品的外观，使其看上去更有食欲。

增稠剂和稳定剂：可以改善或稳定冷饮食品的物理性状，使食品外观润滑细腻。它们使冰淇淋等冷冻食品长期保持柔软、疏松的组织结构。

膨松剂：部分糖果和巧克力中添加膨松剂，可促使糖体产生二氧化碳，从而起到膨松的作用。常用的膨松剂有碳酸氢钠、碳酸氢铵、复合膨松剂等。

甜味剂：常用的人工合成的甜味剂有糖精钠、甜蜜素等。目的是增加甜味感。

酸味剂：部分饮料、糖果等常采用酸味剂来调节和改善香味效果。常用的有柠檬酸、酒石酸、苹果酸、乳酸等。

增白剂：过氧化苯甲酰是面粉增白剂的主要成分。中国食品添加剂委员会规定，过氧化苯甲酰在面粉中允许添加的最大剂量为 $0.06\ g\cdot kg^{-1}$。增白剂超标，会破坏面粉的营养，水解后产生的苯甲酸会对肝脏造成损害，过氧化苯甲酰在欧盟等发达国家已被禁止作为食品添加剂使用。我国在 2011 年 5 月也禁止将过氧化苯甲酰作为增白剂。

香料：香料有合成的，也有天然的，香型很多。消费者常吃的各种口味巧克力，生产过程中广泛使用的各种香料，使其具有各种独特的风味。

（二）食品添加剂的作用

食品添加剂大大促进了食品工业的发展，并被誉为现代食品工业的灵魂，这主要是因为它给食品工业带来许多好处，其主要作用大致如下。

1. 防止变质 如：防腐剂可以防止由微生物引起的食品腐败变质，延长食品的保存期，同时还具有防止由微生物污染引起的食物中毒作用；抗氧化剂则可阻止或推迟食品的氧化变质，以提供食品的稳定性和耐藏性，同时也可防止可能有害的油脂自动氧化物质的形成等。这些对食品的保藏都是具有一定意义的。

2. 改善食品感官性状 食品的色、香、味、形态和质地等是衡量食品质量的重要指标。适当使用着色剂、护色剂、漂白剂、食用香料以及乳化剂、增稠剂等食品添加剂，可以明显提高食品的感官质量，满足人们的不同需要。

3. 保持、提高营养价值 在食品加工时适当地添加某些属于天然营养范围的食品营养强化剂，可以大大提高食品的营养价值，这对防止营养不良和营养缺乏、促进营养平衡、提高人们健康水平具有重要意义。

4. 增加品种和方便性 市场上已拥有多达20000种以上的食品可供消费者选择，尽管这些食品的生产大多通过一定包装及不同加工方法处理，但在生产过程中，一些色、香、味俱全的产品，大都不同程度地添加了着色、增香、调味乃至其他食品添加剂。正是这些众多的食品，尤其是方便食品的供应，给人们的生活和工作带来极大的方便。

5. 方便食品加工 在食品加工中使用消泡剂、助滤剂、稳定和凝固剂等，有利于食品的加工操作。例如，当使用葡萄糖酸-δ-内酯作为豆腐凝固剂时，有利于豆腐生产的机械化和自动化。

6. 其他特殊需要 食品应尽可能满足人们的不同需求。例如，糖尿病病人不能吃糖，则可用无营养甜味剂或低热能甜味剂。

（三）食品添加剂的危害

合理使用食品添加剂，对丰富食品生产和促进人体健康都有好处。但也必须看到，食品添加剂毕竟不是食品的天然成分，如使用不当，或添加剂本身混入一些有害成分，就可能对人体健康带来一定危害。一是致癌问题。某些人工甜味剂、色素等经动物试验证实有致癌作用。如奶油黄可诱发大鼠肝癌，甜味剂甘精和苯脲也能引起动物肿瘤。近年来还发现发色剂亚硝酸钠与肉、鱼等食品中的胺类发生反应，形成有强致癌作用的亚硝基化合物。二是急、慢性中毒问题。由于制造添加剂时所用原料不纯，而引起人们的急慢性中毒。如日本的森永奶粉事件就是使用了含砷过高的添加剂，使奶粉中含砷过高，引起了1万多名婴儿中毒。

（四）正确对待食品添加剂

食品添加剂只要正确使用本来是没什么危害的，但有些厂家违规使用或者根本就用工业的添加剂，造成了现如今对添加剂的错误理解。人们往往谈添加剂"色变"。只有正确对待食品添加剂，才能消除人们的顾虑。让人们知道合理使用食品添加剂可以防止食品腐败变质，保持或增强食品的营养，改善或丰富食物的色、香、味等。而不使用防腐剂会具有更大的危险性，这是因为变质的食物往往会引起食物中毒等疾病。另外，防腐剂除了能防止食品变质外，还可以杀灭曲霉菌等产毒微生物，这无疑是有益于人体健康的。我们只要不使用有毒的，而使用对健康无任何毒性作用或不良影响的食品添加剂，并且严格按照食品添加剂使用标准用量，那么食品添加剂就会为我们的食物增光添彩。

（刘晓瀛）

实验部分

化学实验须知

化学是一门以实验为基础的自然科学。通过实验，我们可以亲眼看见大量生动、有趣的化学现象，可以亲自动手进行实验技能的操作。一方面，可以巩固和加深对所学化学理论知识的理解和记忆，掌握化学实验操作的基本技能和方法；另一方面，可以培养和提高观察、动脑、动手能力，提高发现问题、分析问题、解决问题的能力，培养实事求是的科学态度和严谨治学、一丝不苟的工作作风。为使实验课能安全、有序进行，我们要熟知以下规则。

一、实验规则及注意事项

（1）实验前，应认真预习实验教材有关内容，明确实验目的、实验原理，弄清实验步骤、操作方法和注意事项，做到心中有数。

（2）按时进入实验室并保持肃静。实验开始前，应先检查仪器、药品是否齐全，如有缺少应报告实验老师。弄清仪器的使用方法和药品的性能，否则不得开始实验。

（3）实验过程中，要严格按照教材所规定的步骤、试剂的规格和用量进行操作。学生若有新的见解或建议，需要改变实验步骤和试剂规格及用量，须征得老师同意后，才可改变。

（4）做实验时精神要集中，操作要认真，观察要细致，并积极地进行思考。对于实验的内容、观察到的现象和得出的结论等，都要如实地随时做好记录。

（5）在实验室，必须注意安全，严格遵守操作规程和实验室安全规则。谨慎、妥善处理腐蚀性药品和易燃有毒的药品。实验进行时不得擅自离开操作岗位。

（6）爱护公物和仪器设备，注意节约试剂和水电。实验室内的一切物品未经老师批准，不准带出室外。仪器若有破损，必须向老师报告，办理登记换领手续。

（7）实验过程中，要保持实验台和地面的整洁。实验完毕，把仪器洗刷干净，放回原处，整理好药品和实验台。废物、废液等应放入废物桶内，严禁倒入水槽或随地乱扔。检查水、电、门、窗是否关好，方可离开。

（8）做完实验后，根据实验记录，按要求认真写出实验报告。

二、试剂的使用须知

（1）取试剂时要看清楚试剂瓶标签上的名称和浓度，切勿拿错。

（2）试剂瓶上的滴管不可乱插，造成“张冠李戴”，吸管不可伸到试剂瓶里去，以免污损试剂或改变试剂的浓度。

（3）按需用量使用试剂，已取出的试剂不准再倒回原试剂瓶中，应倒入老师指定的容器中。

（4）取用固体试剂应使用干净的药匙，不得与手接触。用过的药匙须洗净后才可再次使用。试剂用后应立即盖好瓶盖，以免盖错。

（5）取用液体试剂应使用滴管或吸管。滴管应保持垂直，不可倒立，防止试剂接触橡皮帽而污染试剂，用完后立即插回原瓶。滴管不得接触到所使用的容器壁。

（6）共用试剂，未经允许，不得挪动位置。

三、实验室安全规则

(1) 熟悉实验室环境,了解与安全有关的一切设施(如电闸、水管阀门、消防用品等)的位置和使用方法。

(2) 易燃、易爆的试剂要远离火源和高温物体,妥善保管,以免引起灾害。

(3) 稀释浓硫酸时,应将浓硫酸慢慢注入水中,并不断搅拌,切记不要把水注入浓硫酸中。

(4) 装有液体的试管加热时,试管口不得对着他人或自己,以免被溅出的液体烫伤。

(5) 需要闻气体的气味时,鼻子不能直接对着容器口,而应该用手扇闻。

(6) 未经老师允许,不能随意混合各种化学试剂,不得尝化学试剂的味道。

(7) 凡做有毒或有恶臭物质的实验,需在通风橱内进行。

(8) 每次实验完毕都要洗净双手。离开实验室前必须将水、电及门窗关好。

四、实验室意外事故处理

(1) 若轻微划伤可在伤口处涂抹红药水。如果伤口被污染,可先用3%的双氧水洗涤伤口,严重者立即送往医院救治。

(2) 若酸(或碱)液沾到皮肤上,立即用水冲洗,再用 $20\ g \cdot L^{-1}$ 碳酸氢钠溶液(或 $20\ g \cdot L^{-1}$ 醋酸)冲洗。最后外敷氧化锌软膏(或硼酸软膏)。

(3) 因乙醇、乙醚、汽油等有机溶剂引起着火时,不得用水灭火,应立即用沙土或湿布覆盖。

(4) 若电器设备着火,要立即切断电源,用二氧化碳或四氯化碳灭火器灭火,不可用水和泡沫灭火器灭火。必要时报警。

(5) 金属钠、钾起火,用沙子盖灭,不能用水、二氧化碳灭火器,也不能用四氯化碳灭火器。

(6) 若不慎将温度计的水银球碰破,为防止汞蒸气中毒,应用硫黄粉覆盖。

实验一　化学实验基本操作技术

一、常用玻璃仪器的洗涤和干燥

(一) 玻璃仪器的洗涤

为了保证实验结果的准确,实验所用的玻璃仪器都应该洁净,所以要学会玻璃仪器的洗涤方法。根据实验要求、污物性质和污染程度选用适当的洗涤方法。

1. 用水刷洗　一般的玻璃仪器可先用自来水冲洗,再用试管刷洗。可以刷洗时,将试管刷在器皿里转动或上下移动,然后用自来水冲洗几次,最后用少量蒸馏水淋洗1～2次。此方法可洗去器皿上的可溶物,但往往洗不去油污和有机物质。

2. 用去污粉或洗涤剂洗　先把器皿用水润湿,用试管刷蘸少量去污粉或洗涤剂刷洗,再依次用自来水、蒸馏水冲洗,此方法适用于洗涤油污。

3. 用铬酸洗液洗　当定量实验对仪器洁净程度要求很高,而且仪器污染严重时,可用铬酸洗液洗涤。铬酸洗液有很强的氧化性和去污能力,也有强烈的腐蚀性。洗涤仪器时,先向仪器中加入少量洗液,然后将仪器倾斜并缓慢转动,使仪器内壁全部被洗液浸润,稍后将洗液倒回原瓶,再用自来水将残留在仪器壁上的洗液先洗去,最后用蒸馏水冲洗2～3次。把洗涤过的仪器倒置,如果观察到内壁附有一层均匀的水膜,证明已洗干净。

(二) 干燥

1. 晾干　不急用的仪器可放置于干燥处,任其自然晾干。

2. 烘干　把仪器内的水倒干后放入电烘箱内烘干。

3. 烤干 急用的烧杯、蒸发皿等可置于石棉网上用小火烤干，试管可直接烤干，但要从底部加热，试管口向下，以免水珠倒流炸裂试管。不断来回移动试管，不见水珠后，将试管口向上，赶尽水汽。

4. 吹干 带有刻度的计量仪器，不能用加热的方法进行干燥，而应用电吹风吹干，如不急用可晾干。

二、加热仪器和加热方法

（一）加热仪器

化学实验常常需要加热，用于加热的仪器主要有下列几种：

1. 酒精灯 酒精灯加热温度一般在 400～500 ℃，适用于温度不需要太高的实验。要用火柴点燃酒精灯，绝不能用燃着的酒精灯来点火，否则，一旦洒出酒精会引起火灾，加热完毕用盖子熄灭，不能用嘴吹灭。添加酒精时，要先熄火，再借助于漏斗添加。

2. 酒精喷灯 酒精喷灯的火焰温度可达 800～900 ℃。有一个储存酒精的灯芯、灯座和一个燃烧酒精用的预热盆。使用前，先往预热盆上注入一些酒精，点燃酒精使灯管受热，酒精接近烧完时，开启开关使酒精进入灯管受热汽化，并与进入孔内的空气混合，点燃即可得到高温火焰，实验完毕，关闭开关，即可熄灭。

3. 电烘箱 常见电烘箱的温度可控制在 50～300 ℃，此范围内任意选定的温度可由箱内自动控温系统控制，使温度恒定。电烘箱可用于烘干各种玻璃器皿，也可用于干燥药品和干燥剂等。电烘箱内不能放易燃、易爆、易挥发和具有腐蚀性的物品，当被烘干物水分很多时，开始干燥时可将箱门稍开，先挥发去一些水分再将门关上。

4. 电炉 电炉为实验室常用的加热仪器，有 500 W、800 W、1000 W、2000 W 等不同规格，可根据需要进行选择。电炉可用于烧杯、蒸发皿等器皿的加热。使用时可垫上石棉网，以利于受热均匀。应防止物质溅到电炉上，造成腐蚀或短路。

5. 水浴锅 水浴锅用于试管和烧杯的加热，其加热温度不超过 100 ℃。

（二）加热方法

1. 液体加热 液体加热分为直接加热和间接加热。直接加热的液体在高温下稳定又无燃烧危险，盛有液体的试管在火焰上直接加热时，应用试管夹夹住试管的中上部，管口应向斜上方，不能对着他人和自己，要先加热液体的中上部，慢慢移动试管，再加热至下部，之后不停地上下移动和摇动，使液体均匀受热；间接加热时，可根据温度不同，选用水浴（温度不超过 100 ℃）、沙浴或油浴（温度高于 100 ℃）。

2. 固体加热 当固体量少时，可直接用试管加热，固体的量不能超过试管的三分之一，加热时，可将管口稍向下倾斜，以免凝结在管口的水珠流向灼热的试管底，使试管炸裂。当固体的量较多时，可用蒸发皿加热，注意搅拌均匀。当需要高温加热固体时，可使用坩埚，用坩埚加热时，温度应逐渐升高。

三、液体和固体试剂的取用

通常固体试剂装在广口瓶内，液体试剂盛在细口瓶和滴瓶中。见光易分解的试剂（如硝酸银、碘化钾等）应装在棕色试剂瓶中。盛碱液的瓶子不要用玻璃塞，要用橡皮塞或软木塞。试剂瓶应贴有标签，以标明试剂的名称和规格等。

（一）液体试剂的取用

从平顶塞试剂瓶取用试剂时，先取下瓶塞并将它仰放在实验台上，以免沾污。拿试剂瓶时注意让瓶上的标签贴着手心，倒出的试剂应沿容器壁流入容器，然后缓慢竖起试剂瓶，将瓶塞盖好，并将试剂瓶放回原处。

从滴瓶中取用试剂时，要用滴瓶中的滴管，不允许用别的滴管。取用时提起滴管，使管口离开液面，用手指捏紧管上部乳胶帽排出空气，再把滴管深入试剂管中吸取试剂。往管中滴加试剂时，切勿使滴管深入试管中，以免沾污滴管。滴加完毕，应立即将滴管插回原滴瓶中。

（二）固体试剂的取用

取用固体试剂一般用药匙，药匙必须干净并专用。往湿的或口径小的试管中加入固体试剂时，可将试剂放在事先用干净白纸折成的角形纸条上（纸条以能放入试管且长于试管为宜），然后小心送入试管底部，直立试管，再将纸条抽出。

要求称取一定量固体时，用药匙取出的固体应放在纸上或表面皿上，根据要求在台秤或天平上称量。易潮解或具有腐蚀性的固体只能放在玻璃容器中称量。所有取出的试剂都不能再倒回原试剂瓶中，可放入指定的回收瓶中。

四、托盘天平的使用

托盘天平（实验图 1-1）用于精密度不高的称量，能称准到 0.1 g。它附有一套砝码，放在砝码盒中。砝码的总重量等于天平的最大载重量。砝码必须用镊子夹取。托盘天平使用步骤如下。

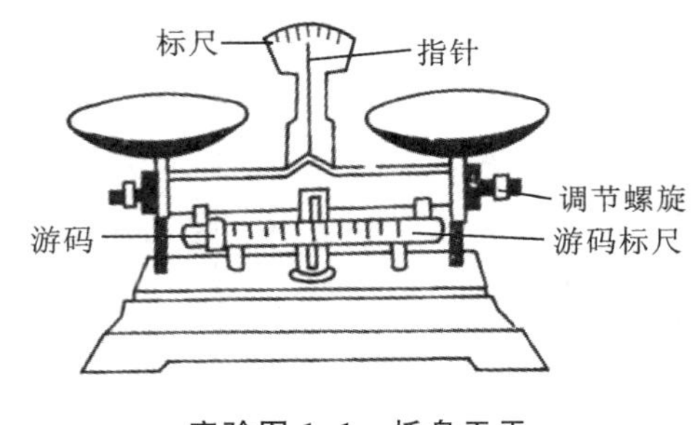

实验图 1-1　托盘天平

（1）调零点。使用时，先检查天平的指针是否停在刻度盘上的中间位置，若不在中间，可调节天平下面的螺旋，使指针指在中间的零点。

（2）称量。左盘放物品，右盘放砝码。如果要称量一定质量的药品，则先在右盘加够砝码，再在左盘加减药品，使天平平衡；如果要称量某药品的质量，则先将药品放在左盘，再在右盘加减砝码，使天平平衡。有些托盘天平附有游码及刻度尺，称少量药品可用游码，游码标尺上每一大格表示 1 g。称量时，不可将药品直接放在天平盘上，可在两盘放等量的纸片或用已称量过质量的小烧杯盛放药品。

（3）称量后，把砝码放回砝码盒中，并将天平两盘重叠一起，以免天平摆动磨损刀口。

五、电子天平的使用

电子天平是精密仪器，使用时应遵守使用规则。方法如下。

（1）调水平。天平开机前，应观察天平的水平仪内的水泡是否位于圆环的中央，否则通过天平的地脚螺栓调节，左旋升高，右旋下降。

（2）接通电源，天平自检。显示屏上出现“OFF”时，自检结束。

（3）按“开机”键，显示屏上出现“正在加热”，倒计时满 30 min 后，天平自动开机。天平在初次接通电源或长时间断电后开机时，至少需要 30 min 的预热时间，因此，实验室电子天平在通常情况下，不要经常切断电源。

（4）显示全亮后显示型号，完毕后显示“0.000 g”，天平处于可操作状态。

（5）称量。天平处于零位，否则按去皮键。折好称量纸。打开天平门，将称量纸放入秤盘中，关上天平门，待读数稳定后按下“TARE”键，使显示为零，即去皮重。开始称量样品，让样品缓慢抖入称量纸，直至读数显示为所需要的质量为止。关上天平门，待读数后稳定记录数据。将称量纸中的样品转入烧杯中，再用洗瓶吹洗称量纸数次。将秤盘上物品拿开后，天平显示负值，按“TARE”键天平显示为零。

（6）关机。称量结束后，按“ON/OFF”键关机。显示器背景灯熄灭，显示屏上出现“OFF”，天平进入屏保。使用完毕检查天平内外是否清洁、侧门是否关好。将使用情况登记在天平使用登记本上，最后罩好天平。

六、几种常用量器的使用

（一）量筒

量筒（实验图 1-2）是常用的有刻度的玻璃量器，用于粗略量取一定体积的液体。根据其量度的最大容积分为 5 mL、10 mL、50 mL、100 mL、500 mL、1000 mL 等规格。实验中可根据所量液体的体积来选用。最取液体时，量筒应竖直放置或用手直持，量取指定体积的液体时，应先倒入接近所需体积的液体，然后改用胶头滴管滴加。读数时，视线与量筒内液体凹液面处于同一水平，若视线偏高或偏低，都会造成误差（实验图 1-3）。

用量筒量取液体体积是一种粗略的计量法，所以在使用时必须选用合适的规格，不要用大量筒量取小

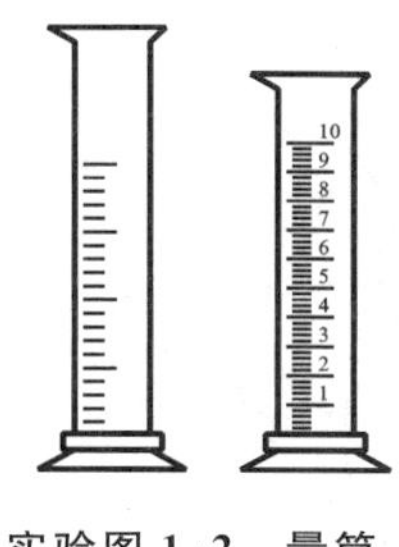

实验图 1-2　量筒

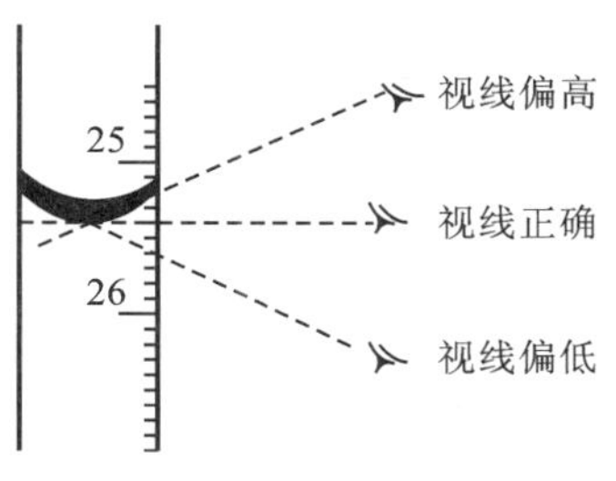

实验图 1-3　量筒的读数

体积的液体，也不要用小量筒多次量取大体积的液体，否则都会引起较大的误差。量筒不能加热，不能量取热的液体，也不能作为反应容器。

（二）容量瓶

容量瓶为细颈、梨形、平底的玻璃瓶，颈部有一环形标线，瓶口有磨口的玻璃塞，瓶体上标有容量和温度。在指定温度下当溶液充满至液面与标线相切时，所容纳液体的体积等于瓶体上标示的体积。按容积的大小，容量瓶有 10 mL、50 mL、100 mL、250 mL、500 mL、1000 mL 等规格（实验图 1-4）。容量瓶的塞子须用橡皮筋固定在瓶颈上，以防止损坏和丢失。

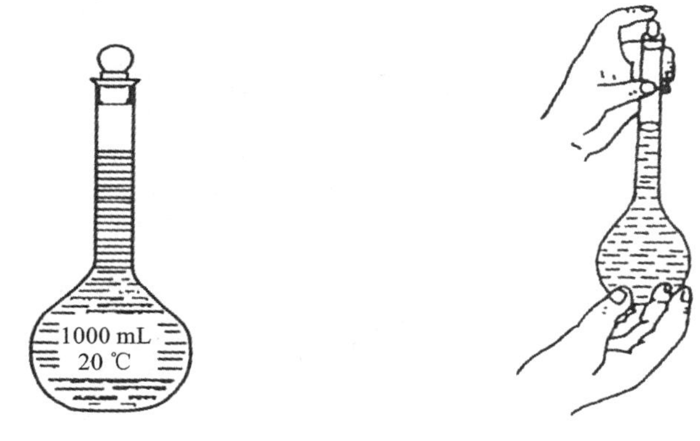

实验图 1-4　容量瓶

实验图 1-5　容量瓶的漏水检查

容量瓶主要是用来准确配制一定体积溶液用的。使用前首先要检查容量瓶是否完好无损，瓶口处是否漏水。检查方法是，往瓶内加入一定量水，塞好瓶塞，用食指摁住瓶塞，另一只手托住瓶底，把容量瓶倒立过来，观察瓶塞周围是否有水漏出。如果不漏水，将瓶正立并将瓶塞旋转 90°后塞紧，再倒立一次，检查是否漏水。经检查不漏水的容量瓶才能使用（实验图 1-5）。

配制溶液时，若试剂是固体，先将称好的试剂在小烧杯中溶解，然后在玻璃棒引流下，将溶液转移到容量瓶中（实验图 1-6），再用少量蒸馏水洗涤小烧杯 2～3 次，并将洗液一并转入容量瓶，继续往容量瓶中加蒸馏水至液面距标线 1～2 cm 处，改用滴管加蒸馏水，至凹液面最低处与标线相切。若试剂是液体，用吸量管或移液管量取，移入容量瓶中，加蒸馏水方法相同。最后盖好瓶塞，用食指摁住瓶塞，其余四指握住瓶颈，另一只手的手指尖托住瓶底，将瓶反复倒置摇荡，使溶液充分混匀（实验图 1-7）。

特别注意：在溶解或稀释过程中有明显热量变化时，必须待溶液的温度恢复到室温后才能向容量瓶中转移。

容量瓶使用完毕，应洗涤干净、晾干，瓶塞与瓶口处垫张小纸条，以免瓶塞与瓶口粘连。

（三）吸量管和移液管

吸量管和移液管是准确量取一定体积液体的量具（实验图 1-8），移液管为中间膨大的玻璃管，管上端有一个环形标线，管上膨大部分标有规格和温度，又称肚形吸管。常用的规格有 5 mL、10 mL、25 mL、50 mL 等。吸量管刻有细小的刻度，又称刻度吸管，常用的规格有 0.1 mL、0.5 mL、1 mL、5 mL、10 mL 等。

使用前，先检查管尖是否完整，有破损的不能使用。洗涤干净后还要用待量溶液润洗 2～3 次（每次 2～3 mL），以保证待量溶液浓度不变。

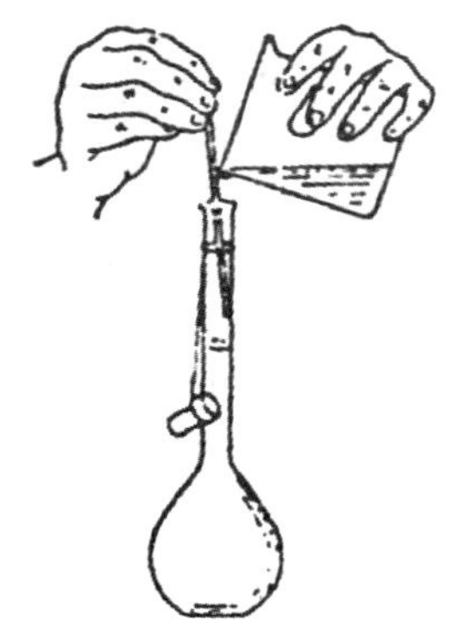
实验图 1-6　向容量瓶转移溶液

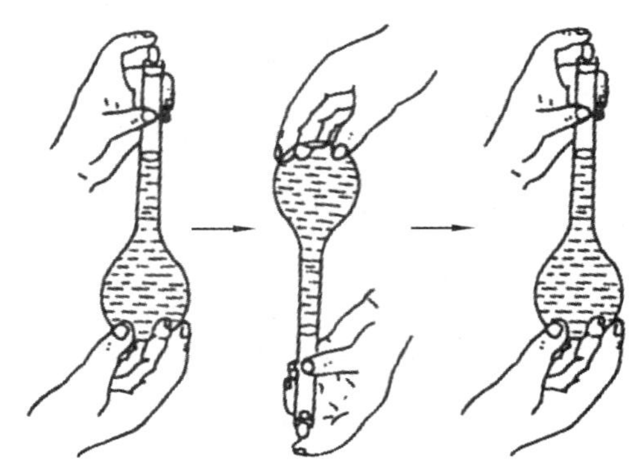
实验图 1-7　混匀容量瓶中的液体

吸取液体时，用右手拇指及中指捏住吸量管（或移液管）刻度线以上部分，左手拿洗耳球，将吸量管（或移液管）插入待吸溶液。左手拿洗耳球，先把球内空气压出，然后把球的尖端紧接吸量管（或移液管）口，慢慢松开左手指，使液体吸入管内（实验图 1-9），当液面上升到刻度线（或标线）以上时，移去洗耳球，迅速用右手的食指按住管口，左手放下洗耳球，将吸量管（或移液管）离开液面，管的末端仍靠在盛溶液器皿内壁上，略微松动食指，稍减食指压力，同时用拇指和中指来回捻动吸量管（或移液管），使液面平稳下降，直到溶液的凹液面与标线相切时，立即用食指压紧管口，使溶液不再流出。然后把吸量管（或移液管）移至另一容器中，松开食指，使溶液沿容器壁自动流下（实验图 1-10），待溶液流尽后，等待 15 s，取出吸量管（或移液管），管内尚存的少量液体切勿吹出。吸量管若标有“吹”字的，最后一滴要吹出。

使用完毕，立即冲洗，放在管架上备用。

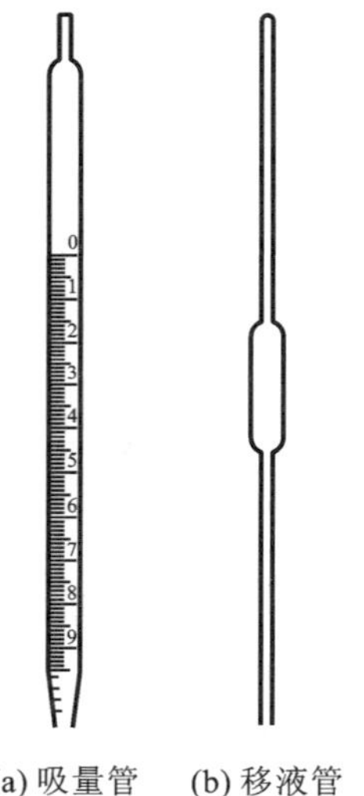

(a) 吸量管　(b) 移液管

实验图 1-8　吸量管和移液管

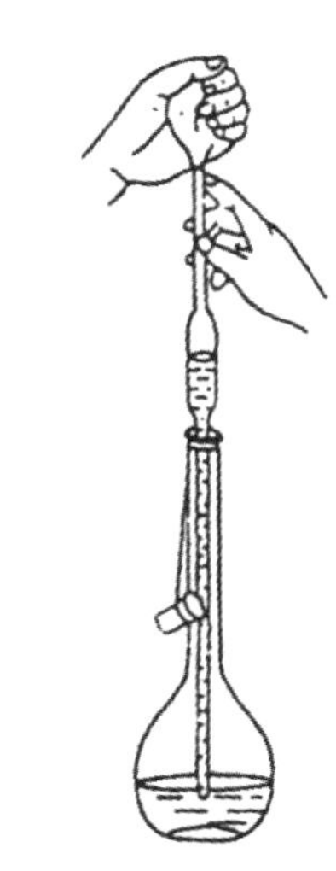
实验图 1-9　移液管吸液

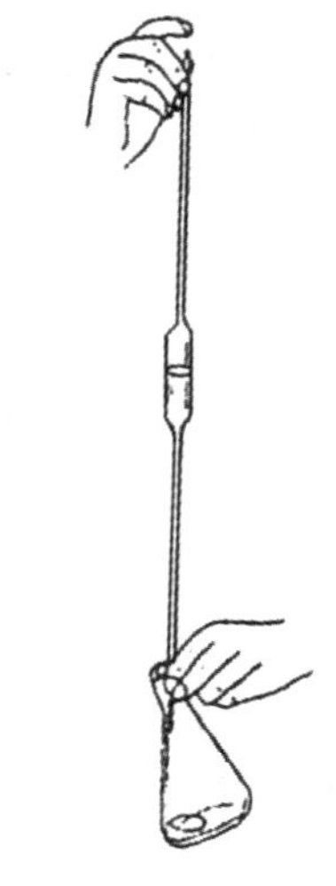
实验图 1-10　移液管放液

（四）滴定管

滴定管主要用于定量分析，有时也能用于精确加液。它是刻有精密刻度而内径均匀的细长玻璃管。常量分析常用的滴定管有 25 mL 和 50 mL 两种。滴定管有酸式滴定管和碱式滴定管两种（实验图 1-11）。

酸式滴定管下部有一玻璃活塞，用以控制流出的液滴。酸式滴定管用来盛酸性溶液和氧化性溶液，不宜盛碱性溶液。因碱性溶液能腐蚀玻璃，使活塞粘住，不易转动。

碱式滴定管下端是用橡皮管（内有一玻璃球）把玻璃尖嘴和刻度管连接起来的。碱式滴定管内不得盛放与橡皮起反应的溶液，如高锰酸钾、碘溶液等。

滴定管的使用方法如下。

使用前先要检验滴定管是否漏水：将滴定管盛水，固定在滴定管夹上，看活塞部位或橡皮管连接处是否有水渗出。如果酸式滴定管漏水，应把活塞卸下，用干布将活塞四周和塞槽内壁擦干净，重新涂凡士林

(注意不要堵塞住活塞塞孔),装好(实验图 1-12)。如果碱式滴定管漏水,则应更换橡皮管或玻璃珠。经检查滴定管不漏水后,依次用铬酸洗液(碱式滴定管要去掉橡皮管)、自来水、蒸馏水洗涤滴定管,然后用滴定液润洗三次后,滴定管方可使用。

滴定管的"0"刻度在上,越往下刻度标数越来越大,全部容积大于它的最大刻度值,因为下面没有刻度,装液时将溶液直接由试剂瓶移入滴定管中,使液面在"0"刻度以上,开启活塞或挤压玻璃圆球,驱逐出滴定管下端的气泡。将酸式滴定管稍微倾斜,开启活塞,气泡随溶液流出而被驱出。碱式滴定管可将橡皮管稍向上弯曲,挤压玻璃圆球,使溶液从玻璃圆球和橡皮管之间的隙缝中流出,气泡即被驱出。然后将多余的溶液滴出,使管内液面处在"0.00"刻度线或以下(实验图 1-13)。

使用酸式滴定管时,左手拇指在活塞的前面,食指和中指在活塞的后面一起控制活塞。转动活塞时,手指微微弯曲并轻轻向手心扣住,手心不要顶住活塞小头,以免活塞松动而漏液。操作碱式滴定管时,用左手的拇指、食指和中指一起挤捏玻璃珠所在的部位,使玻璃珠与橡皮管之间形成一条缝隙,液体就可以流出。利用挤捏时缝隙的大小,可控制液体流出的速度。

在滴定过程中,左手控制活塞,右手振荡锥形瓶,眼睛观察锥形瓶中溶液颜色的变化,左手控制流量,右手拿住锥形瓶的颈部,使锥形瓶向同一方向作圆周运动,以加速瓶内液体的反应,但不能使瓶内的液体溅出。接近终点时,滴入速度要慢,每次只能加入 1 滴或半滴,并不断摇动,直至达到终点。停止滴定后,必须等待 1～2 min,让附着在滴定管内壁的溶液流下后,再读取滴定管中液面的读数。读数应精确到小数点后两位。

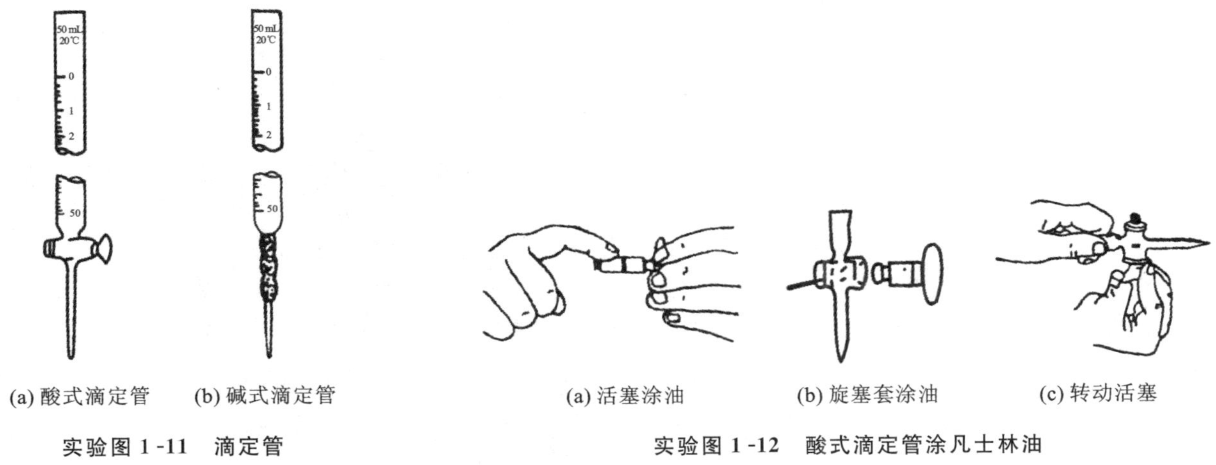

(a) 酸式滴定管　(b) 碱式滴定管

实验图 1-11　滴定管

(a) 活塞涂油　(b) 旋塞套涂油　(c) 转动活塞

实验图 1-12　酸式滴定管涂凡士林油

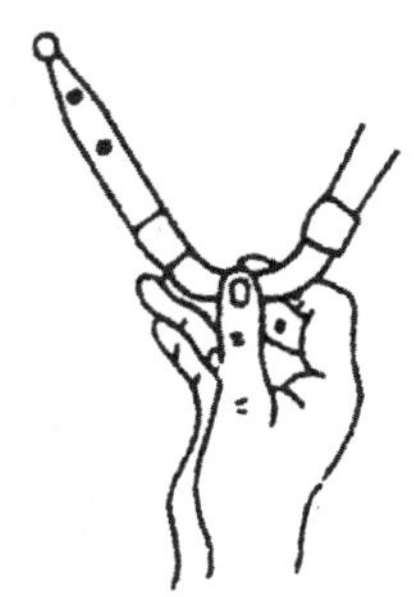

实验图 1-13　碱式滴定管排气泡

六、蒸发、浓缩和结晶

(一) 蒸发和浓缩

当溶液很稀,而所制备的无机物的溶解度又比较大时,为了能从溶液中析出物质的晶体,可通过加热的方法使水分蒸发,溶液浓缩,待蒸发到一定的程度时,冷却,就可析出晶体。当物质的溶解度较大时,须蒸发到溶液表面出现晶膜时才能停止蒸发。当物质的溶解度较小或高温时溶解度较大而室温溶解度较小时，则不必蒸发到液面出现晶膜就可冷却。蒸发是在蒸发皿中进行的，蒸发皿的面积越大，越有利于快速蒸发。蒸发皿中液体的量不要超过其容量的三分之二，可以随水分的蒸发而逐渐添加。若是对热比较稳定的无机物，可以把蒸发皿放在明火上直接加热。

（二）结晶和重结晶

将溶液蒸发至一定的浓度后冷却，就可析出溶质的晶体。析出晶体的颗粒大小与外界条件有关。若溶液的浓度较高，溶质的溶解度小，冷却的速度快，所析出的晶体就细小，得到非晶型沉淀。如果溶液浓度较低，缓慢冷却或放置过夜，就能得到较大的晶体。搅拌溶液、摩擦器壁或静置溶液，可以得到较大的晶体颗粒。颗粒较大的晶体容易洗涤，但如果为了得到大粒晶体，溶液过稀，样品损失多，会影响产率。

当第一次结晶所得物质的纯度不符合要求时，可重新溶解，再蒸发和结晶。第二次结晶一般能达到要求，只不过产量和产率要低一些。

七、溶液与沉淀的分离

（一）倾斜法

当沉淀的相对密度较大或晶体颗粒较大时，静置后能较快地沉降，常用倾斜法分离和洗涤沉淀（实验图 1-14）。即将沉淀上部的清液缓缓倾入另一容器中，然后在盛沉淀的容器中加入少量蒸馏水，充分搅拌后静置沉降，倾去上面的液体。重复操作 2～3 次即可将沉淀洗净。

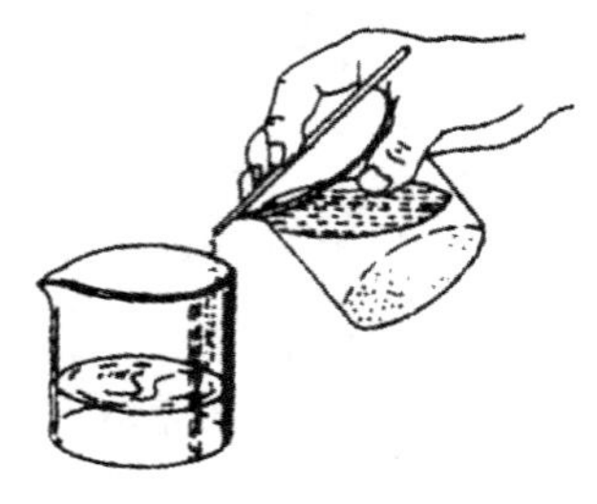

实验图 1-14　倾斜法

（二）过滤法

将沉淀与溶液分离最常用的方法是过滤法。过滤时，沉淀留在过滤器（漏斗）的滤纸上，溶液则通过滤纸流入另一容器中，所得溶液称为滤液。

过滤时，根据漏斗大小取滤纸一张（实验图 1-15），对折两次，第二次对折时，使滤纸两边相交 10°的交角（若是方形滤纸，可将折好的滤纸一角朝下放入漏斗中，不要展开，紧贴漏斗内壁，沿漏斗边缘把滤纸向外压一弧形折痕，然后取出滤纸，沿折痕稍下的地方剪去多余部分）。如实验图 1-15 所示，展开滤纸使之呈现圆锥形，放在漏斗里，用水润湿，使其紧贴在漏斗内壁上，并将漏斗固定在漏斗架或铁架台的铁圈上。另取一干净容器放在漏斗下面接收滤液。调节漏斗高度，使漏斗尖嘴靠在收集滤液容器的内壁，以加快过滤速度，并避免滤液溅出。

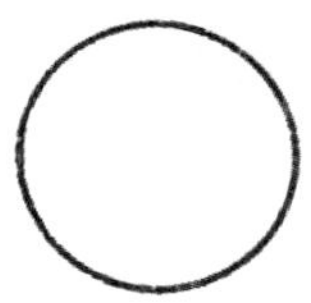 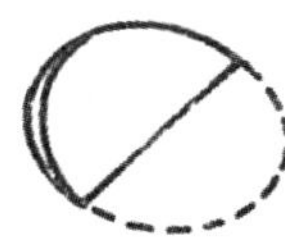 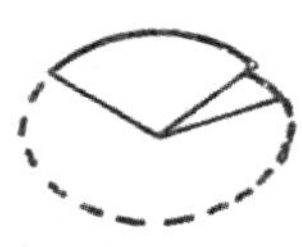 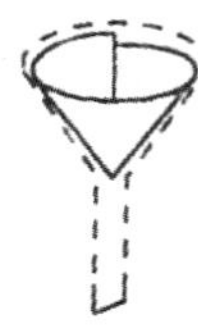

实验图 1-15　滤纸的折叠和叠放

用倾斜法先使溶液沿玻璃棒在三层滤纸一侧缓缓流入漏斗中，注意液面高度应低于滤纸边缘 1～2 cm，然后转移沉淀。如需要洗涤沉淀，可在溶液转移后，往盛沉淀的容器中加入少量蒸馏水，充分搅拌，待沉淀沉降后按倾斜法倾出沉淀。洗涤沉淀 2～3 次，最后将沉淀连同洗涤液一起移至滤纸上，进行再次过滤。

（董玉红）

实验二　溶液的配制与稀释

【实验目标】

（1）学会移液管、吸量管、容量瓶、托盘天平的使用方法。

(2) 掌握指定质量浓度、物质的量浓度溶液的配制及稀释方法。

(3) 掌握溶液稀释的基本操作。

【实验用品】

1. 仪器 吸量管(5 mL、10 mL、20 mL)、容量瓶(50 mL、100 mL)、分析天平或电子天平、量筒、烧杯(50 mL、100 mL)、胶头滴管、玻璃棒、洗耳球等。

2. 试剂 氯化钠、蒸馏水、1/6 mol·L^{-1}乳酸钠、浓盐酸、药用酒精(0.95)。

【实验内容和步骤】

一、质量浓度溶液的配制(配制质量浓度为 9 g·L^{-1} 的氯化钠溶液 100 mL)

1. 计算 算出配制质量浓度为 9 g·L^{-1}的氯化钠溶液(生理盐水)100 mL 所需 NaCl 的量(g)。

2. 称量 用分析天平或电子天平称取所需的 NaCl,放入 100 mL 烧杯中。

3. 溶解 用量筒量取 50 mL 蒸馏水,注入烧杯中,用玻璃棒搅拌,使 NaCl 完全溶解。

4. 转移 将烧杯中的 NaCl 溶液借助玻璃棒引流到 100 mL 容量瓶中,再用少量蒸馏水洗涤烧杯 1~2 次,洗涤液一并注入容量瓶中。

5. 定容 往容量瓶中加蒸馏水至离标线 1~2 cm 处,改用胶头滴管滴加蒸馏水,稀释到容量瓶的标线处。盖好瓶塞,混合摇匀,贴上标签备用。

二、物质的量浓度溶液的配制(用浓盐酸配制 100 mL 0.2 mol·L^{-1} 的稀盐酸)

1. 计算 算出配制 0.2 mol·L^{-1}的稀盐酸 100 mL 需用质量分数为 0.37、密度为 1.19 kg·L^{-1}的浓盐酸的体积。

2. 移取 用 5 mL 吸量管吸取所需浓盐酸,注入 100 mL 容量瓶中。

3. 定容 往容量瓶中加蒸馏水至离标线 1~2 cm 处,改用胶头滴管滴加蒸馏水,稀释到容量瓶的标线处。盖好瓶塞,混合摇匀,贴上标签备用。

三、溶液的稀释

(一) 用 1.0 mol·L^{-1} 的乳酸钠溶液配制 1/6 mol·L^{-1} 的乳酸钠溶液 100 mL

1. 计算 算出配制 1/6 mol·L^{-1}乳酸钠溶液 100 mL 需用 1.0 mol·L^{-1}乳酸钠溶液的体积。

2. 移取 用 10 mL 吸量管吸取所需浓盐酸,注入 100 mL 容量瓶中。

3. 定容 往容量瓶中加蒸馏水至离标线 1~2 cm 处,改用胶头滴管滴加蒸馏水,稀释到容量瓶的标线处。盖好瓶塞,混合摇匀,贴上标签备用。

(二) 用体积分数为 0.95 的药用酒精配制体积分数为 0.75 的消毒酒精 100 mL

1. 计算 算出配制体积分数为 0.75 的消毒酒精 100 mL 需用体积分数为 0.95 的药用酒精的体积。

2. 移取 用 10 mL 吸量管吸取所需浓盐酸,注入 100 mL 容量瓶中。

3. 定容 往容量瓶中加蒸馏水至离标线 1~2 cm 处,改用胶头滴管滴加蒸馏水,稀释到容量瓶的标线处。盖好瓶塞,混合摇匀,贴上标签备用。

【思考题】

(1) 为什么在转移烧杯中的氯化钠溶液时还需洗涤烧杯 1~2 次?

(2) 为什么洗净的吸量管还要用待取液润洗?

(3) 能否在量筒、容量瓶中溶解固体试剂? 为什么?

(陈　超)

实验三　电解质溶液

【实验目的】

(1) 掌握强、弱电解质的比较方法。

(2) 掌握用 pH 试纸测定溶液酸碱性的方法。

(3) 会进行离子反应、同离子效应、盐类水解的实验操作，了解影响盐类水解的因素。

【实验用品】

1. 仪器　点滴板、试管、试管架、试管夹、酒精灯、镊子。

2. 试剂　0.1 mol·L^{-1} HCl、0.1 mol·L^{-1} CH_3COOH、0.1 mol·L^{-1} $NH_3·H_2O$、蒸馏水、0.1 mol·L^{-1}NaOH、0.1 mol·L^{-1} NaCl、0.1 mol·L^{-1} NaBr、0.1 mol·L^{-1} $AgNO_3$、0.1 mol·L^{-1} $CuSO_4$、0.1 mol·$L^{-1}$$CH_3COONa$、0.1 mol·$L^{-1}$$NH_4Cl$、0.1 mol·$L^{-1}$$CH_3COONH_4$、大理石、$NH_4Cl$ 晶体、锌粒、广泛 pH 试纸、精密 pH 试纸、红色石蕊试纸、蓝色石蕊试纸、酚酞试液、甲基橙试液。

【实验内容和步骤】

一、强电解质和弱电解质

(1) 取试管 2 支，分别加入锌粒一粒，然后在其中 1 支试管中加入 0.1 mol·L^{-1}HCl 溶液 2 mL，另 1 支试管中加入 0.1 mol·$L^{-1}$$CH_3COOH$ 溶液 2 mL，观察现象，比较 2 支试管内反应剧烈程度，说明原因，并写出化学方程式。

(2) 在白色点滴板凹穴内分别滴入 3 滴 0.1 mol·L^{-1}HCl 溶液与 0.1 mol·$L^{-1}$$CH_3COOH$ 溶液，用广泛 pH 试纸测定两溶液的 pH 值。解释两溶液浓度相同而 pH 值却不同的原因。写出它们的电离方程式。

二、同离子效应

取试管 2 支，各加入 0.1 mol·$L^{-1}$$NH_3·H_2O$ 溶液 2 mL 与酚酞试液 1 滴，观察溶液颜色。然后在其中 1 支试管中加入少量 NH_4Cl 晶体，充分振荡后比较两试管中溶液颜色有何不同，解释原因。

三、离子反应

1. 生成气体的反应　取试管 2 支，分别加入少量大理石和锌粒一粒，再分别向两试管内滴加 0.1 mol·L^{-1}HCl 溶液 1 mL，观察现象并解释原因。写出离子方程式。

2. 生成沉淀的反应　取试管 2 支，分别加入 0.1 mol·L^{-1}NaCl 溶液和 0.1 mol·L^{-1}NaBr 溶液各 1 mL，再分别向两试管内滴加 0.1 mol·$L^{-1}$$AgNO_3$溶液 5 滴，观察现象并解释原因。写出离子方程式。

四、盐的水解

在白色点滴板凹穴内，分别滴入 3～5 滴 0.1 mol·L^{-1}NaCl 溶液、0.1 mol·$L^{-1}$$CH_3COONa$ 溶液、0.1 mol·$L^{-1}$$CuSO_4$溶液、0.1 mol·$L^{-1}$$NH_4Cl$ 溶液、0.1 mol·$L^{-1}$$CH_3COONH_4$ 溶液，记录溶液近似 pH 值及酸碱性。结果填入实验表 3-1 中并解释原因。

实验表 3-1　不同盐类水解溶液酸碱性比较

试样	pH	溶液酸碱性	解释原因
0.1 mol·L^{-1}NaCl			
0.1 mol·$L^{-1}$$CH_3COONa$			
0.1 mol·L^{-1} $CuSO_4$			
0.1 mol·$L^{-1}$$NH_4Cl$			
0.1 mol·$L^{-1}$$CH_3COONH_4$			

【思考题】

(1) 若酸碱指示剂在溶液中呈现酸色,该溶液就一定为酸性吗?若酸碱指示剂呈现碱色,该溶液就一定为碱性吗?以甲基橙和酚酞为例来说明。

(2) 溶液的酸碱度是影响盐类水解的因素,为什么有的盐溶液需要加酸来抑制水解,而有的盐溶液需要加碱来抑制水解呢?

(陈 超)

实验四 醇和酚的性质

【实验目的】

(1) 观察醇、酚的化学反应,深入体会分子结构决定其化学性质的关系。

(2) 验证醇、酚的主要化学性质。

(3) 学会醇、酚的鉴别方法。

【实验用品】

1. 仪器 试管、表面皿、烧杯、酒精灯。

2. 试剂 无水乙醇、正丁醇、仲丁醇、叔丁醇、乙醇、甘油、0.2 mol·L^{-1}苯酚、0.2 mol·L^{-1}邻苯二酚、0.2 mol·L^{-1}苯甲醇、3 mol·L^{-1} H_2SO_4、0.17 mol·L^{-1} $K_2Cr_2O_7$、2.5 mol·L^{-1} NaOH、0.3 mol·L^{-1} $CuSO_4$、饱和 $NaHCO_3$、0.06 mol·L^{-1} $FeCl_3$、0.03 mol·L^{-1} $KMnO_4$、稀盐酸、饱和溴水、酚酞指示剂、卢卡斯试剂、金属钠、固体苯酚。

【实验内容和步骤】

一、醇的性质

1. 醇与金属钠的反应 取干燥试管2支,分别加入无水乙醇1 mL和正丁醇1 mL,再加入新切的用滤纸擦干的黄豆粒大小的金属钠一粒,观察反应速度有何不同,解释原因。待气体放出平稳后,用大拇指按住试管口片刻,再用点燃的火柴接近管口,有什么情况发生?醇与钠作用后期,反应逐渐变慢,这时需用小火加热,使反应进行完全,直至钠粒完全消失。静置冷却,醇钠从溶液中析出,使溶液变黏稠(甚至凝固)。然后向试管中加入5 mL水,并滴入2滴酚酞指示剂,观察溶液颜色的变化。

2. 醇的氧化 取4支试管,分别加入正丁醇、仲丁醇、叔丁醇、蒸馏水各3滴。然后在以上4支试管中分别加入3 mol·L^{-1} H_2SO_4、0.17 mol·L^{-1} $K_2Cr_2O_7$溶液各2~3滴,振摇,观察各试管中溶液颜色的变化。

3. 与卢卡斯试剂反应 取干燥试管3支,分别加入正丁醇、仲丁醇、叔丁醇各3滴,在50~60 ℃水浴中预热片刻。然后同时向3支试管中加入卢卡斯试剂1 mL,振摇,观察并记录出现浑浊的时间,解释原因。

4. 与氢氧化铜的反应 取试管2支,各加入2.5 mol·L^{-1} NaOH溶液1 mL和0.3 mol·L^{-1} $CuSO_4$溶液10滴,摇匀,观察现象。然后分别加入乙醇2~3滴、甘油2~3滴,振摇,观察变化。然后往深蓝色溶液中滴加稀盐酸到酸性,观察和解释变化。

二、酚的性质

1. 酚的弱酸性 取试管2支,编号,分别加入苯酚少许和水1 mL,振摇,观察现象。往1号试管中加2.5 mol·L^{-1} NaOH溶液数滴,振摇,观察现象;往2号试管中加饱和 $NaHCO_3$溶液1 mL,振摇,观察和解释变化。

2. 溴与苯酚的反应 在试管中加入0.2 mol·L^{-1}苯酚溶液2滴,逐滴滴加饱和溴水,振摇,直至白色沉淀生成,观察和解释变化。

3. 酚与三氯化铁的反应 取试管3支,分别加入0.2 mol·L^{-1}苯酚溶液、0.2 mol·L^{-1}邻苯二酚溶液、0.2 mol·L^{-1}苯甲醇溶液各数滴,再各加0.06 mol·L^{-1} $FeCl_3$溶液1滴,振摇,观察和解释变化。

4. 酚的氧化 在试管中加入2.5 mol·L^{-1} NaOH溶液5滴、0.03 mol·L^{-1} $KMnO_4$溶液1~2滴,再加入0.2 mol·L^{-1}苯酚溶液2~3滴,观察和解释变化。

【注意事项】

(1) 乙醇与金属钠的反应及醇与卢卡斯试剂的反应,所用试管一定是干燥的。

(2) 溴水毒性很强且易挥发,使用时应谨慎、快速操作,防止吸入体内。

(3) 苯酚具有腐蚀性,使用时应细心操作。一旦洒落到皮肤或衣服上,应及时用自来水冲洗,并用稀的碳酸钠溶液擦拭皮肤。

【思考题】

(1) 为什么乙醇与金属钠作用时必须使用干燥试管和无水乙醇?

(2) 一元醇和邻二醇可用什么方法来鉴别?

(陈　超)

实验五　醛和酮的性质

【实验目的】

(1) 观察醛和酮的主要化学反应的现象。

(2) 掌握醛和酮的鉴别方法。

【实验用品】

1. 仪器　大试管、小试管、烧杯(250 mL)、温度计(100 ℃)、石棉网、酒精灯。

2. 试剂　甲醛、甲醛水溶液、乙醛、苯甲醛、丙酮、乙醇、2,4-二硝基苯肼试剂、碘试剂、2 mol·L^{-1} NaOH、0.05 mol·L^{-1} $AgNO_3$、0.5 mol·L^{-1}氨水、斐林试剂A、斐林试剂B、0.05 mol·L^{-1}亚硝酰铁氰化钠、希夫试剂。

【实验内容和步骤】

一、醛、酮共有的性质

1. 醛、酮与2,4-二硝基苯肼的反应　取4支试管,分别加入3滴甲醛、乙醛、丙酮、苯甲醛,再各加入10滴2,4-二硝基苯肼试剂,充分振荡后,静置片刻,记录并解释发生的现象。

2. 碘仿反应　取4支试管,分别加入5滴甲醛、乙醛、丙酮、乙醇,再各加入10滴碘试剂,然后分别滴加2 mol·L^{-1}氢氧化钠溶液至碘的颜色恰好褪去。振荡,观察有无沉淀生成,若无沉淀,可在温水浴中温热数分钟,冷却后再观察,记录并解释发生的现象。

二、醛的性质

1. 银镜反应　在1支大试管中加入2 mL 0.05 mol·L^{-1} $AgNO_3$溶液,再加入1滴2 mol·L^{-1} NaOH溶液。然后边振荡边滴加0.5 mol·L^{-1}氨水,直至生成的沉淀恰好溶解为止(即得托伦试剂),然后分装到4支洁净的试管中,再分别加入2滴甲醛、乙醛、丙酮、苯甲醛,置于80 ℃水浴中加热2～3 min,记录并解释发生的现象。

2. 斐林反应　在大试管中加入2 mL斐林试剂A和2 mL斐林试剂B,混合均匀(即得斐林试剂),然后分装到4支洁净的试管中,再分别加入2滴甲醛、乙醛、丙酮、苯甲醛,振荡,放在80 ℃水浴中加热2～3 min,记录并解释发生的现象。

3. 希夫反应　取4支试管,分别加入5滴甲醛、乙醛、乙醇、丙酮,然后各加入10滴希夫试剂,记录并解释发生的现象。

三、丙酮的检验

取2支试管,各加入1 mL 0.05 mol·L^{-1}亚硝酰铁氰化钠和10滴0.5 mol·L^{-1}氨水,摇匀,再分别加入5滴乙醛和丙酮,记录并解释发生的现象。

【注意事项】

(1) 碘仿反应实验中，滴加碱后溶液必须呈黄色，表明有微量的碘存在，若已呈无色可返滴碘试液；醛和酮不宜过量，否则会使碘仿溶解；碱若过量，会使碘仿分解。

(2) 易被氧化的糖类及其他还原性物质均可与托伦试剂作用。试管必须十分洁净，否则不能生成银镜，仅出现黑色絮状沉淀。反应时必须水浴加热，否则会生成具有爆炸性的雷酸银。反应完毕，试管用稀硝酸洗涤。

(3) 斐林反应中，反应结果取决于还原剂浓度的大小及加热时间的长短，可能析出 Cu_2O(砖红色)、$Cu_2(OH)_2$(黄色)或 Cu(暗红色)。因此，反应液的颜色变化为绿色(由淡蓝色的氢氧化铜与黄色的氢氧化亚铜混合所致)—黄色—红色沉淀。甲醛可将氢氧化亚铜还原为暗红色的金属铜(铜镜)。

【思考题】

(1) 鉴别醛、酮有哪些简便的方法?

(2) 通过实验你认为银镜反应成败的关键是什么?

(3) 试述碘仿反应的应用范围。

(4) 用简单方法鉴别下列化合物：苯甲醛、甲醛、乙醛、丙酮、异丙醇。

(陈　超)

实验六　羧酸的性质

【实验目标】

(1) 验证羧酸的性质。

(2) 了解肥皂的制备原理和性质。

【实验用品】

1. 仪器　试管、试管夹、酒精灯、量筒、烧杯(20 mL、50 mL)、角匙、点滴板、胶头滴管、玻璃棒、带导管橡皮塞、火柴、水浴锅等。

2. 试剂　无水乙醇、冰醋酸、0.1 mol·L^{-1} HCOOH、0.1 mol·L^{-1} CH_3COOH、1 mol·L^{-1} NaOH、0.1 mol·L^{-1} $H_2C_2O_4$、0.1 mol·L^{-1}丁二酸、1 mol·L^{-1}苯甲酸、1 mol·L^{-1} HCOOH、浓 H_2SO_4、3 mol·L^{-1} H_2SO_4、6 mol·L^{-1} HCl、饱和 Na_2CO_3、10 g·L^{-1} NaOH、50 g·L^{-1} $AgNO_3$、2 mol·L^{-1}氨水、苯甲酸晶体、pH 试纸。

【实验内容和步骤】

一、羧酸的性质

1. 羧酸的酸性比较　分别取 2 滴 0.1 mol·L^{-1} HCOOH、CH_3COOH、$H_2C_2O_4$(草酸)、丁二酸于点滴板的凹穴中，用玻璃棒分别蘸取上述四种溶液于 pH 试纸上，比较并记录 pH 值。

2. 成盐反应　苯甲酸钠的生成与分解。取 0.2 g 苯甲酸晶体，加入 1 mL 水，振摇后观察溶解情况。然后滴加几滴 1 mol·L^{-1} NaOH 溶液，振摇后观察有什么变化。再滴加几滴 6 mol·L^{-1} HCl 溶液，振摇后观察现象。

3. 成酯反应　在干燥试管中，加入 1 mL 无水乙醇和 1 mL 冰醋酸，并滴加 3 滴浓 H_2SO_4。摇匀后放入 70～80 ℃水浴中，加热 10 min(也可在火上直接加热，微沸 2～3 min)。放置冷却后，再滴加约 3 mL 饱和 Na_2CO_3溶液，中和反应液至出现明显分层，并可闻到特殊香味。

二、甲酸的还原性

在 1 支洁净试管中加入 5 滴 50 g·L^{-1} $AgNO_3$溶液和 1 滴 10 g·L^{-1} NaOH 溶液，逐滴加入 2 mol·L^{-1}的氨水至沉淀刚好消失为止。滴加 5 滴 1 mol·L^{-1} HCOOH 溶液。置于 60 ℃左右水浴锅中加热数分

钟，观察现象并解释结果。

【注意事项】

甲酸的酸性较强，如果直接加到弱碱性的银氨溶液中，银氨配离子将被破坏，析不出银镜，故需用碱液中和甲酸。

【思考题】

(1) 将甲酸、乙酸、草酸按酸性强弱排列顺序。

(2) 为什么酯化反应中要加浓硫酸？为什么碱性介质能加速酯的水解反应？

(3) 甲酸具有还原性，能发生银镜反应。其他羧酸是否也有此性质？为什么？

(陈 超)

实验七 胺和酰胺的性质

【实验目标】

(1) 加深对胺和酰胺主要性质的认识。

(2) 掌握鉴别胺和酰胺的主要方法。

【实验用品】

1. 仪器 试管、试管夹、烧杯、滴管、酒精灯、三脚架、角匙、石棉网、玻璃棒等。

2. 试剂 苯胺、乙酰胺、尿素(固体)、5 mol·L^{-1}尿素、浓硝酸、浓盐酸、3 mol·L^{-1} H_2SO_4、2 mol·L^{-1}NaOH、0.1 mol·L^{-1} $CuSO_4$、乙酸酐、饱和溴水、蒸馏水、酚酞指示剂、红色石蕊试纸。

【实验内容和步骤】

一、胺的性质

1. 胺的弱碱性 取1支试管，加入3滴苯胺和1 mL蒸馏水，振荡，观察苯胺是否全部溶解。然后加入浓盐酸3滴，振荡后观察溶液是否澄清，再滴入2 mol·L^{-1} NaOH溶液数滴，又有何现象？解释原因。

2. 苯胺与溴水的反应 在1支试管中，加入1滴苯胺和2 mL蒸馏水，振荡后加入3滴饱和溴水。摇匀，观察现象，解释原因。

3. 酰化反应 取1支干燥试管，加入10滴苯胺，然后逐滴加入乙酸酐，边滴加边振荡，并将试管放入冷水中冷却。再加入5 mL蒸馏水，振荡后观察有何现象发生。

二、酰胺的性质

1. 酰胺的水解

(1) 碱性水解：将约0.1 g乙酰胺和3 mL 2 mol·L^{-1} NaOH溶液先后加入1支试管中，加热至沸，嗅其气味(NH_3)，并将湿润的红色石蕊试纸放在试管口上，观察试纸颜色有何变化。

(2) 酸性水解：将约0.2 g乙酰胺和3 mL 3 mol·L^{-1} H_2SO_4溶液加入1支试管中，加热至沸，嗅其气味(NH_3)，并将湿润的红色石蕊试纸放在试管口上，观察试纸颜色有何变化。

2. 缩二脲反应 取干燥试管1支，加入0.3 g尿素，在酒精灯上小心加热，观察现象，并嗅其气味(NH_3)，用湿润的红色石蕊试纸放于管口，观察试纸颜色的改变。待内容物凝固缩二脲后搅拌，使缩二脲溶解，再加入2 mol·L^{-1} NaOH溶液5滴和0.1 mol·L^{-1} $CuSO_4$溶液5滴，边加边摇动，观察有何现象产生。

【思考题】

(1) 用简单的化学方法鉴别苯胺、乙酰胺。

(2) 胺的酸碱性如何？

(3) 酰胺在什么条件下水解？

(周恩红)

实验八　糖的性质

【实验目标】

(1) 熟悉糖类的化学性质。

(2) 掌握糖类的化学鉴别方法。

【实验用品】

1. 仪器　试管、试管夹、滴管、烧杯、酒精灯、白瓷点滴板、水浴锅等。

2. 试剂　0.5 mol・L^{-1}葡萄糖、2%葡萄糖、0.5 mol・L^{-1}果糖、2%果糖、0.5 mol・L^{-1}麦芽糖、2%麦芽糖、0.5 mol・L^{-1}蔗糖、0.1 mol・L^{-1}蔗糖、2%蔗糖、1%淀粉、0.2 g・L^{-1}淀粉、3 mol・L^{-1} H_2SO_4、1 mol・L^{-1} Na_2CO_3、0.1%碘、浓 H_2SO_4、浓 HCl、托伦试剂、斐林试剂 A 和斐林试剂 B、间苯二酚的盐酸溶液、苯肼试剂、班氏试剂。

【实验内容和步骤】

1. 糖的还原性

(1) 与托伦试剂反应。取 4 支试管，各加入托伦试剂 1 mL，然后分别加入 4 滴 0.5 mol・L^{-1}葡萄糖、0.5 mol・L^{-1}果糖、0.5 mol・L^{-1}蔗糖、0.5 mol・L^{-1}麦芽糖溶液，摇匀，将试管同时在 50～60 ℃水浴中加热，观察有无银镜产生。

(2) 与斐林试剂的反应。取 5 支试管，各加入 1 mL 斐林试剂 A 和 1 mL 斐林试剂 B，混匀，然后分别加入 4 滴 2%葡萄糖、2%果糖、2%蔗糖、2%麦芽糖、1%淀粉溶液，摇匀，将试管同时放入沸水浴中加热 2～3 min，然后取出冷却，观察。

2. 糖的颜色反应　塞利凡诺夫(Seliwanoff)反应，取试管 4 支，分别加入塞利凡诺夫试剂(间苯二酚的盐酸溶液)各 1 mL，再加入 2%葡萄糖、2%果糖、2%蔗糖、2%麦芽糖溶液各 5 滴，摇匀后同时放入沸水浴中加热，仔细观察并比较各试管中溶液出现红色的先后顺序。

3. 淀粉的碘试验　在试管中加入 10 滴 1%淀粉溶液，再加入 1 滴 0.1%碘溶液，观察现象。将试管放入沸水浴中加热 5～10 min，观察现象。取出冷却后，结果又如何?

4. 糖的水解

(1) 蔗糖的水解。取 1 支试管，加入 0.1 mol・L^{-1}蔗糖溶液 1 mL，再加入 3 mol・L^{-1} H_2SO_4 3 滴，于沸水浴中加热约 10 min，冷却后，用 1 mol・L^{-1} Na_2CO_3 调至碱性(pH 试纸检查)。加入班氏试剂 1 mL，在沸水浴中加热 3 min，冷却后观察结果。

(2) 淀粉的水解。取 2 支试管，分别加入 0.2 g・L^{-1}淀粉 2 mL，其中 1 支试管中加 0.1%碘溶液 1 滴，摇匀后观察颜色变化。将试管置于沸水浴中加热，有何变化? 再冷却后，又有什么变化? 向另 1 支试管中加入浓 HCl 5 滴，置于沸水浴中加热约 15 min，加热时每隔 2 min 用吸管吸出 2 滴放在点滴板上，加 0.1%碘溶液 1 滴，仔细观察颜色变化。待反应液不与碘液发生颜色变化时，再加热 2～3 min，冷却后用 1 mol・L^{-1} Na_2CO_3 调至碱性，加入班氏试剂 1 mL，置于沸水浴中加热 3 min，冷却后观察结果。

【注意事项】

(1) 酮糖与塞利凡诺夫试剂反应，在酸的作用下较醛糖更易生成羟甲基糠醛。酮糖与间苯二酚作用生成鲜红色复合物，反应仅需 20～30 s。醛糖在浓度较高时或长时间煮沸后，才产生微弱的阳性反应。该反应是鉴定酮糖的特殊反应。

果糖与塞利凡诺夫试剂反应非常迅速，呈鲜红色，而葡萄糖所需时间较长，且只能产生黄色至淡黄色产物。戊糖亦可与塞利凡诺夫试剂反应，戊糖经酸脱水生成糠醛，与间苯二酚缩合，生成绿色至蓝色产物。酮基本身没有还原性，只有在变成烯醇式后，才显示还原作用。

(2) 班氏试剂是经过改良的斐林试剂，主要是用柠檬酸钠和碳酸钠混合溶液代替了酒石酸钾钠和氢氧化钠混合溶液。班氏试剂稳定，灵敏度高，可检出 0.005 mol・L^{-1}的葡萄糖。

【思考题】

(1) 如何区别葡萄糖和蔗糖?

(2) 哪些糖具有还原性？为什么？

(3) 多糖中最常见的是什么？如何用简单的方法鉴别？

(周恩红)

实验九　氨基酸蛋白质的性质

【实验目标】

(1) 验证蛋白质的主要化学性质。

(2) 掌握蛋白质主要的鉴别方法。

【实验用品】

1. 仪器　试管、量筒、烧杯(50 mL、100 mL)、胶头滴管、玻璃棒等。

2. 试剂　清蛋白溶液、饱和硫酸铜、碱性醋酸铅、氯化汞、饱和硫酸铵、5%醋酸、饱和苦味酸、饱和鞣酸、1%甘氨酸、1%酪氨酸、1%色氨酸、茚三酮试剂、浓硝酸、20%氢氧化钠、硝酸汞、10%硝酸铅。

【实验内容和步骤】

1. 蛋白质的沉淀

(1) 用重金属盐沉淀蛋白质。取 3 支试管，标明号码，各盛 1 mL 清蛋白溶液，分别加入饱和硫酸铜、碱性醋酸铅、氯化汞 2～3 滴(小心有毒)，观察有无蛋白质沉淀析出。

(2) 蛋白质的可逆沉淀。取 2 mL 清蛋白溶液，放在试管里，加入同体积的饱和硫酸铵溶液，将混合物稍加振荡，析出的蛋白质沉淀使溶液变浑或呈絮状沉淀。将 1 mL 浑浊的液体倾入另一支试管中，加入 1～3 mL水，振荡，观察蛋白质沉淀是否溶解。

(3) 蛋白质与生物碱试剂反应。取 2 支试管，各加 0.5 mL 清蛋白溶液，并滴加 5%醋酸使之呈酸性。然后分别滴加饱和苦味酸溶液和饱和鞣酸溶液，直到沉淀发生为止。

2. 蛋白质的颜色反应

(1) 与茚三酮反应。在 4 支试管中，分别加入 1%甘氨酸、1%酪氨酸、1%色氨酸和清蛋白溶液各 1 mL，再分别滴加茚三酮试剂 2～3 滴，在沸水浴中加热 10～15 min。观察有什么现象。

(2) 黄蛋白反应。在试管中加入 1～2 mL 清蛋白溶液和 1 mL 浓硝酸，此时呈现白色沉淀或浑浊。在灯焰上加热煮沸，此时溶液和沉淀是否都呈黄色？有时由于煮沸使析出的沉淀水解，而使沉淀全部或部分溶解，溶液的黄色是否变化？

(3) 蛋白质的缩二脲反应。取 1～2 mL 20%氢氧化钠溶液放在试管中，再加几滴硫酸铜溶液共热，现象如何？是否由于蛋白质与硫酸铜生成了配合物而呈紫色？取 1%甘氨酸溶液做对比试验，此时仅有氢氧化铜沉淀析出。

【注意事项】

(1) 重金属在浓度很小时就能沉淀蛋白质，与蛋白质形成不溶于水的类似盐的化合物。因此蛋白质是许多重金属中毒时的解毒剂，用重金属盐沉淀蛋白质和蛋白质加热沉淀均是不可逆的。

(2) 碱金属和镁盐在相当高的浓度下能使很多蛋白质从它们的溶液中沉淀出来。硫酸铵具有特别显著的盐析作用，不论在弱酸溶液中还是在中性溶液中都能使蛋白质沉淀。其他的盐需要使溶液呈酸性才能盐析完全。用硫酸铵时，使溶液呈酸性也能大大加强盐析作用。

【思考题】

(1) 蛋白质的盐析和蛋白质的沉淀有何差别？

(2) 怎样区别氨基酸与蛋白质？

(3) 蛋白质的变性在医药上有哪些应用？

(周恩红)

目标检测选择题参考答案

第二章　1. B　2. D　3. C　4. C　5. C　6. B　7. D　8. B　9. B　10. B　11. D　12. B

第三章　1. A　2. D　3. D　4. C　5. D　6. D　7. A　8. A　9. A　10. B　11. B

第四章　1. C　2. A　3. D　4. D　5. C　6. B　7. D　8. C　9. A　10. C　11. D　12. C

第五章　1. B　2. C　3. D　4. C　5. A

第六章　1. B　2. A　3. A　4. D　5. C　6. D　7. C　8. B　9. B　10. C　11. B　12. B　13. C　14. B　15. A　16. B　17. C

第七章　1. C　2. D　3. C　4. C　5. C　6. D　7. A　8. B　9. C　10. C　11. C　12. C　13. C　14. B　15. D　16. B　17. B　18. B　19. C　20. D　21. D　22. C　23. C　24. C　25. A　26. B　27. C　28. B

第八章　1. B　2. D　3. B　4. D　5. B　6. D　7. A　8. D　9. A　10. B　11. D　12. C

第九章　1. D　2. C　3. B　4. A　5. A　6. D　7. D　8. D　9. B　10. B

第十章　1. D　2. D　3. D　4. C　5. D　6. C　7. C　8. D　9. B　10. A

第十一章　1. C　2. C　3. D　4. D　5. C　6. C　7. D　8. B

第十二章　1. B　2. A　3. D　4. C　5. A　6. B　7. D　8. D　9. C　10. B

第十三章　1. A　2. C　3. C　4. D　5. B　6. A　7. A　8. C　9. D　10. B

教学大纲

一、课程简介

医用化学是医科类护理专业的一门必修的重要基础课。由无机化学、有机化学中与医学关系较为密切的基础理论、基本知识、基本技能组合而成，主要教学内容有：溶液、电解质溶液、配位化合物；各类有机化合物的结构特征、重要的理化性质及其应用等。总学时72学时，其中理论课54学时，实验课18学时。在使用过程中可根据各校学时情况安排教学内容。

教学活动主要有课堂学习与讨论、实验操作训练、课堂测验、课后练习等方式。通过本课程的学习，学生应掌握后续课程学习和工作岗位所必需的化学基础理论、基本知识、基本技能及运用化学知识解释医学实际问题的能力。

二、课程教学目标

（一）知识教学目标

1. 理解各种水溶液的性质、有关理论和应用；配位化合物等基本知识。

2. 了解有机化学的研究对象和研究方法，理解有机化合物的结构与性质的关系，掌握有机化合物的结构、分类、命名、主要的理化性质及与医学联系和用途。

3. 学会常用实验仪器的正确使用和溶液的配制、化合物的性质及制备等基本操作。学会观察实验现象，正确书写实验报告。

4. 为后续医学基础课程和医学临床课程奠定坚实的基础。

（二）能力培养目标

1. 通过理论教学，培养学生的逻辑思维能力、分析问题和解决问题的能力。

2. 通过实验课教学，提高学生的观察、思考和综合归纳能力。

3. 培养学生的自学能力。激发学生的求知渴望，促进其智力发展，增强学习的主动性和自觉性。

（三）思想教育目标

1. 提高理论与实践相结合的综合素质，培养严肃谨慎、实事求是、一丝不苟、讲求效率的科学态度和工作作风。

2. 发展学生的创新意识，培养学生刻苦钻研、勇于探索，互帮互学、团结协作的良好学习风气。

3. 培养学生良好的道德修养、服务意识和社会实践能力，以便将来在社会医疗保健实践活动中，能更好地为人类的健康与长寿服务。

三、教学内容和要求

<table>
<tr><th rowspan="2">教学内容（目录）</th><th colspan="3">教学要求</th><th rowspan="2">教学活动参考</th></tr>
<tr><th>了解</th><th>理解</th><th>掌握</th></tr>
<tr><td>一、绪论</td><td>√</td><td></td><td></td><td rowspan="2">课堂学习与讨论、
实验操作训练、
课后练习</td></tr>
<tr><td>二、溶液
（一）胶体溶液和高分子溶液
1. 分散系（概念、分类、三类分散系的特点比较表格）</td><td></td><td>√</td><td></td></tr>
</table>

续表

教学内容(目录)	教学要求			教学活动参考
	了解	理解	掌握	
2.胶体溶液(概念、特性:丁铎尔现象、布朗运动、电泳、溶胶的稳定性和聚沉)		√		课堂学习与讨论、实验操作训练、课后练习
3.高分子化合物溶液(特性、高分子化合物溶液对溶胶的保护作用)	√			
(二)物质的量				
1.物质的量及其单位			√	
2.摩尔质量			√	
(三)溶液的浓度				
1.物质的量浓度			√	
2.质量浓度			√	
3.体积分数			√	
4.质量分数			√	
5.浓度的换算			√	
6.溶液的配制和稀释			√	
(四)溶液的渗透压				
1.渗透现象和渗透压		√		
2.渗透压与浓度、温度的关系		√		
3.渗透压在医学上的意义			√	
三、电解质溶液				课堂学习与讨论、实验操作训练、课堂测验、课后练习
(一)弱电解质的电离平衡				
1.强电解质和弱电解质		√		
2.弱电解质的电离平衡和电离度		√		
3.同离子效应和盐效应		√		
(二)酸碱质子理论				
1.酸碱的定义		√		
2.酸碱反应的实质		√		
3.酸碱的强度	√			
(三)水溶液的酸碱性及 pH 值				
1.水的质子自递反应	√			
2.溶液的酸碱性和 pH 值			√	
3.溶液酸碱性的测定方法(酸碱指示剂、酸碱试纸、pH 计)		√		
(四)离子反应				
1.离子反应		√		
2.离子反应发生的条件		√		
(五)盐的水解				
1.盐的水解		√		
2.盐水解的类型		√		
3.盐水解的意义		√		
(六)缓冲溶液				
1.缓冲作用和缓冲溶液		√		
2.缓冲溶液的组成			√	
3.缓冲作用原理		√		
4.缓冲溶液在医学上的意义		√		

续表

教学内容(目录)	教学要求			教学活动参考
	了解	理解	掌握	
四、配位化合物				课堂学习与讨论、课堂测验、课后练习
(一)化学键				
1.化学键及其类型		√		
2.分子的极性		√		
3.配位键		√		
(二)配位化合物				
1.配合物的定义		√		
2.配合物的组成		√		
3.配合物的命名		√		
4.螯合物	√			
(三)配合物在医学上的意义	√			
五、有机化合物基本知识				课堂学习与讨论、课堂测验、课后练习
(一)有机化合物概述				
1.有机化合物的概念		√		
2.有机化合物的特性	√			
(二)有机化合物的结构				
1.碳原子的结构特点	√			
2.同分异构现象			√	
(三)有机化合物的分类				
1.按碳链分类	√			
2.按官能团分类	√			
六、烃				课堂学习与讨论、课堂测验、课后练习
(一)饱和链烃(烷烃)				
1.甲烷			√	
2.烷烃的同系列和组成通式			√	
3.烷烃的同分异构现象		√		
4.烷烃的命名			√	
5.烷烃的性质			√	
(二)不饱和链烃				
1.烯烃			√	
2.炔烃			√	
3.不饱和链烃的性质			√	
(三)环烃				
1.脂环烃	√			
2.芳香烃		√		
3.稠环芳香烃	√			
4.致癌烃	√			

续表

教学内容(目录)	教学要求			教学活动参考
	了解	理解	掌握	
七、醇、酚和醚				课堂学习与讨论、实验操作训练、课堂测验、课后练习
(一)醇				
1. 醇的结构、分类和命名			√	
2. 醇的性质			√	
3. 常见的醇	√			
(二)酚				
1. 酚的分类和命名			√	
2. 酚的性质			√	
3. 常见的酚	√			
(三)醚				
1. 醚的结构、分类和命名	√			
2. 乙醚	√			
八、醛和酮				课堂学习与讨论、实验操作训练、课堂测验、课后练习
(一)醛和酮的结构、分类和命名				
1. 醛和酮的结构			√	
2. 醛和酮的分类和命名			√	
(二)醛和酮的性质				
1. 醛和酮的物理性质	√			
2. 醛和酮的化学性质		√		
(三)常见的醛和酮	√			
九、羧酸和取代羧酸				课堂学习与讨论、实验操作训练、课堂测验、课后练习
(一)羧酸				
1. 羧酸的结构、分类和命名			√	
2. 羧酸的性质			√	
3. 常见的羧酸	√			
(二)羟基酸				
1. 羟基酸的结构、分类和命名		√		
2. 常见的羟基酸	√			
(三)酮酸和酮体				
1. 酮酸的结构和命名		√		
2. 常见的酮酸	√			
3. 酮体	√			
十、脂类				课堂学习与讨论、课堂测验、课后练习
(一)油脂				
1. 油脂的组成和结构		√		
2. 油脂的性质		√		

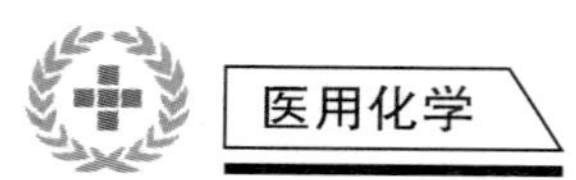

续表

教学内容(目录)	教学要求			教学活动参考
	了解	理解	掌握	
十一、含氮有机化合物				课堂学习与讨论、课堂测验、课后练习
(一)胺				
1. 胺的分类和命名		√		
2. 胺的性质		√		
3. 常见的胺	√			
(二)酰胺				
1. 酰胺的结构和命名	√			
2. 酰胺的性质	√			
3. 尿素		√		
(三)含氮杂环化合物				
1. 含氮杂环化合物的分类和命名	√			
2. 常见的含氮杂环化合物及其衍生物	√			
十二、糖类				课堂学习与讨论、实验操作训练、课堂测验、课后练习
(一)单糖				
1. 单糖的结构		√		
2. 单糖的性质			√	
3. 重要的单糖	√			
(二)二糖				
1. 麦芽糖		√		
2. 乳糖		√		
3. 蔗糖		√		
(三)多糖				
1. 淀粉	√			
2. 糖原	√			
3. 纤维素	√			
十三、氨基酸、蛋白质和核酸				
(一)氨基酸				
1. 氨基酸的结构、分类和命名		√		
2. 氨基酸的性质		√		
(二)蛋白质				
1. 蛋白质的组成和结构		√		
2. 蛋白质的性质		√		
阅读资料				
营养与膳食	√			
化学实验	初步学会	学会	熟练	
实验一　化学实验基本操作技术		√		
实验二　溶液的配制和稀释			√	
实验三　电解质溶液		√		
实验四　醇和酚的性质		√		
实验五　醛和酮的性质		√		
实验六　羧酸的性质		√		
实验七　胺和酰胺的性质		√		
实验八　糖的性质		√		
实验九　蛋白质的性质		√		

(于　辉)

主要参考文献

[1] 张锦楠.化学[M].北京:人民卫生出版社,2001.

[2] 陈常兴.医学化学[M].6版.北京:人民卫生出版社,2010.

[3] 杨艳杰.化学[M].2版.北京:人民卫生出版,2012.

[4] 庞茂林.医用化学[M].4版.北京:人民卫生出版社,2002.

[5] 薛会君,刘德云.医用化学[M].3版.北京:科学出版社,2012.

[6] 吴小琼,王志江.无机化学[M].西安:西安交通大学出版社,2012.

[7] 吕以仙,李荣昌.医用化学基础[M].2版.北京:北京大学医学出版社,2005.

[8] 谢吉民.医学化学[M].5版.北京:人民卫生出版社,2004.

[9] 有机化学.曾崇理.有机化学[M].北京:人民卫生出版社,2003.

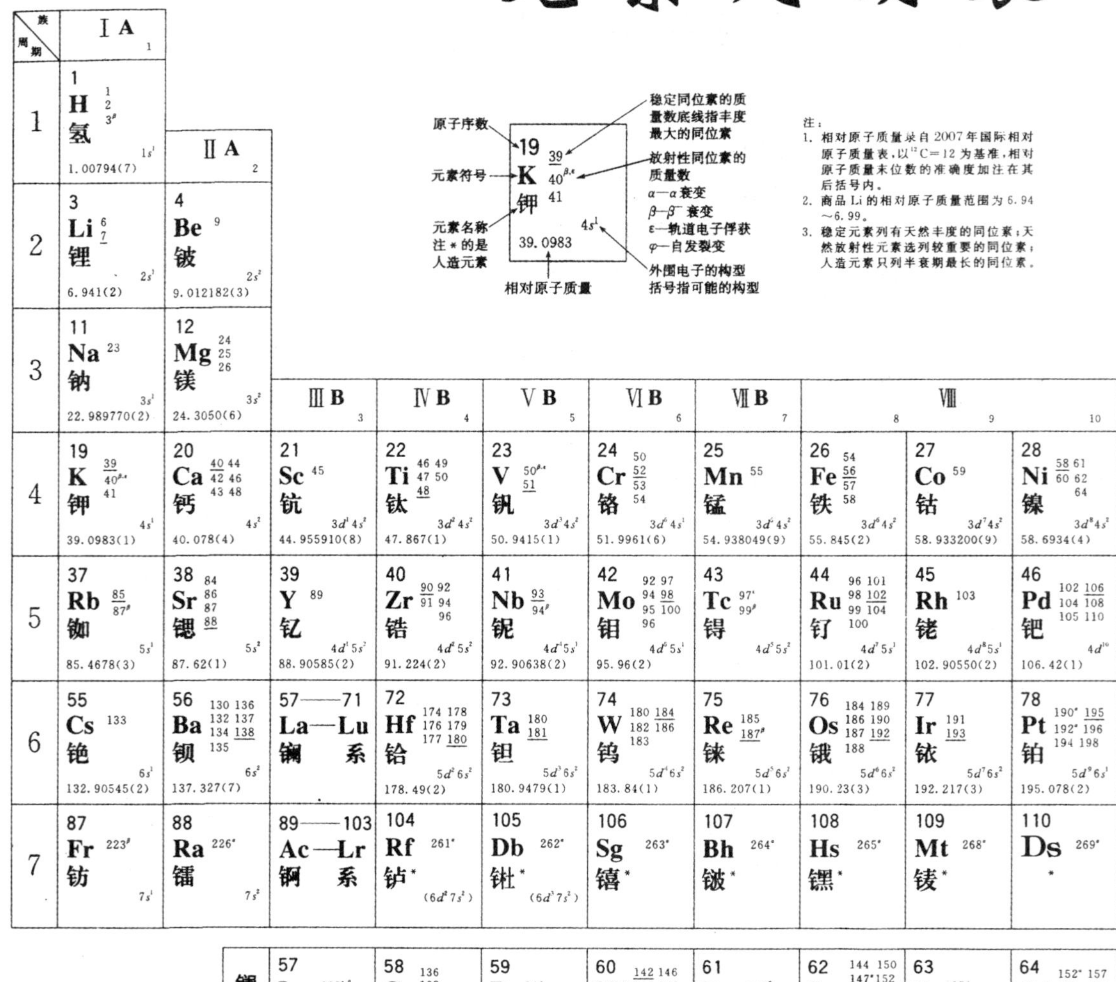

元素周期表

注：
1. 相对原子质量录自2007年国际相对原子质量表，以$^{12}C=12$为基准，相对原子质量末位数的准确度加注在其后括号内。
2. 商品 Li 的相对原子质量范围为6.94～6.99。
3. 稳定元素列有天然丰度的同位素；天然放射性元素选列较重要的同位素；人造元素只列半衰期最长的同位素。

周期 \ 族	ⅠA 1	ⅡA 2	ⅢB 3	ⅣB 4	ⅤB 5	ⅥB 6	ⅦB 7	Ⅷ 8	Ⅷ 9	Ⅷ 10
1	1 H 氢 1 2 3^{β} $1s^1$ 1.00794(7)									
2	3 Li 锂 6 7 $2s^1$ 6.941(2)	4 Be 铍 9 $2s^2$ 9.012182(3)								
3	11 Na 钠 23 $3s^1$ 22.989770(2)	12 Mg 镁 24 25 26 $3s^2$ 24.3050(6)								
4	19 K 钾 39 $40^{\beta,\varepsilon}$ 41 $4s^1$ 39.0983(1)	20 Ca 钙 40 44 42 46 43 48 $4s^2$ 40.078(4)	21 Sc 钪 45 $3d^14s^2$ 44.955910(8)	22 Ti 钛 46 49 47 50 48 $3d^24s^2$ 47.867(1)	23 V 钒 $50^{\beta,\varepsilon}$ 51 $3d^34s^2$ 50.9415(1)	24 Cr 铬 50 52 53 54 $3d^54s^1$ 51.9961(6)	25 Mn 锰 55 $3d^54s^2$ 54.938049(9)	26 Fe 铁 54 56 57 58 $3d^64s^2$ 55.845(2)	27 Co 钴 59 $3d^74s^2$ 58.933200(9)	28 Ni 镍 58 61 60 62 64 $3d^84s^2$ 58.6934(4)
5	37 Rb 铷 85 87^{β} $5s^1$ 85.4678(3)	38 Sr 锶 84 86 87 88 $5s^2$ 87.62(1)	39 Y 钇 89 $4d^15s^2$ 88.90585(2)	40 Zr 锆 90 92 91 94 96 $4d^25s^2$ 91.224(2)	41 Nb 铌 93 94^{β} $4d^45s^1$ 92.90638(2)	42 Mo 钼 92 97 94 98 95 100 96 $4d^55s^1$ 95.96(2)	43 Tc 锝 97^{ε} 99^{β} $4d^55s^2$	44 Ru 钌 96 101 98 102 99 104 100 $4d^75s^1$ 101.01(2)	45 Rh 铑 103 $4d^85s^1$ 102.90550(2)	46 Pd 钯 102 106 104 108 105 110 $4d^{10}$ 106.42(1)
6	55 Cs 铯 133 $6s^1$ 132.90545(2)	56 Ba 钡 130 136 132 137 134 138 135 $6s^2$ 137.327(7)	57——71 La—Lu 镧系	72 Hf 铪 174 178 176 179 177 180 $5d^26s^2$ 178.49(2)	73 Ta 钽 180 181 $5d^36s^2$ 180.9479(1)	74 W 钨 180 184 182 186 183 $5d^46s^2$ 183.84(1)	75 Re 铼 185 187^{β} $5d^56s^2$ 186.207(1)	76 Os 锇 184 189 186 190 187 192 188 $5d^66s^2$ 190.23(3)	77 Ir 铱 191 193 $5d^76s^2$ 192.217(3)	78 Pt 铂 190^{α} 195 192^{α} 196 194 198 $5d^96s^1$ 195.078(2)
7	87 Fr 钫 223^{β} $7s^1$	88 Ra 镭 226^{α} $7s^2$	89——103 Ac—Lr 锕系	104 Rf 𬬻* 261^{α} $(6d^27s^2)$	105 Db 𬭊* 262^{α} $(6d^37s^2)$	106 Sg 𬭳* 263^{α}	107 Bh 𬭛* 264^{α}	108 Hs 𬭶* 265^{α}	109 Mt 鿏* 268^{α}	110 Ds * 269^{α}

镧系	57 La 镧 $138^{\varepsilon,\beta}$ 139 $5d^16s^2$ 138.9055(2)	58 Ce 铈 136 138 140 142 $4f^15d^16s^2$ 140.116(1)	59 Pr 镨 141 $4f^36s^2$ 140.90765(2)	60 Nd 钕 142 146 143 148 144^{α} 150 145 $4f^46s^2$ 144.24(3)	61 Pm 钷 147^{β} $4f^56s^2$	62 Sm 钐 144 150 147^{α} 152 148^{α} 154 149^{α} $4f^66s^2$ 150.36(3)	63 Eu 铕 151 153 $4f^76s^2$ 151.964(1)	64 Gd 钆 152^{α} 157 154 158 155 160 156 $4f^75d^16s^2$ 157.25(3)
锕系	89 Ac 锕 $227^{\beta,\alpha}$ $6d^17s^2$	90 Th 钍 232^{α} $6d^27s^2$ 232.0381(1)	91 Pa 镤 231^{α} $5f^26d^17s^2$ 231.03588(2)	92 U 铀 234^{α} 235^{α} 238^{α} $5f^36d^17s^2$ 238.0289(1)	93 Np 镎 237^{α} $5f^46d^17s^2$	94 Pu 钚 239^{α} $244^{\alpha,\varphi}$ $5f^67s^2$	95 Am 镅* 243^{α} $5f^77s^2$	96 Cm 锔* 247^{α} $5f^76d^17s^2$

							0 18	电子层	0族电子数
		ⅢA 13	ⅣA 11	ⅤA 15	ⅥA 16	ⅦA 17	2 He 氦 3 4 $1s^2$ 4.002602(2)	K	2
		5 B 硼 10 11 $2s^22p^1$ 10.811(7)	6 C 碳 12 13 14^{β} $2s^22p^2$ 12.0107(8)	7 N 氮 14 15 $2s^22p^3$ 14.00674(7)	8 O 氧 16 17 18 $2s^22p^4$ 15.9994(3)	9 F 氟 19 $2s^22p^5$ 18.9984032(5)	10 Ne 氖 20 21 22 $2s^22p^6$ 20.1797(6)	L K	8 2
ⅠB 11	ⅡB 12	13 Al 铝 27 $3s^23p^1$ 26.981538(2)	14 Si 硅 28 29 30 $3s^23p^2$ 28.0855(3)	15 P 磷 31 $3s^23p^3$ 30.973761(2)	16 S 硫 32 33 34 36 $3s^23p^4$ 32.066(6)	17 Cl 氯 35 37 $3s^23p^5$ 35.4527(9)	18 Ar 氩 36 38 40 $3s^23p^6$ 39.948(1)	M L K	8 8 2
29 Cu 铜 63 65 $3d^{10}4s^1$ 63.548(3)	30 Zn 锌 64 66 67 68 70 $3d^{10}4s^2$ 65.38(2)	31 Ga 镓 69 71 $4s^24p^1$ 69.723(1)	32 Ge 锗 70 72 73 74 76 $4s^24p^2$ 72.61(2)	33 As 砷 75 $4s^24p^3$ 74.92160(2)	34 Se 硒 74 76 77 78 80 82 $4s^24p^4$ 78.96(3)	35 Br 溴 79 81 $4s^24p^5$ 79.904(1)	36 Kr 氪 78 80 82 83 84 86 $4s^24p^6$ 83.80(1)	N M L K	8 18 8 2
47 Ag 银 107 109 $4d^{10}5s^1$ 107.8682(2)	48 Cd 镉 106 108 110 111 112 113 114 116 $4d^{10}5s^2$ 112.411(8)	49 In 铟 113 115 $5s^25p^1$ 114.818(3)	50 Sn 锡 112 114 115 116 117 118 119 120 122 124 $5s^25p^2$ 118.710(7)	51 Sb 锑 121 123 $5s^25p^3$ 121.760(1)	52 Te 碲 120 122 123^{β} 124 125 126 128 130 $5s^25p^4$ 127.60(3)	53 I 碘 127 129^{β} $5s^25p^5$ 126.90447(3)	54 Xe 氙 124 126 128 129 130 131 132 134 136 $5s^25p^6$ 131.29(2)	O N M L K	8 18 18 8 2
79 Au 金 197 $5d^{10}6s^1$ 196.96655(2)	80 Hg 汞 196 198 199 200 201 202 204 $5d^{10}6s^2$ 200.59(2)	81 Tl 铊 203 205 $6s^26p^1$ 204.3833(2)	82 Pb 铅 204 206 207 208 $6s^26p^2$ 207.2(1)	83 Bi 铋 209 $6s^26p^3$ 208.98038(2)	84 Po 钋 $209^{\alpha,\epsilon}$ 210^{α} $6s^26p^4$	85 At 砹 $210^{\alpha,\epsilon}$ $6s^26p^5$	86 Rn 氡 222^{α} $6s^26p^6$	P O N M L K	8 18 32 18 8 2
111 Rg 272^{α} *	112 Cn 277^{α} *								

65 Tb 铽 159 $4f^96s^2$ 158.92534(2)	66 Dy 镝 156 158 160 161 162 163 164 $4f^{10}6s^2$ 162.50(3)	67 Ho 钬 165 $4f^{11}6s^2$ 164.93032(2)	68 Er 铒 162 164 166 167 168 170 $4f^{12}6s^2$ 167.26(3)	69 Tm 铥 169 $4f^{13}6s^2$ 168.93421(2)	70 Yb 镱 168 170 171 172 173 174 176 $4f^{14}6s^2$ 173.054 (5)	71 Lu 镥 175 176^{β} $4f^{14}5d^16s^2$ 174.9668 (1)
97 Bk 锫* 247^{α} $5f^97s^2$	98 Cf 锎* 251^{α} $5f^{10}7s^2$	99 Es 锿* 252^{α} $5f^{11}7s^2$	100 Fm 镄* $257^{\alpha,\epsilon}$ $5f^{12}7s^2$	101 Md 钔* 258^{α} $(5f^{13}7s^2)$	102 No 锘* 259^{α} $(5f^{14}7s^2)$	103 Lr 铹* 260^{α} $(5f^{14}6d^17s^2)$